国家自然科学基金资助项目成果（项目批准号：91024020）

基于免疫学的非常规突发事件识别和预控

Unconventional Crisis Identification and Pre-Control Based on Immunology

杨　青　杨　帆　刘星星　王　湛　著

科学出版社
北　京

内 容 简 介

本书是作者在总结借鉴免疫学、多智能体建模和仿真、应急管理等理论和方法的基础上编写的,主要包括:突发事件与非常规突发事件的基本理论,突发事件应急管理与非常规突发事件识别和预控的基本理论,免疫学与人工免疫系统,计算实验和建模方法的基本理论,基于免疫学的非常规突发事件识别和预控理论框架,非常规突发事件基因库,基于免疫学的非常规突发事件风险识别,非常规单一突发事件演化与预控,非常规突发事件的多次联动演化与预控,案例仿真及其情景推演等。

本书可以为危机与灾害应急管理、安全科学与工程、公共事业管理、社会科学、计算机科学、信息科学、智能科学等领域的相关人员提供参考,也可以作为相关专业研究生和高年级本科生教材。

图书在版编目(CIP)数据

基于免疫学的非常规突发事件识别和预控/杨青等著. —北京:科学出版社,2015.3

ISBN 978-7-03-043663-4

Ⅰ.①基… Ⅱ.①杨… Ⅲ.①突发事件–预防医学 Ⅳ.①R1

中国版本图书馆 CIP 数据核字(2015)第 046201 号

责任编辑:林 剑 刘 超/责任校对:钟 洋
责任印制:徐晓晨/封面设计:耕者设计工作室

科 学 出 版 社 出版

北京东黄城根北街 16 号
邮政编码:100717
http://www.sciencep.com

北京厚诚则铭印刷科技有限公司 印刷
科学出版社发行 各地新华书店经销

*

2015 年 3 月第 一 版 开本:720×1000 1/16
2017 年 1 月第三次印刷 印张:19 1/2
字数:368 000

定价:128.00 元
(如有印装质量问题,我社负责调换)

前　　言

　　SARS 事件、汶川地震、甲型 H1N1 流感、埃博拉疫情等非常规突发事件给人类社会带来了巨大灾难，引起世界各国的高度重视。如何进行这类非常规突发事件的应急管理，是极具挑战性的重大课题，对构建突发事件应急管理防御体系提出了新要求。

　　故此，我们从生物免疫学的全新角度，结合集成管理科学、生命科学和信息科学，构建基于免疫学的非常规突发事件应急管理多智能系统，形成非常规突发事件应急管理的新理论和新方法，充实应急管理体系，丰富发展应急管理理论，强化基于免疫学的非常规突发事件风险识别、预控仿真理论研究，以期提高我国该领域研究在国际上的地位与影响力。

　　本书是在国家自然科学基金重大研究计划培育项目"基于免疫学的非常规突发事件应急管理主动防御多智能系统"（项目批准号：91024020）等课题研究的基础上编写的。笔者在总结借鉴免疫学、多智能体建模和仿真、应急管理等理论和方法的基础上，按照"理论框架建构—风险识别器多智能体优化—风险预控多智能体优化"的逻辑思路，对非常规突发事件识别和预控进行了深入系统的研究。主要研究内容包括：突发事件与非常规突发事件的基本理论，突发事件应急管理与非常规突发事件识别和预控的基本理论，免疫学与人工免疫系统，计算实验和建模方法的基本理论，基于免疫学的非常规突发事件识别和预控理论框架，非常规突发事件基因库，基于免疫学的非常规突发事件风险识别，非常规单一突发事件演化与预控，非常规突发事件的多次联动演化与预控，案例仿真及其情景推演等。

　　本书的创新点主要有三个：一是提出了基于免疫学的非常规突发事件识别和预控理论框架。这个理论框架假设抗原 Agent 代表非常规突发事件风险，是风险识别器 Agent 和预控方案 Agent 针对的对象；风险识别器 Agent 和预控方案 Agent 将针对特异性的非常规突发事件风险分别生成，并通过克隆选择作用，不断淘汰"亲合度"低的，补充进新的"亲合度"更高的，直至获得进化的最优风险识别器和预控方案。二是构建了基于免疫系统的非常规突发事件风险识别模型。在揭示了非常规突发事件三类演化机理和九种特质的基础上，构建了"三九"双层非常规突发事件基因框架。提出了风险识别器抗体向非常规突发事件抗原进化的理论，建立了风险识别的亲合度、抗原清除效果、风险识别器数量和能量等识别标准体系及其模型，通过计算实验和算例分析，验证了研究成果的科学性和可行性。三是建立了非常规突发事件的演化与预控模型。建立了非常规突发事件的演化模型和主动防御的接种—隔离—释放多 Agent 模型，提出了非常规突发传染病事件的 SEIR–II 演化和预控模型以及基于能量随机分布的特大森林火灾演化与能量释放预控模型，通过对甲型 H1N1 事件和 2009 年澳大利亚特大森林火灾等案例的仿真分析和情景模拟推演，验证了模型的科学性和实用性。

这些创新的成果为建立具有中国特色的应急管理防御新体系做出了贡献，丰富和发展了应急管理理论，为政府在复杂多变的环境中实施科学高效的管理、提高执政能力从而保障公共安全提供了新的理念和范式，具有重要的理论价值和实践指导意义。

参加本项目研究工作的还有：马慧敏、黄炜、胡艳、施亚能、于艳玲、王黎、张典、彭予等。

由于作者水平有限，书中不妥之处在所难免，敬请读者批评指正。

杨　青

2014 年 10 月

武汉理工大学

Preface

SARS, the "5. 12" Wenchuan earthquake, Novel influenza A (H1N1), Ebola virus, and other unconventional crisis have continuously brought about huge damages, to which great importance is being attached by the countries and the international society. How to respond and manage the unconventional crisis effectively is a challenging problem the defense system of emergency management is faced with.

Witha combination of immunology, management, life sciences and information science, developing an immunology-based multi-agent system for the unconventional crisis management will contribute to a new theoretic-methodological basics of unconventional crisis management. It can also enrich the emergency management systems and theories. Furthermore, the study can promote the development of an immunology-based theory framework for the unconventional crisis identification, pre-control, and simulation. All this will improve China's international status and influence in this field.

The monograph, *Unconventional Crisis Identification and Pre-Control Based on Immunology*, is based upon the previous work (The Active Defense Multi-Agent System for Unconventional Crisis Management Based on Immunology) funded by National Natural Science Foundation of China (No. 91024020) . The authors followed such thinking as the theoretical framework construction, risk recognizer optimization, and pre-control proposal optimization. In line with a combination of immunology, multi-agent system development and the simulation, emergency management, and their related theories, the authors conducted a systematic research on the unconventional crisis identification and pre-control. Specifically, the following issues are covered: fundamentals of emergency and unconventional crisis, fundamentals of emergency management and unconventional crisis identification and pre-control, immunology and artificial immune system, fundamentals of computational experiments and model development, theoretical framework for unconventional crisis identification and pre-control based on immunology, gene pool of unconventional crisis, unconventional crisis identification based on immunology, single unconventional crisis evolution and pre-control, evolution and pre-control of the unconventional crisis-crisis interactions, and the simulation.

This study achieved three main innovation points. ①Propose a concept framework for the unconventional crisis identification and pre-control based on immunology. It is assumed that the antigen agent functions as the unconventional crisis which is what the risk recognizer agent and the pre-control proposal agent respond to. Against a certain unconventional crisis, the risk recognizer agents and pre-control proposal agents are formed. And by the clonal selection, the evoluted and optimal risk recognizers and pre-control proposals will finally be achieved. ② Construct an immunology-based unconventional crisis identification model. The nine genes of unconventional crisis and its three evolution rules are highlighted. This work also presents the theory about the antibody evolution of risk recognizer towards the antigen of unconventional crisis, and develops a standard system of the affinity of risk identification, the cleanup effect of antigen, the amount and energy of the risk recognizers and the related models. And a computational experiment is conducted to testify these results. ③Build an unconventional crisis evolution and pre-control model. Specifically, an unconventional crisis evolution model and an active defense multi-agent system are set up based on immunization, isolation and energy release. In addition, an SEIR-II model for the unconventional infectious disease crisis, and a random-energy-based evolution and pre-control model for the catastrophic forest fire are presented. They are all testified respectively by a simulation and deduction of the real events.

These achievements will contribute to the construction of China's adaptive active defense system for emergency management, develop the emergency management theories, and provide the government with a new concept and paradigm to conduct effective management in a complex environment and to promote the governance capability to ensure public security.

Being subject to the limits of our ability, inadequacy is inevitable in the book. The authors would like to welcome criticism and suggestions from readers.

Prof. YANG Qing

Wuhan University of Technology

October, 2014

目　　录

Catalogue

第1章　突发事件与非常规突发事件的基本理论

1.1　突发事件的基本概念

1.1.1　突发事件的定义和特征

1. 突发事件的代表性定义

Sorokin 和 Merton 最早提出了"突发事件"的概念，在第二次世界大战时此术语就用于医疗领域[1]。突发事件的早期研究主要集中于医疗急救中心突发事件的应对管理[2]或者公共突发事件的应对管理等方面[3]。随着突发事件范围的扩大，其研究领域也得到了扩展。突发事件逐渐被其他领域的专家学者引用，如用于自然灾害、社会冲突等方面[4]。

Calhoun 认为突发事件是专门用于描述"大规模灾害、冲突和人类疾病"的专业术语[5]。Burkholder 和 Toole 从人道主义角度将复杂突发事件定义为一种给大规模人群造成高死亡率的情况[6]。

欧洲人权法院对突发事件的定义类似于"公共紧急状态"，即"一种特别的、迫在眉睫的危机或危险局势，它影响全体公民，并对整个社会的正常生活构成威胁"[7]。

《美国联邦灾难救济和突发事件救助法》将突发事件定义为：经过总统认定，发生在美国境内的，需要联邦救助来补充州和地方的医疗救援和紧急服务，以挽救生命、减少损失、恢复政府和社区的正常工作、避免造成更大危害的灾难性事件[8]。

加拿大在其应急管理法中，将突发事件定义为严重危及加拿大人民生命安全，其形势的性质和严峻程度超出了一个省政府有权或有能力解决的范围，或者严重威胁了加拿大政府维护国家主权、安全和领土完整的能力的事件[9]。

英国 2004 年 1 月 7 日颁布了《民事突发事件法》法案，在该法案中突发事件被定义为：对英国或英国某区域的公众福祉、环境或安全造成严重危害的危险事件或状况[10]。

美国、英国及欧洲其他各国都就各自情况对突发事件做了明确的阐述[10,11]。我国这方面起步比较晚。计雷等编著的《突发事件应急管理》把突发事件分为狭义和广义两种，从狭义上来讲，突发事件是指在一定区域内突然发生的，规模较大且对社会产生广泛负面影响的，对生命和财产构成严重威胁的事件和灾难；从广义上来说，突发事件是指在组织或个人原定计划之外或者在其认识范围之外突然发生的，对其利益具有损害性或潜在危害性的一切事件[12]。曾昊等[13]、祁明亮等[14]、郭兴旺[15]、张维平[16]和曹杰等[17]的定义中更突出了突发事件的一些特性，如突发性、多变性、公共性、危害性等。

2007 年 11 月 1 日施行的《中华人民共和国突发事件应对法》中对突发事件做出了比较权威的定义，即："突然发生，造成或者可能造成严重社会危害，需要采取应急处置措施予以应对的自然灾害、事故灾难、公共卫生事件和社会安全事件。"

2. 观点分析与结论——突发事件的特征

前面对突发事件的相关表述不尽相同。由于地理位置、经济文化、政治制度和研究领域等方面的差异，突发事件的定义呈现出多样性，尚未形成统一和公认的界定，但前述定义的共同点是都突出了突发事件的紧急性、严重性、不确定性、社会性、复杂性、规律性和机遇性等特性。

（1）紧急性。突发事件由于是突发情况，要求管理者迅速作出决策，调动和配置一切可得的资源进行应对，尽快控制事态发展，消除不利后果。由于人们对突发事件发生的原因和机理缺乏足够的知识和经验，人们对到底是哪些因素共同作用并逐渐累积终致该事件发生的知识系统还不完善，对事件将于何时、何地以及以何种方式发生，发生后会产生何种后果，仍然缺乏必要的认识和预警能力。所以，突发事件一旦发生，在一定程度上总是"出乎意料"。

（2）严重性。突发事件造成的损害有直接损害和间接损害两方面。这种损害不仅体现在人员伤亡、组织消失、财产损失和环境破坏等方面，而且还体现在突发事件对社会心理和个人心理所造成的破坏性冲击，进而渗透到社会生活的各个层面。

（3）不确定性。从纵向上看，突发事件的发展态势和后果很难确定，可能会不断升级或延伸扩展，可能会产生从人员伤亡、财产损失到社会系统的基本价值和行为准则被严重威胁等一系列后果。从横向上看，由于风险的系统性和突发事件的"涟漪效应"，某一类型的突发事件可能相继引发其他多种类型的次生、衍生突发事件，或演变为各类突发事件的耦合事件，造成复合性灾难。

（4）社会性。由于突发事件在时间、地点、危害程度、危害对象等方面的不确定性，并受到人的社会性及其所产生的经济、文化、宗教、科技等方面的影响，加上新兴媒体的作用，突发事件所威胁和影响的不仅是特定人群的生命、财产安全和某个地域的社会生活与秩序，还必将产生广泛的社会影响。

（5）复杂性。突发事件的产生具有共振性，容易引起"蝴蝶效应"，所以一个小小的起因经过连锁反应往往会在较短时间内成为万众瞩目的焦点问题，并造成强烈的震撼和深远的影响。尤其是重大的突发事件一旦发生，其力量、声势和规模发展都非常迅速。造成突发事件的原因相当复杂，有完全自然因素造成的突发事件，如地震、台风、雨雪冰冻、洪灾、旱灾等；也有人为因素造成的突发事件，如政治事件、经济事件、军事事件、重大交通事件、恐怖事件等；更有自然因素和人为因素共同影响而造成的突发事件，如 1998 年的大洪水，既与当时影响全球的厄尔尼诺气候有关，又与人类乱砍滥伐，没有保护好长江上游的植被和水土有关。突发事件的后果也是复杂的。突发事件影响的地域往往比较广，涉及人员比较多，还往往会引起"多米诺骨牌效应"和"涟漪效应"，地方性的突发事件可能演变为区域性的突发事件，甚至演变为国际性的突发事件；非政治性事件可能演变为政治性事件；自然性的突发事件可能演变为社会性的突发事件。特别是在当今全球化和信息化的世界，这种连锁反应带来的一个直接后果就是突发事件变得复杂化，已经超出纯粹的经济、政治和文化话题，变成了一种含有多项内容的综合性社会危机。突发事件的这种特点增加了人们处理突发事件的难度。

（6）规律性。虽然突发事件的爆发具有很大的不确定性，但从其自身的发生、发展、衍生扩散到衰退消失的过程展开分析，还是遵循着一定的客观规律。在 SARS 事件中，从刚开始出现，到在人群中蔓延扩散，再到全面暴发，至最后的消除，一直是按传染性疾病传播和消失的规律在发展着的。其救助主体只要依据医学上防治传染性疾病的规律加以应对，尽可能切断传染途径并尽快研制抗病毒疫苗，就可以控制疾病传播范围，消除疾病带来的恐慌。由于存在着客观规律性，随着现代科技的发展，人类对自然性突发事件规律的把握和控制能力在不断提高，同等规模和破坏性的自然灾害给人类社会带来的损失越来越小。至于社会性突发事件，其规律性可能不那么明显，但也必然存在着某种深层次的规律，也有其发生、发展、演化以及衰退过程，同样可以设法在事件的起始和萌芽阶段，找到问题症结，对症下药，做好预控与识别工作，把突发事件的影响降到最低。

（7）机遇性。突发事件可能会带来危机，而"危机"意味着危险，也意味着机遇。危机具有"危险"和"机会"两面性，若能化危险为机会，则会成功度过危机，否则危险会不断深化甚至演变为灾难。奥古斯丁指出：危机可以是失败的根源，也可能是成功的种子。发现、培育和保持这个种子健康成长，捕获成功的机会是转危为机的精髓；错估形势，将导致事态恶化，是危机恶化的典型特点。危机对组织来说是一个契机，是组织命运迎来转机与恶化的"分水岭"，既可能是组织走向衰亡的开始，也可能是走向新的兴盛的契机[18]。SARS 事件很显然是灾难性事件，但也存在积极的一面，SARS 流行促使人们对人类自身的某些生活行为方式进行深刻的反省，还有助于推动公共政策的完善，有利于公民意识的提高，政府形象的改善，为政治体制改革提供了契机，也促进了新闻媒体改革步伐的加快。

当前，学者们在突发事件研究中不断地摸索前进，同时突发事件也呈现出新特点，在研究上也深入到巨灾事件、重大灾难、重大突发事件、非常规突发事件等一系列具有新特性的领域。基于这些术语的研究为深入研究突发事件的本质奠定了基础，也丰富了突发事件的内涵。

1.1.2　与突发事件相关的外文用词

在国外，与"突发事件"相匹配的表述包括 the unexpected，incident，event，accident，crisis，conjuncture，emergency，catastrophe，contingency，disaster，risk 等。

1）the unexpected

the unexpected 译为出乎意料的事件，近似于突发事件。

2）incident

incident 译为事件或事故，可与 the unexpected 连用，表示突发事件。《牛津高阶英汉双解词典》将 incident 释义为发生的事情，尤指不寻常的或讨厌的。在应急管理以及与安全相关的文献中出现频率较高，用于表达突发的可能造成损失的事件，是一种比较标准的用法。

3）event

event 译为事件。《牛津高阶英汉双解词典》将 event 释义为发生的事情，尤指重要事情或大事。通常指一般意义上的事件，是中性含义的词汇，并不暗含对事件的积极或消极性质的说明。

4）accident

accident 译为事故。《牛津高阶英汉双解词典》将 accident 释义为（交通）事故，意外遭遇，不测事件。

通常用于描述事故，含有偶然发生、并非意料之中的意思，多取负面意义。

5）crisis

crisis 译为危机。《美国传统字典》将 crisis 释义为一种不稳定状态，在政治、社会或经济的领域可能突发的、具有决定性意义的变化。《朗文现代英汉双解词典》将 crisis 释义为事物的转折点，事件的时空不确定性，重大危险和困难的时刻。《牛津高阶英汉双解词典》将 crisis 释义为困难、危险和不确定的时刻，需要作出重大决策。《辞海》认为 crisis 是指产生危险的祸根，指严重困难的关头。

6）conjuncture

conjuncture 译为紧急关头。《美国传统字典》将 conjuncture 释义为一系列场景的临界集。《朗文现代英汉双解词典》将 conjuncture 释义为通常会产生困难的多个事件或特定事件的组合。《牛津高阶英汉双解词典》将 conjuncture 释义为事件或场景的集合。

7）emergency

emergency 译为紧急状态或紧急事务。《美国传统字典》将 emergency 释义为一类意外发生的严重情景，急需快速应对。《朗文现代英汉双解词典》将 emergency 释义为意外发生的严重危险，急需快速应对。《牛津高阶英汉双解词典》将 emergency 释义为急需快速应对的严重情景。

8）catastrophe

catastrophe 译为大灾难。《牛津高阶英汉双解词典》将 catastrophe 释义为突发性灾害，使得许多民众遭受痛苦。也指一类给人们造成痛苦和困难的事件。

9）contingency

contingency 译为可能发生的事件。《美国传统字典》将 contingency 释义为一种偶发性的事件。《朗文现代英汉双解词典》将 contingency 释义为一种可能发生的事件。《牛津高阶英汉双解词典》将 contingency 释义为非确定性事件，事件的发生是偶然的，也可能由其他事件引发。

10）disaster

disaster 译为灾难［一般理解为灾害，hazard（危险）的后果］。《美国传统字典》将 disaster 释义为具有极广的破坏性，会带来极大悲痛的遭遇。《朗文现代英汉双解词典》将 disaster 释义为突然而巨大的不幸。《牛津高阶英汉双解词典》将 disaster 释义为突然而巨大的不幸，极为恶劣的事故。《辞海》认为 Disaster 是自然的或人为的严重损害。

11）risk

risk 译为风险。《牛津高阶英汉双解词典》将 risk 释义为未来在某一时间发生不好的事情的概率。也可以理解为危险或会带来不良后果的情景。risk 的概念相对其他词汇具有更广的概念。

1.1.3　突发事件与相关概念的辨析

从内涵上看，与"突发事件"相近或相关的重要概念还包括"紧急状态/事件"、"风险"、"危险"、"危机"、"公共安全"、"灾害"和"灾难"等。在管理实践中，这些概念经常与"突发事件"共同出现，与突发事件应急管理形成了无法割裂的联系。因此，要明确突发事件的确切含义还需要把握突发事件与上述其他概念之间的关系[19]。

1. "突发事件"与"紧急状态"

中文的"突发事件"即对应于英文中的 emergency，美国 2000 年的《减灾法案》(*Disaster Mitigation Act*) 将"emergency"界定为两类：第一类指可以在地方层次上得到正常处理的危险事件；第二类是指需要经总统认定、联邦政府提供帮助，增强州和地方政府的应急管理能力，以拯救生命、保护财产、维护公共卫生与安全、减少或防止在美国任何地方发生大灾难威胁的任何关头和场合[20]。由此可见，英文中对 emergency 的界定与《中华人民共和国突发事件应对法》、《国家突发公共事件总体应急预案》对"突发事件"的界定基本一致。

不同的是，emergency 也可译为"紧急状态"，这与"突发事件"的含义有本质不同。《中华人民共和国突发事件应对法》第六十九条规定："发生特别重大突发事件，对人民生命财产安全、国家安全、公共安全、环境安全或者社会秩序构成重大威胁，采取本法和其他有关法律、法规、规章规定的应急处置措施不能消除或者有效控制、减轻其严重社会危害，需要进入紧急状态的，由全国人民代表大会常务委员会或者国务院依照宪法和其他有关法律规定的权限和程序决定。紧急状态期间采取的非常措施，依照有关法律规定执行或者由全国人民代表大会常务委员会另行规定。"因此，紧急状态可视为特别重大突发事件所造成的一种极端状态。

2. 突发事件与"风险"、"危险"

"风险"(risk) 最初是保险业一个术语，指"损失的可能性"。进入政策范畴后，"风险"的含义有所改变[21]。澳大利亚与新西兰关于风险管理的国家标准 AS/NZS4360：1900 认为："风险"是对目标产生影响的某些事情发生的机会，它以因果关系和可能性来衡量。国际风险分析协会将"风险"界定为对人类生命、健康、财产或者环境安全产生的不利后果的可能。英国内阁办公室在报告中指出："风险"是不确定性和后果的结合。联合国的有关报告将"风险"定义为由自然或人为因素相互作用导致的有害后果的可能性或预期损失。

就此而言，"风险"与"突发事件"既有联系，又有区别。"风险"是一种尚未发生的可能性，一旦发生，就有可能形成突发事件；"突发事件"则是一种已经发生的事实，它的发生源于风险。因此，突发事件应急管理与风险管理是密不可分的。

"危险（源）"（hazards）是一个日常词汇，也与"突发事件"密切相关。《中华人民共和国安全生产法》对重大危险源定义为：长期地或者临时地生产、搬运、使用或者储存危险物品，且危险物品的数量等于或者超过临界量的单元（包括场所和设施）。美国联邦紧急事务管理署将其定义为："具有潜在的引起不幸、伤害、财产损失、基础设施破坏、农业损失、环境破坏、经营中断或其他类型损害或损失的事件或客观条件。"[22]在这种意义上，危险（源）是造成突发事件的条件之一。"风险"与"危险"也有关系，一个广为认可与接受的公式为

$$风险 = 危险（源）\times 脆弱性$$

所谓"脆弱性"，是指一个系统对危险（源）产生影响的承受力。因此，风险、危险与突发事件的关系可表述为：危险是风险的构成要素之一，而风险则是突发事件的潜在状态。

3. "突发事件"与"危机"

"危机"在中文中具有双重含义，即"危险+机遇"。在英文中，"crisis"最初来源于古希腊"crimein"，其基本含义是"鉴别、审察、决定"（to separate, to sift, to decide），现在的含义则与中文的"危机"类似。

在管理实践中，"危机"概念有两大来源：一是国际政治领域，"冷战"格局中美苏对抗经常造成国际政治的紧张，格雷厄姆·艾理森（G. Allison）基于1962 年"古巴导弹危机"写出的《决策的本质》一书被认为是这一领域的代表作品；二是企业管理领域，"三里岛核事故""挑战者号爆炸"等事件的发生推动了企业危机管理成为一个重要领域。因此，公共领域中的"危机"在概念上容易与"突发事件"混淆，国内在管理实践中也经常不加区分地使用这两个概念。多数研究观点认为，"危机"与"突发事件"没有本质的差别，但有两点区别：一是危机的严重程度高于一般突发事件，往往是极端或特别重大的突发事件。按照具有较大影响的 Rosenthal 的观点，"危机"是一种对社会系统的基本结构和核心价值规范所造成的严重威胁[23]。二是"危机"是相对特定的主体而言的，如组织，而"突发事件"则并无特定的主体。

4. "突发事件"与"公共安全"

"公共安全"（public security）是指公众的生命、健康的安全、公私财产的

安全和社会的安定。公共安全关系到社会的和谐稳定与健康发展。它也是在国内外的管理实践中使用频率非常高的概念，近些年作为一门学科被提出。2004 年 5 月、6 月，科技部受国务院委托，在讨论制定中国中长期科技发展规划会议上，将所有学科分为 20 个门类，"公共安全"列第九类，研究内容包括六个方面：自然灾害、事故灾难、防恐反恐、基础设施保护、公共卫生和社会安全。在 2006 年 2 月发布的《国家中长期科学和技术发展规划纲要（2006—2020)》中，公共安全被列为重点领域与优先主题。因此，就管理的内涵而言，突发事件应急管理与公共安全管理在中国的含义非常相近。

　　5. "突发事件"与"灾害"、"灾难"

　　从使用习惯上，"灾害"在中国通常是指自然灾害，如水灾、旱灾、蝗灾和地震等；"灾难"通常指人为事故，如矿难、空难等。但是，"灾害"与"灾难"没有本质差别，都是指给国家或社会造成人员伤亡或财产损失的各种自然、社会现象，都是人类社会发展进程中的异常现象。"突发事件"与"灾害"、"灾难"有着密切联系，"灾害"、"灾难"往往就是人类需要有效应对的"突发事件"。

　　综上所述，"突发事件"涵盖了自然灾害、事故灾难、公共卫生事件和社会安全事件，或者是几类的复合，最为严重的突发事件往往成为危机。有效应对突发事件，维护公共安全，确保人民生命财产安全和社会的安全稳定是一个复杂、开放、巨大的系统工程，是人类永恒的主题。

1.2　突发事件的分类与非常规突发事件

1.2.1　常规突发事件、非常规突发事件、复杂突发事件

　　国外学者 Handmer 和 Dovers 将突发事件分为三类：常规突发事件（routine emergencies）、非常规突发事件（non-routine emergencies）、复杂突发事件（complex emergencies)[24]。

　　（1）常规突发事件是指界定良好的突发事件，其发生时间虽然不能被人们精确判断，但事件的发生往往并非在意料之外。通常，对于如何处置常规突发事件，人们拥有丰富的经验，可以达成共识，可以建立专业化的组织，并经常性地开展针对性的训练。

　　常规突发事件的应对并没有超出人们正常的经验范畴。其发生概率较高，可预测性较强，处置起来比较简单，可采用常规的手段予以应对，仅需要调动本地

化资源。例如，高速公路上发生一般的交通事故，消防、交警、医疗急救部门按日常职责分工迅速行动，高效完成救援工作即可。处置常规突发事件的关键是增强部门之间的协作能力，强化对突发事件的预警和预防，实现风险的分散与转移。

（2）非常规突发事件从总体上看也是有可能加以预测的。人们为了开展有效的应对活动，准备了大致可行的预案。但是，非常规突发事件的规模、复杂性和不确定性在一定程度上出乎意料，这对应急系统提出较大的挑战，需要人们在应急思维及应急方法程序方面做出适当的调整。处置非常规突发事件的关键在于灵活性与适应性。可见，Handmer 和 Dovers 提出的"非常规突发事件"就是国外学者所谓的"常规灾难"（routine disaster），如某些沿河地区周期性发生的洪灾。

（3）复杂突发事件具有未知的不确定性（unknown uncertainty），风险的识别十分困难，近乎不可能。如何对其确定适当的应对策略充满挑战性。人们如果采取不适当的应急行动，不仅不能消除风险，反而有可能使情况进一步恶化。人们对所面临的问题及其成因与边界缺乏一致性的认识，在应急行动与措施上更是莫衷一是，难以协同。复杂突发事件的特征如表 1.1 所示。

表 1.1　复杂突发事件的特征[24]

不确定性	知识、影响与管理	专家与价值
1. 不确定性高或未知； 2. 时空边界不确定； 3. 事件可能被多个程序按多个时间表的互动所驱使； 4. 事件的幅度与结果是极端的，不能预测； 5. 事件的重要特征是不能被量化	1. 知识、能力和响应不能轻易地从一个问题推及另一个问题； 2. 时间的影响和过程依赖于事件演进过程中所进行的选择； 3. 即使事件可以被遇见，人们也不清楚采取何种措施予以预防和准备； 4. 影响的原因可能是反直觉的； 5. 减缓的努力可能会使问题恶化； 6. 事件的结果是不可逆转的； 7. 事件可能是前所未有的，对于应对者而言是全新的	1. 由于不确定性与复杂性以及缺少量化，专家与非专家的界限模糊； 2. 由于缺少相互理解，价值观念对于审视问题或选择响应方式是重要的

由此可见，这种分类中的"复杂突发事件"正是我们要研究的"非常规突发事件"。

1.2.2　紧急事件、灾难、巨灾

Kapucu 和 Wart 结合美国应急响应的特点，将突发事件分为紧急事件、灾难、巨灾三类[25]。

（1）紧急事件（emergency），属于最为简单的突发事件，地方层面完全可以处置。

（2）灾难（disaster），属于具有显著损害性后果的突发事件，导致一定数量的人员伤亡与财产损失，可以在地方层面解决，但时常需要多机构协作的区域响应，甚至需要州的援助。

（3）巨灾（catastrophe），属于具有显著损害性后果的突发事件，它是突发事件的最高层级，往往被称作："重大灾难"（major disaster 或 catastrophic disaster）或极端事件（extreme event），发生概率低，影响后果严重，社会关注度高，需要多方面的特殊支持。在巨灾中，不管焦点事件（focusing event）是自然或人为性质的，多个极端事件都会对自然、社会或人的系统同时产生影响。"巨灾"属于我们要研究的"非常规突发事件"。

Canton 认为紧急事件、灾难、巨灾的区别[26]如表 1.2 和表 1.3 所示。

表 1.2 紧急事件与灾难的区别[26]

项　目	紧急事件	灾　难
汇集的组织	由社区资源正常应对，至多依靠地方性互助	包括公私部门的多个组织，地方社区从前没有与其合作经验；不同组织要快速形成工作关系
自治的丧失	紧急权在日常紧急事件中不被使用	灾害形成运行结构，取代正常组织；利用紧急权威，僭越所有权，如征集私人资源或拆除受损设施
绩效标准	—	正常情况下，管理响应的规则被放弃，公众通常接受服务水平降低；虽然沟通很重要，但接听电话或分派服务受影响，因为电话系统被毁坏或响应资源被其他任务占用
更加接近的公私界面	—	灾害使用所有可用的社区资源，公私资源的界限模糊
对组织影响的响应	政府正常的机制一般不会受到严重影响	地方政府必须为公民提供响应服务，同时要应对事件给自身造成的影响

表 1.3 灾难与巨灾的区别[26]

项　目	灾　难	巨　灾
对建筑结构的影响	大部分社区住房未被损坏，无家可归者能够求助于亲友或志愿者	对大多数或全部社区住房造成严重的损坏，导致住房紧缺

续表

项　目	灾　难	巨　灾
对地方官员的影响	地方政府负责，协调救援行动	地方政府被扰动，官员可能丧生或者不能操作设施及通信系统
对地方社区援助的影响	最快的救援来自于其他未受影响的社区	大面积区域受到影响，地方社区之间不能相互援助；汇集的资源分布于许多社区，而不是集中于一个社区
对社区功能的影响	—	不仅使受影响社区的基础设施中断，也使社会设施如学校和教堂等受到更大的影响，恢复速度较慢
对政治过程的响应	—	由于物理损失及社会结构的扰动，平时被忽视的政治问题凸显

1.2.3　常规紧急事件、危机、重大危机

美国学者 Comfort 的突发事件"三分法"是：常规紧急事件（routine emergency）、危机（crisis）、重大危机（mega-crisis）[27]。她认为，其评判标准除了突发事件规模、范围及级别之外，还包括突发事件的新奇性、行为者活动的复杂性，以及行为者与社会、经济职能部门互动的复杂性，这些都可能增加突发事件对特定地缘政治区域的影响。其中，"重大危机"是我们需要研究的"非常规突发事件"。

重大危机与一般危机不仅有量的不同，也有质的区别。它"具有重大威胁，产生了巨大的不确定性，引发了极端的紧迫感"[28]。也就是说，重大危机不是一般危机简单的放大与升级。

1.2.4　常规突发事件、危机型突发事件

Howitt Leonard 从最终形态上将突发事件分为两类：常规突发事件（routine emergencies）和危机型突发事件（crisis emergencies）[29]。常规突发事件的情景可以预测，应急机构可以借助先前积累的应急经验，事先作出准备。这种情况下，应急组织制定权变预案，训练应急人员的技能，储存必要的应急资源以备可预期的挑战发生。

危机型突发事件就是我们所说的非常规突发事件。其不同于常规突发事件之处主要在于其新奇性（novelty），主要表现为：威胁是前所未遇的，如 SARS 事

件；突发事件虽然为人们所熟知，但其规模是空前的，超越了现有的资源可以应对的范畴，如汶川特大地震；多方面因素的共同作用，提出了全新的挑战，如东日本大地震。因此，在应对常规突发事件时，事先确定的预案和响应行为可能是有效的；但是，它们在应对危机型突发事件时无效，甚至有可能产生反作用。例如，在 SARS 事件中，医院并没有成为阻断疫情蔓延的"隔离带"，反而成为疫情传播的主要渠道。

综上所述，国外学者按照时间的范围、复杂性及严重程度等指标，将突发事件由低到高分成三个层次：最低层次是常规突发事件，即日常紧急事件，完全可以采用常规手段应对；中间层次是一般灾难或危机，大体可以采用常规手段应对；最高层次是复杂性突发事件，及"巨灾"、"极端事件"、"复杂危机"、"重大危机"，不能采用常规手段应对。

从演进过程看，他们认为，突发事件又可以分为三类：一是常规突发事件。虽带有突发性，但应急组织可以事先加以预测并进行相关准备，应急人员具备专业知识和经验，完全可以成功地应对；二是非常规突发事件，即危机型突发事件。它们突然发生，明显带有新奇性，需要有与时俱进的应急技能和组织能力，可能还需要不同专业背景、组织、辖区及不同层级政府人员之间的协作；三是由常规突发事件演进而成的非常规突发事件。必须认识到突发事件从常规向非常规的演变，从而进行应急响应模式的转换，这是充满挑战的[29]。

1.2.5 常规突发事件、亚（准）非常规突发事件、非常规突发事件

刘霞等根据发生概率、管理措施、当事人的应对知识及次生灾害等因素将事件分为非突发事件、常规突发事件、亚（准）非常规突发事件、非常规突发事件等 4 类，而突发事件则是由上述各类事件共同构成、彼此间相互联系的事件链[30]。

1. 非突发事件

非突发事件是一类常规事件，往往是社会生活中的正常现象。生活中充满着非突发事件，可以将其描述为"波澜不惊"、"平淡无奇"、"司空见惯"，此类事件发生概率高，也往往容易被忽视。值得指出的是，非突发事件并不代表事件不复杂。例如，数据统计分析工作是一项复杂的工作，猎豹捕猎的路径是一条复杂轨迹，但它们都是非突发事件。非突发事件中也蕴含着其他几类事件的因素，往往其看似"平淡"的表面之下隐藏着"复杂"的深层次的原因。

2. 常规突发事件

常规突发事件在社会生活中也是一种常见的事件，只不过事件偶尔会越过正常的轨道，是一类可以通过常规应对方法和手段加以控制的突发事件。此类事件虽具突发性，但仍可视为一般性、常规性的。在日常生活进程中可能多次突然发生的、但在常规管理范围之内的事件属于常规的突发事件[31]。此类事件，是通常意义上的突发事件，不需要采取非常规手段就可以有效应对和控制。例如，在编写程序时出现了错误，需要调试；在投资中，股票发生了小幅度的涨跌。

3. 亚（准）非常规突发事件

"亚"态通常用以形容接近临界值的状态，而亚非常规突发事件主要强调事件的发生概率低，但关于亚非常规突发事件的提法并不多见，因为它是一个带模糊性的术语。"准"同样用以形容接近临界值的状态。由于非常规突发事件十分罕见，其影响因素极为复杂，而研究方法与手段又往往显得不足，针对非常规突发事件的研究，常常面临着"无真可仿"与"无章可循"的尴尬局面，研究者们通常采用一些重大突发事件，即亚（准）非常规突发事件，作为案例展开研究。亚（准）非常规突发事件，强调的主要是其应急管理的复杂度。

4. 非常规突发事件

非常规突发事件突出强调事件的发生频率低。这类事件基本上是无法事先制订预案的或者预案基本起不到直接作用的，没有先验经验可以借鉴，常规应对方式难以奏效，需要运用非常规的方式方法加以临机应对。例如，股票的涨跌是常规的，但"次贷危机"中很多知名的投资银行因难以应对其产生的衍生灾害，最终宣告破产。

1.2.6　常规突发事件、非常规突发事件

我国学者王宏伟认为，似乎可以将突发事件分为两类：常规突发事件，即紧急事件与灾难；非常规突发事件，即巨灾。然而，巨灾并不是非常规突发事件的全部，非常规突发事件还包括极端事件。极端事件发生概率低、危害程度高，往往包含复杂的系统互动，要求非线性的响应，不能以常规模式予以应对。恐怖主义以及一些极端个人暴力事件是人为的极端事件，其具有极强的不确定性，尽管没有导致巨灾，也属于非常规突发事件，如挪威恐怖分子布雷维克发动的枪击案。因此，我们既要借鉴国外巨灾研究的成果，也需要对其进行延伸和

拓展[32]。

判别突发事件的常规与非常规性，不能仅以事件的规模与影响程度为标准，其处置手段的常规性或非常规性才是更为重要的判别依据。有些突发事件尽管规模较大，但其演化机理较为简单，可以采用常规手段以扩大应急的方式应对，仍属于常规突发事件。常规突发事件与非常规突发事件的比较如表1.4所示。

表1.4　常规突发事件与非常规突发事件的比较

项目	非常规突发事件	常规突发事件
规模	规模较大，在时间、空间方面不可以清晰界定	规模一般，在时间、空间方面可以清晰界定
不确定性	在许多方面都是未知的，并不可以量化	已知，并可以量化
复杂性	高	低
可预见性	弱	强
危害	大，可能是不可逆转的	小
处置手段	非常规	常规
可控程度	低	高
调动资源	区域内外	区域内
性质	巨灾、极端事件、复杂性突发事件	一般紧急事件、常规灾害

综上所述，非常规突发事件是指需要采用非常规应急手段、调动区内外资源才能有效处置的复杂性极强的巨灾或极端事件。一般而言，非常规突发事件的规模较大、影响深远、可预见性较低、不确定性和不可控程度较高，是现代应急管理的难点。

1.2.7　我国应急法规的"四类四级"与非常规突发事件

根据突发事件的成因，《中华人民共和国突发事件应对法》和《国家突发公共事件总体应急预案》将其划分为自然灾害、事故灾难、公共卫生事件和社会安全事件四大类，具体内容见表1.5。

表 1.5　我国突发事件的分类

类型	主要类别
自然灾害	水旱灾害、气象灾害、地震灾害、地质灾害、海洋灾害、生物灾害和森林草原火灾等
事故灾难	工矿商贸等企业的各类安全事故、交通运输事故、公共设施和设备事故、环境污染和生态破坏事件等
公共卫生事件	传染病疫情、群体性不明原因疾病、食品安全和职业危害、动物疫情以及其他严重影响公众健康和生命安全的事件
社会安全事件	恐怖袭击事件、经济安全事件、涉外突发事件等

对于突发事件的上述分类，目前学术界和实务部门的观点比较一致，但对于经济安全事件是否纳入社会安全事件，仍存在争论。许多人认为应当将经济安全事件作为独立的一大类单列出来（表 1.6）。

表 1.6　经济安全事件与社会安全事件的区分[33]

项目	经济安全事件	社会安全事件
产生原因	由金融信用危机、资源、能源、生活必需品短缺等自然或人为因素引起	主要是由人为因素引起
表现形式	主要表现为货币危机、金融危机、债务危机以及宏观经济的周期波动	主要表现为重大刑事案件、涉外突发事件、恐怖袭击事件以及规模较大的群体性突发事件
应对措施	国家需要对银行业、保险业和证券业采取特别应急管制措施，或者对某一行业实行国家接管、国家专营，其措施具有明显的专业性	强调敌对双方的妥协与协调

根据不同类型突发事件的性质、严重程度、可控性和影响范围等因素，《中华人民共和国突发事件应对法》将自然灾害、事故灾害、公共卫生事件分为四级：特别重大为Ⅰ级，重大为Ⅱ级，较大为Ⅲ级，一般为Ⅳ级。同时，根据突发事件可能造成的危害程度、紧急程度和发展趋势，将可以预警的自然灾害、事故灾难和公共卫生事件的预警级别也划分为四级，并依次以不同颜色标明（表 1.7）。

表 1.7 我国突发事件的分级

突发事件等级	威胁程度	预警颜色
I 级（特别重大）	I 级（特别严重）	红色
II 级（重大）	II 级（严重）	橙色
III 级（较大）	III 级（较重）	黄色
IV 级（一般）	IV 级（一般）	蓝色

这种对突发事件分类分级的方法无法准确地区分"常规突发事件"和"非常规突发事件"，只能将特别重大的突发事件近似地理解为"非常规突发事件"。

1.2.8 单一事件、联动演化事件与非常规突发事件

根据复杂系统的演化特点，作者认为可以把突发事件分为单一事件和联动演化事件。

单一事件演化过程是假定某一事件的发生发展没有引起其他事件的发生，只是单一事件内部所积聚能量的爆发与释放，如没有生命与财产损失的自然发生的小规模森林火灾、家庭内部的呼吸道交叉感染等。事件的爆发主要是因其内部能量一直得不到释放，系统处于从有序到无序的中间状态，即临界状态。在临界状态下突发事件一触即发，当诱因出现后突发事件爆发的可能性即急剧上升。

单一事件演化的特点是没有关联其他系统，或者对其他关联系统影响不大。其演化过程可表现为爆破式和渐进式两种类型，如图 1.1 所示。爆破式过程急促，从发生到全面爆发时间短暂，而随着全面爆发其影响也很快消失，如陨石坠落、爆炸事件等。渐进式的演化过程则相反，系统内部能量积聚需要较长时间，能量一旦爆发，也需要较长时间达到峰值和消除影响，如 SARS 事件[34]。

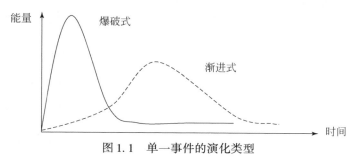

图 1.1 单一事件的演化类型

联动演化过程是指某一事件的发生不仅可能带来自身的影响，而且还引起其他多重次生与衍生事件的发生，如地震灾害，地震本身带来的危害会随着地壳运

动的平息而逐渐减轻乃至消弭，但是地震对人类生存环境会产生长期巨大影响，如果处理不当，极易导致各种衍生事件发生，而衍生事件之间又会相互影响，进而导致更大的灾难，其演化过程如图 1.2 所示。

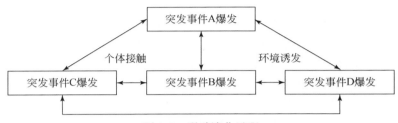

图 1.2　联动演化过程

图 1.2 中，以事件 A 为中心，事件 A 自身会演化，同时又会刺激引发 B、C、D 等事件，而这些次生事件之间又存在着相互作用，加速事态恶化，最终引起更大的灾难。例如，2008 年南方雨雪冰冻灾害就是一场复合式巨灾，低温雨雪冰冻引发停电和运输中断，造成大量旅客滞留，对正常的社会秩序造成威胁，党中央、国务院果断地提出"保交通、保供电、保民生"的要求，全国人民众志成城抗冰灾，终于把损失降到最小。

单一事件可能是常规突发事件，也可能是非常规突发事件。例如，一般的传染病疫情是常规突发事件，而 SARS 事件是非常规突发事件。同样，联动演化事件可能是常规突发事件，也可能是非常规突发事件。例如，2011 年东日本大地震造成福岛核泄漏后，中国一些城市居民听信谣言，抢购食盐，国务院有关部门和地方政府及时正确引导，并调配资源进行应对，迅速果断地平息了抢购风波。这次抢购事件就是常规突发事件。而该次地震及其引发的海啸、核泄漏等则是典型的复合式巨灾的非常规突发事件。因此，单一事件、联动演化事件与是否为非常规突发事件没有必然的联系。

1.3　非常规突发事件的内涵

1.3.1　基于极端事件视角和危机视角的非常规突发事件

自从 2001 年的美国 9·11 事件之后，全球范围内陆续遭受的重大灾难，引起了世界各个国家和地区的广泛关注。国外学界和政府实务部门将非常规事件大多称为"极端事件"（extreme events），2000 年美国国家科学基金项目——"NSF Description of Extreme Events Research"设立了关于此类事件的专项研究，并将"极端事件"界定为：要求非线性响应，会限制或破坏系统的正常运行；很少的、严重的、迅速发生的；来源于社会、自然环境等；是人类、生物、生态和地球系统演化的驱动器；产生子系统间的交叉影响，并可能导致灾难性的损失；不总是对人构成危害，但潜在影响更大[30]。

我国在 2003 年 SARS 事件后，逐步展开对公共危机的研究，2003 年也可认为是我国公共危机管理研究和教学的起点。国内一些学者，如薛澜等认为罗森塔尔的定义更为准确地反映了危机这个概念的内涵，指出危机通常是在决策者的核心价值观念受到严重威胁或挑战、有关信息很不充分、事态发展具有高度不确定性和需要迅速决策等不利情境的汇聚[33]。张成福则强调危机是这样一种紧急事件或紧急状态，它的出现和爆发严重影响社会的正常运作，对生命、财产、环境等造成威胁或损害，超出了政府和社会常态的管理能力，要求政府和社会采取特殊的措施加以应对[35]。

1.3.2　基于特性分析视角的非常规突发事件

杨继君等对非常规突发事件的应急资源调度问题做了系统研究，并提出非常规突发事件是指在各种事故灾害、公共卫生和社会安全等领域中出现的，问题异常突出的，损害程度异常严重的重特大事件[36]。我国国家自然科学基金委员会于 2008 年启动实施的"非常规突发事件应急管理研究"重大研究计划中明确指出：非常规突发事件是指前兆不充分，具有明显的复杂性特征和潜在次生衍生危害，破坏性严重，采用常规管理方式难以应对处置的突发事件[37]。Hu 认为非常规突发事件本身是不确定的、随机的、模糊的，许多特征是不能确定的[38]。从非常规突发事件应对的角度看，其应急决策一般要面对严峻的决策环境，包括决策信息的局限性、决策环境的复杂多变性、决策程序的非常规性、决策时限的紧迫性、决策效果的高风险性等[39]。马慧敏总结出非常规突发事件都具备如下几个共同特征：突发性或紧急性；破坏性；发生频率低或从未发生过；预见性低；可能是社会性的，也可能是自然性的，或两者兼而有之[40]。刘霞等根据发生概率、管理措施、当事人的应对知识及次生灾害等因素来区分常规和非常规突发事件，将非常规突发事件作为一个复杂系统，并将其复杂特性总结划分为本真特征和约束特征[30]。华国伟等认为非常规突发事件是指前兆不充分，具有明显的复杂性特征和潜在次生衍生危害，破坏性严重，采用常规管理方式难以应对处置的恶性突发事件。并将其典型特征归纳为多因素、多主体、多阶段、多目标、复杂性、动态性、不确定性[41]。Zhang 等提出非常规突发事件的三个特征，即爆发突然、破坏程度巨大、需要短时间内作出决策[42]。张一文等总结出非常规突发事件的五个特点，即爆发性、特殊性、环境复杂性、群体扩散性、演变不确定性[43]。

武汉理工大学的谢科范教授研究团队[44]将非常规突发事件定义为：无前例参照的，形态上、性质上、致因上、影响程度上异于或甚于以往同类事件的，采用常规管理方式难以应对的重大突发事件。非常规突发事件是突发事件中的一种极端情形，具有或部分具有以下 3 个特征：①事件稀有性。即该事件以往从未发生或极少发生或有重大变异。②时间紧迫性。即事件发生的时间紧迫（瞬间突然发生或短时间内爆发性发生）、应对处置事件紧迫（需要在短时间内做出应对甚至控制住事态）。③后果严重性。指非常规突发事件一旦发生，其带来的损失及其他负面影响巨大，可能会对相关主体带来重大损害或致命威胁。

在非常规突发事件的上述三个特征中，若满足其中的两个，就可以将其称为"半常规突发事件"（但若就第三项而言，后果虽不严重但属于中等以上，有时候也可以看作非常规突发事件）。如果某突发事件非常稀有，损失无法估量，而紧迫性中等以上，则也可以看作非常规突发事件。一般只满足其中一个条件的，可看成常规突发事件。

他们提出了用以判断非常规突发事件的三角形模型。其中，图 1.3 的情形可以判断为非常规突发事件，图 1.4 的情形可以判断为半常规突发事件，图 1.5 的情形可以判断为常规突发事件。

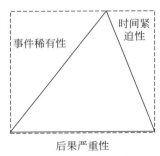

图 1.3 突发事件三角形判断：非常规突发事件

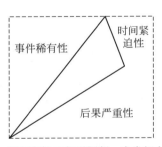

图 1.4 突发事件三角形判断：半常规突发事件

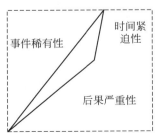

图 1.5 突发事件三角形判断：常规突发事件

实践的需要是学术研究的最大推动力。由于非常规突发事件近些年来的频发性和破坏性，它已成为学术界研究的焦点问题之一，新的研究成果和研究方法不断涌现。但是，非常规突发事件毕竟是一个新的研究领域，虽然学者们基于案例研究提出了对于非常规突发事件的研究框架并发展出若干分析方法，但该领域的研究总体上仍是不成熟的，至今尚未构建出公认的可行的概念体系和研究范式。这也体现在对非常规突发事件这一核心概念的界定上。当前，研究者对于什么是非常规突发事件，仍然是仁者见仁，智者见智，尚无公认的权威的界定。通过对国内外非常规突发事件相关研究文献的梳理，可以把对非常规突发事件的定义归纳为以下几类：

（1）偏重非常规突发事件危害性特征的界定。对非常规突发事件进行界定时，强调其严重的破坏性。由于非常规突发事件发生的前兆不充分，并且其发生的原因和产生影响的方式具有明显的复杂性特征，常常导致人类社会缺乏应对的经验和足够的应急知识，这致使非常规突发事件又容易产生次生、衍生性危害。所以，非常规突发事件是采取常规管理方式难以克服的突发事件，其应急管理重点在于检测预警和应对指挥。总体而言，非常规突发事件具有发生原因的难预测性、演变过程的不确定性和严重的社会危害性等特征（或这些特征的集合）[45]。

（2）偏重非常规突发事件发生概率特征的界定。非常规突发事件是指历史上从未发生或极少经历的、人们对其缺乏足够的知识和应对经验的突发事件。这类事件具体隐含在自然灾难、事故灾难、公共卫生事件和社会安全事件四大类事件之中[46]。

（3）兼顾危害性和发生概率特征的界定。非常规突发事件是日常进程中几乎不发生的（一年，甚至几年、十几年都不发生），因此很难被纳入常规的管理范围。非常规突发事件发生时，当事人没有或者很少有相应的知识和案例可以依循。从后果看，非常规突发事件的影响一般都很大，且容易发生次生灾害，从而带来长期的不可控负面影响[31]。

研究者由于学术兴趣和研究目的的不同，对研究对象的关注角度也会有差异。而不同国家由于公共管理能力、基础设施水平等多方面的差异，对非常规突发事件的处置能力也是不同的，所以来自不同国家的研究者对于非常规突发事件的界定和研究也就选取了不同的角度和侧重点。这种差异也恰恰反映了非常规突发事件的高度复杂性。

1.3.3 基于复杂系统视角的非常规突发事件

与重大突发事件、紧急事件、灾难等概念不同，非常规突发事件更趋向于是一个学术术语，与常规突发事件相对应，但在当前的法律法规以及应急管理实施条例中并未引用该术语。常规突发事件是指日常生活中可能频发的，具有突然性特点，但是在常规管理范围之内的事件，如交通事故。这类事件虽然具有突发性，但仍属于常规的突发事件[47]。而非常规突发事件却是一个更为复杂的概念，往往意味着已有的管理规程和应对经验无效或低效，已有的知识和经验难以及时产生有效的应对方案。常规事件和非常规事件之间并非是截然对立的关系。在一定条件下，突发事件可能介于常规和非常规之间，并可能在这两者之间转化，这是因为有些突发事件具有蔓延性，在初期可能是常规事件，在后期则可能演变为非常规事件；而非常规突发事件也有可能在一定条件下转化为常规突发事件。例如，2008 年年初中国南方雨雪冰冻灾害，由于首次发生，缺乏足够的知识和应对经验，致使其产生严重的破坏性后果。但是在被动的应急过程中，有关知识和经验得以积累，有效的应急预案也随之产生，相关基础设施得到改善，倘若再次发生类似灾害就会处于可控范围之内，从而转化为常规突发事件。非常规突发事件和常规突发事件之间的区别不仅仅是纯理论上的，也不仅限于数量和规模上的差异，就事件最本质的特征看，其关键差异在于，非常规突发事件所要求的管理方法、管理过程和系统运行机制等都不同于常规突发事件。我们在国内外应急管理实践的基础上凝练出如下非常规突发事件的五项标准。

标准一，事件造成了系统要素的全面破坏。

事件的发生是否破坏了一定时空范围内大多数甚至是全部的基础设施。例如，汶川地震对于汶川及周边成都、德阳、绵竹等地房屋建筑、基础设施建设造成了毁灭性的破坏。根据统计，汶川地区有80%～90%房屋倒塌，倒塌和损毁房屋约 440 万余间，多数公路、桥梁和隧道损毁严重。不止于此，就连四川周边的省（直辖市）也同样受到极大的破坏性影响，重庆、陕西等地房屋倒塌现象也相当严重。所以，基于历史和现实的经验，我们将更强的破坏性作为非常规突发事件和常规突发事件相区分的一条标准。

标准二，事件造成了系统功能的全面丧失。

导致一定时空范围内社会日常功能受到整体性干扰。在汶川地震中，由于基础设施损毁严重，房屋大面积倒塌，出现大范围停水、停电，邮电通信和常规交通被迫中断，大多数商业、行政和教育机构（如学校）都完全关闭。类似的情形在 2010 年年初发生的海地地震和智利大地震中也都出现过。从实践经验层面看，由于人类对于常规突发事件的认知和应对具有一定的知识和经验积累，所以常规突发事件一般不会导致上述现象发生。正是基于这一点，我们把导致一定时空范围内社会日常功能受到整体性干扰作为非常规突发事件和常规突发事件相区别的第二条标准。

标准三，事件造成了系统运行机能的严重瘫痪。

导致事发当地行政系统的功能瘫痪或者"政府失灵"。这主要是因为一方面事发当地行政系统本身也同样受到重创，可以动用的救灾资源损失严重；另一方面，政府对于非常规突发事件本身往往也缺乏足够的知识和有效的应对策略，从而无法在短期内有效地整合技术、人力和物力等资源进行应对。相比较而言，政府对于常规突发事件，一般基于当地的历史经验，都会有足够的知识、技术储备。事件发生时，政府也能够迅速有效地整合应急资源进行应对，从而最大限度地减轻事件的破坏性影响。

标准四，事件需要的应急管理资源保障牵涉因素复杂。

在应急管理中需要多区域、多部门的协作。对于非常规突发事件，由于其影响波及范围一般较大，事态发展快，破坏力强，所以需要在较短时间内进行"压制"和控制，这一般是事发当地的资源所无法满足的，从而需要邻近多个区域、多个部门的参与和协作。例如，1991年，在加拿大发生的一次火灾中，共有346个组织参与救灾，其中包括了7个当地政府部门，10个区域政府机构，25个省级政府部门，27个联邦级组织，31支消防队，41个来自教堂、医院和学校的组织，4个公共事业公司，8个志愿者组织，4个急救组织和来自私有部门的救助力量。在汶川地震救灾中，除了利用四川全省的人力和资源之外，还动员了多个省份的力量，并且调动军队参与；除此之外，多支国际救援队以及来自国内外的民间机构和志愿者组织及个人也参与其中。这样大规模、高强度的资源调动和集中在常规突发事件的应急管理中一般不会发生。

标准五，事件要求非标准化的应急管理方法和程序。

没有有效的、针对性强的应急管理经验和管理预案。对于一般的工业事故、洪涝、火灾等常规突发事件，人们已经具备一定的预测能力和应对经验，对事件发生的原因、规律和影响，具有足够的认识，从而能够根据事态的变化和发展的具体阶段，制订有效的应急方案。由于非常规突发事件往往是几十年一遇、百年一遇甚至是人类历史上从未发生过的事件，如美国的9·11事件和中国的SARS事件，人们对于此类事件的发生既缺乏预见性，又不可能有成熟的应急预案来应对。只有这类事件发生之后，通过对这些事件的研究，才可能使之转化为常规事件。

综上所述，虽然关于非常规突发事件的表述各有侧重，但其本质都围绕着突然发生的给人类造成巨大损害的事件，无论国内还是国外，其实质都是相同的。很多学者都对非常规突发事件的内涵做出了界定，关于其分类也有不同的观点，我们从复杂系统理论出发，在揭示了非常规突发事件三类演化机理和九种特质的基础上，提出非常规突发事件的"三九"定义，即非常规突发事件是一个开放的复杂系统，它是多种致灾因子通过蔓延、衍生、耦合演化，所涌现出的社会性强、发生概率低、破坏性大、过程复杂性高、演化速度快、延续时间长、影响范围大、控制难度大、连锁反应多的复杂情景。

参 考 文 献

[1] Sorokin P A, Merton R K. Social time: a methodological and functional analysis. American Journal of Sociology, 1937, 42 (5): 615-629

[2] Baker S P, o'Neill B, Haddon Jr W, et al. The injury severity score: a method for describing patients with multiple injuries and evaluating emergency care. Journal of Trauma-Injury, Infection, and Critical Care, 1974, 14 (3): 187-196

[3] Toregas C, Swain R, ReVelle C, et al. The location of emergency service facilities. Operations Research, 1971, 19 (6): 1363-1373

[4] Eiland J E, Pritchard D A, Stevens D A. Home study program: emergency preparedness—is your or ready? Association of operating room nurses. AORN Journal, 2004, 79 (6): 1276-1281

[5] Calhoun C. A world of emergencies: fear, intervention, and the limits of cosmopolitan order. The Canadian Review of Sociology and Anthropology, 2004, 41 (4): 373-395

[6] Burkholder B T, Toole M J. Evolution of complex disasters. The Lancet, 1995, 346 (8981): 1012-1015

[7] 王永杰，李晓新. 论我国的紧急状态立法. 比较法研究，2004，18 (3): 141-145

[8] 夏保成. 美国公共安全管理导论. 北京：当代中国出版社，2006

[9] 陈长坤，孙云凤，李智. 冰雪灾害危机事件演化及衍生链特征分析. 灾害学，2009，24 (1): 18-21

[10] Civil Contigencies Act 2004. http://www.eabinetoffiee.gov.uk/media/132428/15mayshortguide.Pdf. 2014.8.8

[11] Robert T. Stafford disaster, and emergency assistance act as amended, and related authorities. FEMA 592, June, 2007

[12] 计雷，池宏，陈安. 突发事件应急管理. 北京：高等教育出版社，2006

[13] 曾昊，马力，齐善鸿. 面向突发事件和危机的企业管理新路径. 科学学与科学技术管理，2004，(12): 127-130

[14] 祁明亮，池宏，赵红，等. 突发公共事件应急管理研究现状与展望. 管理评论，2006，18 (4): 35-45

[15] 郭兴旺. 突发公共事件：绕不开的话题. 中国发展观察，2005，1 (5): 4-8

[16] 张维平. 关于突发公共事件和预警机制. 兰州学刊，2006，27 (3): 156-161

[17] 曹杰，杨晓光，汪寿阳. 突发公共事件应急管理研究中的重要科学问题. 公共管理学报，2007，4 (2): 84-126

[18] 诺曼.R，奥克斯丁，等. 危机管理. 北京新华信商业风险管理有限责任公司译. 北京：中国人民大学出版社，哈佛商学院出版社，2001

［19］闪淳昌，薛澜．应急管理概论——理论与实践．北京：高等教育出版社，2012

［20］夏保成．西方公共安全管理．北京：化学工业出版社，2006：19

［21］刘岩，孙长智．风险概念的历史考察与内涵解析．长春理工大学学报（社会科学版），2007，20（3）：28-31

［22］FEMA. Multi-hazard identification and assessment，1997．转引自夏保成．西方公共安全管理．北京：化学工业出版社，2006：23

［23］Rosenthal U，Michael C T，Paul T H. Coping with crises：the management of disasters，riots，and terrorism. Springfield：Charles C. Thomas，1989

［24］Handmer J，Dovers S. The handbook of disaster and emergency policies and institutions. London：Earthscan，2007：94-97

［25］Kapucu N，Wart M V. The evolving role of the public sector in managing catastrophic disasters lessons learned. Administration & Society，2006，38（3）：279-308

［26］Canton L G. Emergency management：concepts and strategies for effective programs. New Jersey John Wiley & Sons，Inc，2007

［27］Comfort L K. Managing disaster：Strategies and policy perspectives. Durham：Duke University Press，1988

［28］Boin A，Jacobs B，Comfort L C. Mega-crises：understanding the prospects，nature，characteristics，and the effects of cataclysmic events. Springfield：Charles C Thomas，2012

［29］Howitt A M，Leonard H B. Managing crises：responses to large-scale emergencies. Washington DC：CQ Press，2009

［30］刘霞，严晓，刘世宏．非常规突发事件的性质和特征探析．北京航空航天大学学报（社会科学版），2011，24（3）：13-18

［31］马庆国，王小毅．非常规突发事件中影响当事人状态的要素分析与数理描述．管理工程学报，2009，23（3）：126-126

［32］王宏伟．公共安全管理研究：非常规突发事件及其应对．北京：人民出版社，2013

［33］薛澜，张强，钟开斌．危机管理．北京：清华大学出版社，2003

［34］杨帆．基于免疫学的非常规突发事件预防和控制多 Agent 计算实验及仿真研究．武汉理工大学博士学位论文，2012

［35］张成福．公共危机管理：全面整合的模式与中国的战略选择．中国行政管理，2003，19（7）：6-11

［36］杨继君，吴启迪，程艳，等．面向非常规突发事件的应急资源合作博弈调度．系统工程，2008，26（9）：21-25

［37］国家自然科学基金委员会．2011 年度国家自然科学基金项目指南．北京：科学出版社，2010：109

［38］Hu Z H. Relief demand forecasting in emergency logistics based on tolerance model. IEEE Third International Joint Conference on Computational Science and Optimization（CSO），New York：IEEE Press，2010：451-455

[39] Mendonca D. Decision support for improvisation in response to extreme events: learning from the response to the 2001 world trade center attack. Decision Support Systems, 2007, 43 (3): 952-967

[40] 马慧敏. 基于免疫理论的非常规突发事件应急管理主动免疫系统研究. 武汉理工大学博士学位论文, 2010

[41] 华国伟, 余乐安, 汪寿阳. 非常规突发事件特征刻画与应急决策研究. 电子科技大学学报 (社科版), 2011, 13 (2): 33-36

[42] Zhang Z Y, Lei X, Li S M. How to build a preparedness system of unconventional emergency: a case study on Wenchuan earthquake. IEEE International Conference on Emergency Management and Management Sciences (ICEMMS), USA: IEEE Press, 2010: 269-272

[43] 张一文, 齐佳音, 方滨兴, 等. 非常规突发事件及其社会影响分析——基于引致因素耦合协调度模型. 运筹与管理, 2012, 21 (2): 202-211

[44] 谢科范, 陈刚, 吴倩, 等. 非常规突发事件的集群决策. 北京: 知识产权出版社, 2013

[45] 林鸿潮, 詹承豫. 非常规突发事件应对与应急法的重构. 中国行政管理, 2009, 25 (7): 61-65

[46] 杨永坚, 田玉基. 突发公共事件应急管理与应急系统的研究与应用——以 2008 年初我国南方雪灾为例. 科技与管理, 2008, 10 (4): 20-23

[47] Eugene L. Campus crisis management: a comprehensive guide to planning, prevention, response, and recovery. San Francisco: John Wiley & Sons, Inc, 2007

第 2 章　突发事件应急管理与非常规突发事件识别和预控的基本理论

2.1　突发事件应急管理的基本概念

2.1.1　突发事件应急管理的定义

突发事件应急管理（以下简称应急管理）是一门新兴的学科，目前还没有一个被普遍接受的定义。较具代表性的定义如下。

美国联邦紧急事态管理局的定义：紧急事态是指任何由总统认定，需要联邦政府帮助，加强州政府和地方政府的工作和能力，以拯救生命，保护财产，保护公共卫生和安全，或者减轻或转移美国国内任何一次灾难性的威胁性的事件或事故的影响。应急管理是组织分析、规划、决策和对可用资源的分配以实施对灾难影响的减除、准备、应对和恢复。其目标是拯救生命、防止伤亡、保护财产和环境[1, 2]。

澳大利亚紧急事态管理署提出的紧急事态风险管理的内涵：紧急事态风险管理是一个处理因紧急事态事件而引起的社区风险的过程。它是识别、分析、评估和治理紧急事态的系统性方法。这一过程的五个主要行动包括建立背景、识别风险、分析风险、评估风险和治理风险。它们受到两个保障性行动的支持：一是通信和咨询，二是监控和审查，从而确保其目标的实现[3]。

Mitchell 认为，应急管理是指为应对即将出现或已经出现的灾害而采取的救援措施，不仅包括紧急灾害发生期间的行动，还包括灾害发生前的备灾措施和灾害发生后的救灾工作[4]。

Blanchard 等认为，应急管理是一种管理职能，它致力于创建一个框架，在此框架内降低社区对灾害的脆弱性，并得以处置灾难。凭借处置各种灾害和灾难的能力，应急管理寻求增进安全性，减轻脆弱性[5]。

计雷等认为，出于对应急管理层次性特征的考虑，风险按其发生概率和危害程度来分，表现为三种状态：干扰情形、危机状态和突发事件。与此相对应的有三个层次的管理概念：干扰管理、危机管理、应急管理。其中，干扰管理是应急管理的初级阶段，主要任务是预防；危机管理则是应急管理的中级阶段，主要任务是阻止危机发生；突发事件是应急管理的高级阶段，主要任务是针对已经发生的危机，进行应急管理。应急管理是在应对突发事件的过程中，为了降低危害程度，达到优化决策的目的，基于对突发事件的原因、过程及后果的分析，有效集成社会各方面的相关资源，对突发事件进行有效预警、控制和处理的过程[6]。

张成福指出，所谓的危机管理是一种有组织、有计划、持续动态的管理过程，政府针对潜在的或者当前的危机，在危机发展的不同阶段采取一系列的控制行动，以期有效地预防、处理和消弭危机[7]。这一定义得到了学界较为普遍的认同。肖鹏军认为，公共危机管理应是：政府或其他社会公共组织通过监测、预警、预控、预防、应急处理、评估、恢复等措施，防止可能发生的危机，处理已经发生的危机，以减少损失，甚至将危险转化为机会，保护公民的人身安全和财产，维护社会和国家安全[8]。

范维澄院士指出，突发事件应急管理体系是一个开放的复杂巨系统，具有多主体、多因素、多尺度、多变性的特征。应急管理包括风险评估、监测监控、预测预警、决策指挥、救援处置、恢复重建等关键环节，并且广泛涉及紧急环境中人员群的心理及行为[9]。

闪淳昌和薛澜认为，应急管理是个复杂的、开放的系统工程，它是针对自然灾害、事故灾难、公共卫生事件和社会安全事件等各类突发事件，从预防与应急准备、监测与预警、应急处置与救援到事后恢复与重建等实施全方位、全过程的管理[10]。

国内外有些学者则将预警管理的概念融入到应急管理当中，国外有 Schmeidl 和 Jenkins[11]、Wilhite[12]、Tolentino 和 Amado[13]、Grasso[14]、Davis 等[15]、Upasna 等[16]学者研究各种灾害的预警方法体系。国内佘廉等[17]、季学伟等[18]学者从不同角度构建了应急管理的预警框架。

这些概念表述各有侧重，不尽相同，大致可归纳为广义和狭义两类。狭义的应急管理仅涵盖应急处置这一个环节，即为了应对突发公共事件而实施的一系列的计划、组织、指挥、协调、控制的过程，其主要任务是及时有效地处置已经发生的突发事件，最大限度地减少突发事件的不良影响。广义的应急管理则涵盖突发事件的预案管理、风险管理、预警管理、应急处置、恢复重建及其评价、反馈与改善等一系列环节，是一种对突发事件的全过程管理。它是在突发事件爆发前、发生时、消亡后的整个周期内，依照既定的应急预案，通过事前的风险减缓、监测评估、预警、准备；事中科学、及时的决策、指挥、调度和协调，向公众提供紧急救助信息和服务；事后的理赔、恢复重建、相关评价、反馈与改善等工作，以实现用科学的方法对突发事件加以干预和控制，使其造成的损失降至最小。

2.1.2 突发事件应急管理与相关概念的辨析

从广义上看，应急管理还涉及风险管理与危机管理。简而言之，从突发事件的阶段划分，也就是从管理流程上来看，应急管理往前可以延伸至风险管理；从突发事件的分级，也就是从管理的紧迫性、强度和不确定性来看，应急管理在纵深上可延伸至危机管理[10]。

从狭义的角度来理解，应急管理工作的起点是监测预警阶段，虽然目前应急管理工作范畴已经向"预防"环节全面延伸，但管理的侧重点仍是对突发事件的应对和处置。此处将从狭义的角度来分析应急管理与风险管理、危机管理的联系与区别[19]（图2.1）。但值得注意的是，在具体实践中，后两者应全面纳入应急管理工作范畴。

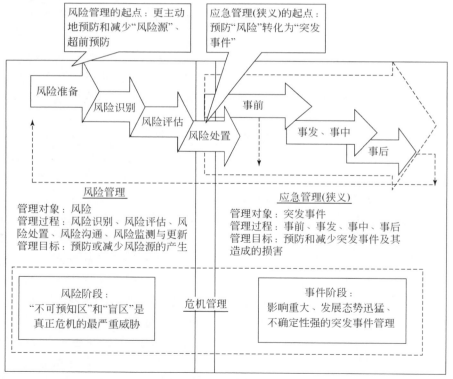

图2.1 应急管理与风险管理、危机管理的联系和区别[10]

1. 应急管理：事前、事发、事中、事后的全过程管理

应急管理的对象是"突发事件"；应急管理的主要目标是"预防和减少突发事件的发生及其所造成的损害"。全过程的应急管理工作则应当囊括事前、事发、事中、事后的所有环节，这就包括监测预警、信息报告、应急响应、应急处置、恢复重建及调查评估等多个方面。监测预警是应急管理工作的起点，是"预防为主、关口前移"的重要内容，其主要目的在于防止已经存在的"潜在的危害"转化为现实的"突发事件"。虽然目前应急管理的工作范畴已经向"预防"延伸，要推动应急管理从"被动应对型"向"主动防御型"转变，就应当从更基础、更根本的层面开展，也就是要加强"风险管理"，在预防上下工夫。

2. 风险管理：应急管理工作在时间轴上的延伸

"风险"可以从可能性与不利后果两方面进行衡量。其中，不利后果包括主观和客观两个方面，即可能产生的客观损失（如人员伤亡、经济损失、环境影响等）和可能造成的主观影响（如人群心理影响、社会影响、政治影响等）。

风险管理的对象是"风险"，其主要实现途径是对风险的可能性和不利后果进行管理，因此需要实现应急管理活动在时间轴上的延伸，需要实现从更根本的层面上对"能带来一定损失的可能性"（风险）进行预防与处置，从而实现应急管理工作真正意义上的"防患于未然"。

第一，从功效上来讲，风险管理比应急管理更能从根本层面（基础规划、制度、城市软硬件建设）避免损失的产生。风险管理的最佳功效是"超前预防"，即尽量避免和减少人类活动与"灾害性"环境之间的互动，也就是尽量降低"致灾因子"产生的可能性，由此从最根本层面上防止突发事件及其损失的产生；而一旦出现了"风险源"，风险管理的主要任务则变为评估和分析风险产生的可能性以及造成损失的概率，进而通过相应手段减少、降低、消灭这些可能性和概率，达到减少损失的目的。但是"风险"一旦转化为"突发事件"，损失便难以避免，此时就需要采取有效的应急管理措施力争将损失减少到最低程度。

第二，从管理层面上来看，风险管理的本质是战略管理，而应急管理则更倾向于一种行动策略。因此，风险管理能够在更基础层面实现管理的优化。风险管理通过对环境和"风险源"的仔细分析与评估，制定出处理"潜在损失"的系统性规划（其中包括了最基础的规划），从根本上杜绝和防止危害的产生，由此实现整体管理的优化。而应急管理是在"突发事件"发生后，按照既定预案或方案重新组合资源来进行应对，这通常导致在非常有限的时间、信息和资源压力

之下做出决策，因此很难保证资源配置的科学性和最优化。

风险管理工作的终点包括两个部分：其一，如果风险源被成功消除或控制，则重新进入常态管理和风险管理的起点（也就是风险管理准备阶段）；其二，如果风险处置失败，"潜在的危害"转化为"突发事件"，则立刻进入应急管理过程。因此，风险管理工作的终点就是应急管理工作的起点（监测预警）。

由此可见，要实现应急管理工作"关口前移"的目标，不仅应当做好"监测预警"（也就是防止"风险"转化为"突发事件"这一阶段）的工作，还应当将关口"再前移"，实现从根本上防止和减少风险源、致灾因子的产生，也就是满足风险管理工作"超前预防"的要求。所以，风险管理是针对风险发生的可能性及其后果，综合考虑法律、政治、社会、经济等因素，从风险管理准备、风险识别、风险评估到风险处置，并在各环节中进行风险沟通、风险监测与更新的动态管理。在管理工作中有必要建立相应的机制与规则，确保应急管理与风险管理的有效衔接。

3. 危机管理："做最坏的打算"，强调决策的非常规性和艺术性

危机管理通常是对"危机型"突发事件的管理，即针对影响范围特别大、影响时间特别长、伤亡或损失特别严重，对经济社会造成特别恶劣影响的重大突发事件，而且往往是在时间非常紧迫和不确定性很高的情况下，需要采取果断措施、做出关键决策的管理。但同时危机又具有一定的"机遇性"，即"危机=危险+机遇"。危机管理贯穿在风险管理和应急管理的整个过程中，从这个意义上说，危机涵盖了"风险"与"突发事件"的特性。

通常按事件的性质可以分为常规性突发事件（即可以马上找到诱因的事件），以及非常规性突发事件（原因不明，情况复杂、不确定性大）。对于常规性突发事件，应急处置工作可以根据以往的经验，利用常规化决策和管理程序将突发事件有效地解决。而对于非常规性突发事件而言，不确定性大、影响大、情况复杂、时间紧迫，这就需要非常规决策，这正是危机管理的重点。危机管理的独特之处在于它特别重视"做最坏的打算"，并强调决策的非常规性和"艺术性"，把握机遇，转危为机。

2.1.3　应急管理的发展趋势

当前应急管理的发展趋势主要体现在以下五个方面：第一，由单一事件处置向多事件综合管理转变，从单纯的自然灾害处置向各类突发事件管理延伸，事故灾害、公共卫生、社会安全等突发事件的应急处置工作正日趋完善。第二，由重

处置向重预防转变。第三，由单项减灾向综合减灾转变，由减轻灾害向减轻灾害风险、加强风险管理转变，由单纯减灾向减灾与可持续发展相结合模式转变。第四，从单一应对一个方面、一个区域的突发事件向应对更多领域、更大区域的突发事件发展，由一国减灾向全球减灾和区域减灾转变，更加强调合作、协调、联动和高效，更加强调运用先进的科技方法与手段。第五，研究的重点由常规突发事件应急管理，逐步转向非常规突发事件应急管理。

2.2　突发事件应急管理模式

2.2.1　基于突发事件演化周期的应急管理过程模式

应急管理的生命周期模式是将应急管理的整个过程分为若干阶段，主要有三阶段、四阶段、五阶段和六阶段模式。

Birch[20]和 Guth[21] 提出了危机前（precrisis）、危机（crises）和危机后（postcrisis）三阶段模式。

美国联邦紧急事务管理局提出了应急管理的减缓（mitigation）、准备（preparation）、反应（response）和恢复（recovery）四阶段模式[22]。Coombs 认为危机管理的四个基本因素为：预防（prevention）、准备（preparation）、绩效（performance）和学习（learn）[23]。Fink 用医学术语形象地对应急管理的阶段划分描述为征兆期、发作期、延续期和痊愈期[24]。

Heath 构建了缩减（reduction）、预备（readiness）、反应（response）、恢复（recovery）和恢复力（resilience）的 5R 模式[25]。Mitroff 将危机管理分为五个阶段：信号侦测（signal detection）、准备或预防（preparation/prevention）、控制损害（containment/damage limitation）、恢复（recovery）、学习（learning）；并提出危机管理的 4 个主要变量：类型（types）、体系（systems）、阶段（phases）和利益相关方（stakeholders）[26-28]。

奥古斯丁将应急管理划分为 6 个阶段：危机的防避、危机管理的预备、危机的确认、危机的控制、危机的解决和危机的获益[29]。

综合国际经验并结合中国自身的特点，《中华人民共和国突发事件应对法》和《国家突发公共事件总体应急预案》将突发事件的发展过程划分为预防与应急准备、监测与预警、应急处置与救援、事后恢复与重建四个阶段（表 2.1）。

表 2.1　突发事件的阶段划分

分期	发生阶段	主要任务	机制设置	内容
酝酿期	事前	预防与应急准备	防范事件的发生	应急预案体系； 城乡规划符合预防与应急管理的需要； 预防并防范潜在隐患； 完善应急培训、演练、教育体系； 确保应急的人员、物资、经费保障； 建立巨灾风险保险体系； 人才培养与科学开发等
爆发期	事发	监测与预警	及时控制事件并防止其蔓延	突发事件信息系统； 突发事件信息收集、报告、评估制度； 监测制度； 预警制度； 社会安全事件信息报告制度等
缓解期	事中	应急处置与救援	最大限度地降低事件带来的损失	应急处置机制； 各类事件应急处置措施； 应急协作机制； 信息发布； 禁止编造、传播虚假信息； 群众性基层自治组织应急职责； 有关单位的应急职责； 公民应当履行的义务等
善后期	事后	事后恢复与重建	尽快恢复正常秩序并从灾难中学习	损失评估和组织恢复重建； 支援恢复重建； 善后工作； 调查、应急处置工作总结等

2.2.2　中国"一案三制"的拳头模式

　　闪淳昌和薛澜总结了中国"一案三制"的拳头模式[10]。经过长期探索和实践，我国基本建立了以"一案三制"为核心内容的中国特色的应急管理体系，构建了社会管理组织网络，制定了应急管理的基本法律法规，初步形成了"党委领导、政府负责、社会协同、公众参与"的社会管理格局，基本建立了"统一指挥、综合协调、分类管理、分级负责、属地管理为主"的应急体制和"统一指挥、功能齐全、反应灵敏、运转高效"的应急机制。在应对突发事件中我们形成了中国特色的"拳头模式",这就是在党和政府统一领导下,全国人民万众一心,社会各界同舟共济,将多种力量进行整合的一种应急管理模式,如同将五个手指紧握成拳,表现出决策迅速、出手快、出拳重、措施准、工作实、应对有力的鲜明特色。中国特色的"拳头模式",集中反映了中国应急管理体制的本质特点,是中国应急管理体制建设成就的综合体现,是探索中国社会管理模式方面的重要发展和进步。实践证明,中国的社会主义制度为"拳头模式"的形成提供了制度基础,中国的改革开放和经济发展为其提供了经济基础,中华民族的民族精神和社会主义文化为其提供了思想基础。

2.2.3　突发事件综合管理模式

张成福等提出了公共危机管理的全面整合的模式,其主要构成因素包括政治因素(政治承诺、政治领导与政治支持);全危机的管理;发展途径的危机管理;全过程的危机管理;全面风险的危机管理;整合的危机管理;建立在充分资源支持基础上的危机管理;以绩效为基础的危机管理[30]。

史培军等提出了建立中国综合风险管理体系[31],构架综合风险管理的"结构-系统"动力学模式,要从横向综合、纵向综合和时空综合三个角度去进行研究[32]。他们指出,在综合风险管理中,大量涉及社会、文化、历史传统等具有极强的区域性与民族性特征的问题。完全从西方引入的理论和方法显然满足不了我国的需要。为此,必须鼓励我国学者建立综合风险分析与综合风险管理的中国学派。

黄崇福提出了综合风险管理的梯形架构,它从下往上分别由风险意识块、量化分析块和优化决策块构成。"梯形架构是一个社会架构,属社会组织学范畴,支撑其运行的是一系列有机组成的物理结构,量化分析块内的工作质量由相关数学模型的品质来决定"[33]。

夏保成在全面分析国外应急管理的基础上,认为综合应急管理模式的要点如下:一是对各种类型的灾难及其后果实施管理,由此发展成应急管理的全危险方法;二是对所有应急管理的参与者实施统一协调与领导,即应急管理合作关系或综合管理系统;三是按应急管理生命周期实施管理;四是对全国各级政府、各种组织的所有合适的资源实施统一调配使用[34-36]。

2.2.4　全面应急管理模式

武汉理工大学的杨青教授团队[37,38]和宋英华教授团队[39]提出了全面应急管理模式，即突发公共事件的全过程管理、全系统管理、全面应急响应、全手段管理以及全社会管理的"五全"管理模式。

1. 全过程管理

狭义的应急管理仅涵盖应急处置这一个环节，即为了应对突发事件而实施的一系列的计划、组织、指挥、协调、控制的过程。其主要任务是及时有效地处置各种突发事件，最大限度地减少突发事件的不良影响。全面应急管理是广义的应急管理，涵盖突发事件的风险减缓、预案管理、监测预警、应急处置、善后处理、恢复重建、应急管理的评价、反馈与改善等一系列环节，是一种对突发事件的全过程管理。它是在突发事件的爆发前、发生时、消亡后的整个时期内，依照既定的应急预案，通过事前的减免、监测、预警、防范；事中科学及时的决策、指挥、调度和协调，向公众提供紧急救助信息和服务；事后的理赔、恢复重建、评价、反馈与改善等工作，以实现用科学的方法对其加以干预和控制，使其造成的损失降至最小。突发事件的全过程管理体系如图 2.2 所示。

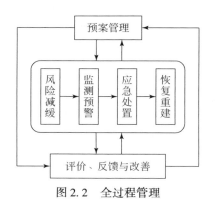

图 2.2　全过程管理

2. 全系统管理

全系统管理是以"统一指挥、分工协作、预防为主、平战结合、及时灵活、科学有效"为原则，建设集指挥调度、处置实施、资源保障、信息管理、辅助决策等子系统于一体的全面应急管理系统（图 2.3）。

（1）指挥调度系统，处于整个体系的核心地位，负责整合整个体系，担当重要的沟通角色，对其他系统行使指挥调度职能，发挥领导和协调作用，是应对突发事件重要的执行力量。

（2）处置实施系统，是具体行动的实施部门，保障指挥调度的迅速和正确

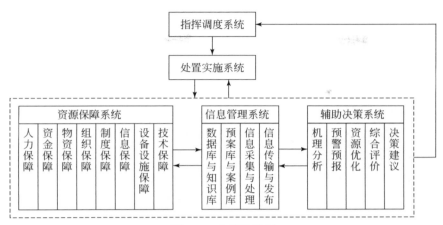

图 2.3　全系统管理

实施。具体作用体现为控制事态、调查研究、制定对策和贯彻实施。

　　资源保障系统，信息管理系统以及辅助决策系统分别从资源、信息和方法三方面为指挥调度系统和处置实施系统提供全方位支持。

　　（3）资源保障系统，可分为人力保障、资金保障、物资保障、组织保障、制度保障、信息保障、设备设施保障、技术保障八方面，其中最关键的是人力资源的保障，其他方面则是应急管理运行体系正常运行的基本前提，也是保证这一体系正常运行所需要的约束机制和激励机制。

　　（4）信息管理系统，包括数据库与知识库、预案库与案例库、信息采集与处理、信息传输与发布等子系统，信息的收集、分析与使用。信息系统的主要功能是收集信息，并对所收集的信息进行分析整理和评估鉴别，分析突发事件对社会大众所造成的影响，负责传递信息给公众、媒体和利益相关人，并能提供改善应急管理的建议。

　　在突发事件生命周期的不同阶段，信息管理系统的任务是有区别的。在突发事件发生之前，信息管理系统要建立与之有关的数据库、预案库与案例库，同时注意对有关风险源和风险征兆等信息进行收集，对收集到的信息进行分析处理，然后按照风险预警的方法和程序，对是否发出警报做出决策。在突发事件发生之时，信息管理系统要收集关于突发事件具体情况的信息，包括其产生的过程、爆发的原因、造成的后果等，在此基础上，进行分类加工处理，通过查找数据库和案例库，找出解决问题的备选方案，以供指挥调度系统参考。在突发事件发生之后，信息管理系统的主要功能是信息传输与发布。在与媒体和社会大众进行信息沟通时，要慎重、准确地回答突发事件各方面的情况，说明所采取的应对措施，尊重媒体和社会大众的知情权。

（5）辅助决策系统，由统计分析、事件分析和现场图形等模块构成的管理信息系统，为各级应急指挥领导机构提供决策支持。一个较为完善的辅助决策系统包括：突发事件的机理分析、预警预报、资源优化、综合评价、决策建议等环节。

3. 全面应急响应

突发事件全面应急响应包括对突发事件的分类分级管理和应急联动管理，对特别重大突发事件的国际间协调和全球合作管理。

根据突发事件的发生过程、性质和机理，突发事件主要分为自然灾害（A）、事故灾难（B）、公共卫生事件（C）和社会安全事件（D）等四类。按照各类突发事件的性质、严重程度、可控性和影响范围等因素，突发事件可分为四级，即Ⅰ级（特别重大）、Ⅱ级（重大）、Ⅲ级（较大）和Ⅳ级（一般）。

在对突发事件进行分类分级的同时，要对应急预案、应急处置机构进行分类分级，使之相互对应、相互匹配，建立重大突发事件的直接响应模式和快速垂直联动指挥机制。全面应急响应要求打破原有多个应急指挥中心条块分割、各自为政的传统管理方式，切实开展突发事件应急联动管理，即综合各种应急资源，统一指挥、联合行动，为社会公众提供相应的紧急救援服务，为国家公共安全提供强有力的保障。

随着全球化趋势的加快，近年来世界范围频发的重大突发事件及其影响已引起国际社会的高度关注，突发公共事件的应急管理也逐渐走向国际化。实际上很多突发公共事件的发生都有其国际背景，所以在对危机的处理上，尽管世界各国存在着地域上或意识形态上的差异，但反应是相似的。在应对突发事件问题上我们应致力于寻求全球合作管理，尤其要借助于联合国及其有关专门机构（如联合国开发计划署（UNDP）、联合国国际减灾战略（UNISDR）、联合国人道事务协调办公室（UNOCHA）、联合国难民事务各级委员会、联合国亚太经社理事会（UNESCAP）、世界气象组织（WMO）、世界粮食计划署、联合国儿童基金会和世界卫生组织（WHO）等），红十字会与红新月会国际联合会等全球非营利性组织等相关领域国际组织的力量，以形成最有效的管理。

突发事件的全面应急响应模式如图2.4所示。

4. 全手段管理

突发事件的全手段管理要求综合应用行政手段、法律手段、经济手段和技术手段进行突发事件的管理。全手段管理强调各种手段齐抓共管，尤其是发挥经济杠杆在全过程应急管理中对各方经济利益的调节、约束、补偿等功能，以及高新

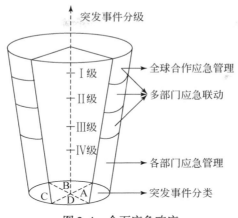

图 2.4　全面应急响应

技术在全系统应急管理中的技术支撑作用，达到标本兼治的效果。

　　对突发事件实施行政手段管理有其必然性和优越性。紧急状态可能导致正常秩序的丧失甚至危及生存，政府因为自身职责和功能所在，被赋予超越正常状态的权力，目的是消除危机，快速恢复正常秩序，具有理论和实践上的正当性。且相对于其他主体而言，行政管理本身所固有的特殊性质决定了政府采取行政手段具有应急管理的比较优势。但为了防止行政恣意和滥用权力，行政紧急权力的行使必须符合现实性、专属性、程序性、适当性的要求，并要从法律层面上对紧急状态及紧急状态时期政府行使的紧急权力给予明确限定。

　　通过法律手段来规范政府对于突发事件的应急管理行为，在政府权力行使与公民权利保护之间寻求平衡点是十分必要的，尤其对于在向法治国家迈进的中国更显得重要。建立突发事件应急管理的法律保障是依法治国的基本要求，是社会经济可持续发展的重要保证，是构建社会主义和谐社会的必备前提。目前我国的应急管理部门较为分散，职能重叠，政府在处理不同种类突发事件时所凭借的法律依据有所差异，政府能采取的应急措施也不尽一致，特别是这种分散的应急管理机制不可能应付灾害并发的问题。因此，需要整合自然灾害、事故灾难、公共卫生以及部分社会安全类事件的有关部门的应急管理权责，归于统一的应急管理常设机构行使。要贯彻法治原则，保障政府在紧急状态时期也能够贯彻依法行政原则，保障公民的权利不受非法侵犯。

　　利用经济手段或市场手段治理社会是市场经济条件下最重要的社会治理手段之一。在突发事件应急管理领域，经济手段的运用同样不容忽视，它在与行政手段、法律手段、技术手段相配合作用于应急管理的过程中，发挥着自身不可替代的作用。尤其对于金融危机等经济安全事件、群体性突发事件等社会安全事件，安全生产事故等事故灾害的管理中，综合运用保险、财政、税收、信贷等经济手段促成应急管理目标的实现不仅是可能的，而且是必不可少的。当前我国在应急管理领域的经济调控工作中，应着重突出责任保险在突发事件日常管理中的地位作用，加紧建立健全责任保险制度，借助相关金融保险机构、社会中介组织等力量，有效防范、规避和转移风险。

在全球经济一体化和信息多元化的社会，坚实的技术平台和通畅的信息送达渠道对于有效的应急管理是必不可少的。受传统的更多地依靠"人海战术"而忽视技术支撑的应急应对模式的影响，我国当前的应急管理体系在现代科学技术的运用、信息披露制度以及应急资源保障系统建设等多个环节都不同程度地存在问题。首先，要建立和完善政府的政府信息公开机制，建立多元的信息系统，确保多元信息过程的常规运作。政府应当建立统一的政府门户网站和制定统一的《政府信息法》，用法制化手段引导信息传播，从而积极有效地做好与民众的公共沟通。其次，在应急管理的技术支撑和应急资源保障方面，要把分散于不同地区和单位的应急资源有机整合起来，形成分工明确、优势互补、协同配合的资源保障体系和应急信息的综合服务平台，并适时提高装备科技含量，加快紧急救援队伍建设。最后，要发挥有关科研机构、高等院校和专家队伍的作用，建立应急科技支撑体系。加强国际合作与交流，注意借鉴国际应急领域的研究成果，积极组织开展应急关键技术的研究和科技攻关，包括典型灾难事故的产生机理和防范技术研究，先进适用的应急救援技术和装备的开发等。依靠科技进步，提高对重大突发事件的预警、监测和快速反应能力，促进我国应急管理工作水平的提高。

突发事件的全手段应急管理模式如图 2.5 所示。

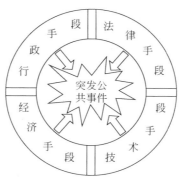

图 2.5 全手段应急管理模式

5. 全社会管理

事实上，突发事件应急管理不仅是政府部门的事情，而且是一个涵盖了政府部门、非政府公共部门、企业等私人部门，乃至社会公众的分工明确、信息传导快速准确，遇突发事件能够快速启动的"全社会应急管理体系"。它要求进一步深化相关法制建设，建立全员参与、群防群治机制，加大宣传力度，充分依靠群众，实施全员培训，强化应急演练，动员社会各方面力量积极有序地参与突发公共事件应对工作，提高社会应急能力。利用社会资源和智力，大力培养应急管理专业人才，组建全面应急响应的职业队伍和志愿者团体，尽快适应当前社会应急管理与服务的需要。

由于全面应急管理需要资金和各种资源，因此，政府必须联合各非政府公共部门、私人部门，充分利用它们的资金、资源及技术，利用它们比较完善的组织网络和较强的动员能力，更好地、更有效地进行应急管理。非政府组织可以有效充当社会控制中介，在政府部门与社会公众之间起到一定的缓冲作用。非政府组织在应急管理系统中提供的合作主要体现在给予实时救助、提供技术支持、提供资金资助和商业援助、开展研究和提出建议等方面。

同时还要设法实现灾难自救，动员全民参与到应急管理工作中来。如果突发事件性质较为严重，影响范围较广，而职业救援人员因人数过少或相距甚远而无法及时提供援助时，又或受灾地区条件恶劣，致使政府部门及救灾物资、人员等无法及时抵达时，受灾地区和公众必须设法进行自救。

在致力于建立全面应急管理模式的同时，须建立起专门的监察机构定期进行全面应急管理综合能力评价，以及时发现可能存在的问题和不足，不断提高政府保障公共安全和处置突发事件的能力。

2.2.5　公共安全体系的"三角形"模式

清华大学公共安全研究院范维澄院士提出了公共安全体系的"三角形"模式[40, 41]。公共安全学科是理科、工科、文科、管理交叉融合的综合性学科，公共安全科技的使命是减低突发事件对人类社会的影响，保障人类社会与自然环境的和谐发展。公共安全体系的框架可以用一个三角形来表征（图2.6），这个三角形的三个边分别代表突发事件、承灾载体和应急管理。连接三条边的区域统称为灾害要素，分别包括物质、能量和信息。灾害要素本质上是一种客观存在，这些灾害要素超过临界量或遇到一定的触发条件就可能导致突发事件，在未超过临界量或未被触发前并不造成破坏作用。

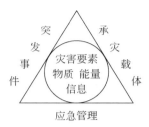

图 2.6　公共安全体系的"三角形"框架[40]

公共安全体系的研究内容贯穿着突发事件、承灾载体和应急管理三条主线，其核心是研究灾害要素的演化行为与规律，即灾害要素如何演化为突发事件，突发事件携带与产生或释放的灾害要素的类型、强度及其随时间和空间变化而产生的变化；灾害要素如何作用于承灾载体，其对承灾载体的破坏模式，及破坏过程所伴生的灾害要素是否会导致新的突发事件（次生事件）发生；如何实施优化的人为干预（应急管理），弱化灾害要素及其可能带来的损害等。

从时间轴来分析，突发事件、承灾载体和应急管理之间存在一一对应关系，如图 2.7 所示[10]。有效的应急管理需要在预防与准备阶段，对突发事件和承灾载体进行风险评估；需要在预警阶段监测承灾载体的异变征兆；需要在突发事件的发生发展过程中采取及时的应急救援与处置措施；需要在应急处置完成后进行承灾载体的恢复与重建。

1. 认识突发事件发生发展过程

突发事件通常表现为物质、能量、信息灾害三要素的灾害性作用，如危险化学品泄漏和大规模传染病（物质作用）、地震（能量作用）、社会恐慌（信息作用）。对突发事件发生发展过程的研究重点在于了解其孕育与发生、发展与突变的演化规律，认识突发事件作用的类型、强度和时空分布特性。研究的结果将能为预防突发事件的发生、阻断突发事件多极突发成灾的过程、减弱突发事件作用提供科学支撑；并能为突发事件的监测监控和预测预警、掌握实施应急处置的正确方法和恰当时机奠定直接的科学基础。

2. 保护承灾载体

承灾载体是突发事件的作用对象，一般包括人、物、系统（即人与物及其功能共同组成的社会经济运行系统）三方面。承灾载体是人类社会与自然环境和谐发展的功能载体，是突发事件应急管理的保护对象。承灾载体在突发事件作用下的破坏表现为本体破坏和功能破坏两种形式。承灾载体的破坏有可能导致其所蕴

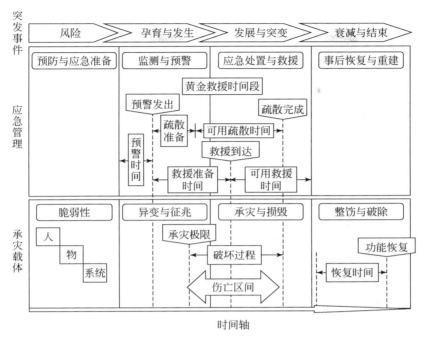

图 2.7　突发事件、应急管理和承灾载体关系图[10]

涵的灾害要素的激活或意外释放，从而导致次生灾害和衍生灾害，形成灾害链。虽然大部分情况下突发事件会同时造成承灾载体的本体破坏和功能破坏，但其本体破坏和功能破坏具有不同的机理，对于不同类型的承灾载体，研究关注的重点不同。

通过对承灾载体的研究可以确定应急管理的关键目标，加强防护，从而实现有效预防和减灾。研究承灾载体的受损机理与脆弱性等，从而在事前采取适当的防范措施，在事中采取适当的救援措施，在事后实施合理的恢复重建；研究承灾载体在突发事件中的承受能力与极限、受损形式和程度，从而实现对突发事件作用后果的科学预测和预警；研究承灾载体摧毁与社会、自然系统的耦合作用，承灾载体蕴涵的灾害要素在突发事件下被激活或触发的规律，从而实现对突发事件的预测预警，采取适当的方法阻断突发事件的发生发展。

3. 优化应急管理

应急管理是个复杂的、开放的系统工程，具有多主体、多因素、多尺度、多变性的特征，包含着丰富而深刻的科学问题，从事件信息的收集反馈，到事件评估、决策制定、资源调度以及灾后恢复，事件跨度长，资源覆盖广，决策难度高。应针对以上特点，致力于优化管理工具，从而实现应急管理的目标。

从研究类型看，应急管理科学与工程的研究工作覆盖了从应急管理体系、政策法规研究，到新的监测、分析、预测、评估、仿真、优化、决策的理论与方法研究，再到防灾减灾工程研究、信息技术在应急管理中的应用研究以及应急系统设计与平台开发的应用研究。总的来说可以分为四类：组织与政策类研究、基础理论与方法论研究、技术与工具类研究以及集成应急平台研究。

2.2.6　危机转化管理新模式

我们认为，危机管理体系是一个在信息模糊、信息不确定和信息不对称的情况下进行即时决策的复杂系统，在"全球风险社会"的新背景下，如何化危为机、进行危机转化是一个亟待解决的重要课题。为此，我们提出危机管理新思路，打造危机管理升级版，构建危机转化管理新模式，如图2.8所示。

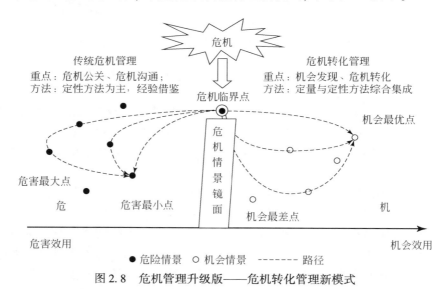

图2.8　危机管理升级版——危机转化管理新模式

危机转化管理新模式有如下三个要点。

1. 危机转化的情景构建

危机转化情景空间的总体构思，传统的危机管理主要是寻求达到危害最小点的策略与路径。危机转化管理新模式则追求在危机中发掘机会，寻找机会最优点，探索危机转化的最佳路径。

危机转化的"名誉–利益"空间及其知识表达。危机（危害与机会）的效用量化是构建危机转化情景的基础。构建危机转化的名誉（公信、信任、信心等）和利益（收益、损失、存亡等）的"名誉–利益"二维基本情景空间，研究"名誉–利益"量化的指标体系，深化"名誉–利益"量化的知识表达。

危机转化的情景演化。"名誉–利益"二维基本空间（情景截面）随着时间的变化过程形成了危机转化的时空情景演化。危机转化管理是主动寻求机会，并且在发现机会的过程中降低风险。成功的危机转化将使"名誉–利益"效用最大化。要研究成功进行危机转化的机理，须探寻危机转化的情景演化规律。

2. 危机转化的机会发掘和路径优化

主要有三种基本方法，即基于案例推理、贝叶斯网络及多智能体的机会发掘和路径优化方法。

（1）基于案例推理的机会发掘和路径优化。机会发掘和路径优化常常要面临危机信息的缺失、信息的不确定性和多种约束条件。随着计算机技术、信息化技术以及人工智能方法的发展，案例推理可以帮助我们发掘出常规危机中的机会和路径。要研究危机转化管理案例库的构建和更新、案例的知识表达、案例检索、机会和路径方案发现、机会和路径方案挖掘、危机转化的关键要素和控制策略等原理和方法。

（2）基于贝叶斯网络的机会发掘和路径优化。运用贝叶斯网络不确定知识表示的机理，输入危机的相关不确定信息，通过概率推理挖掘出机会和路径方案。要研究危机转化贝叶斯网络的构建、网络参数学习优化算法、机会和路径挖掘优化模型、危机转化的关键要素和控制策略等。

（3）基于多智能体的机会发掘和路径优化。机会往往与前提条件和环境密切相关，主动改造环境和条件，有利于创造更好的机会。要构建危机转化的相关利益主体多 Agent、环境条件多 Agent、主体与环境交互规则、输出机会和路径多Agent，通过计算实验，挖掘在条件变化情况下的最优机会和路径以及危机转化的关键要素和控制策略。

3. 危机转化效果评价——危机转化度

危机转化度是危机转化效果的衡量尺度。提高危机转化度不仅是危机转化管理的目标，也是最优转化方案的衡量标准。我们定义：危机转化度是在信息模糊、信息不确定和信息不对称的情况下进行即时决策的危机管理复杂系统中，在正确的时间采取正确的危机转化方案所获得的预期结果。危机转化度的研究内容主要包括：①危机转化度评价指标体系。在危机转化的时机之窗剖析、"名誉–

利益"量化的知识表达、危机转化方案的脆弱性分析的基础上，建立危机转化度的多目标指标体系。②危机转化度指标权重。在主观赋权、客观赋权以及结合赋权模型研究的基础上，确定危机转化度指标的权重。③危机转化的概率。确定各种危机转化方案进行成功转化的可能性。④危机转化度综合评价模型。综合集成多目标模糊决策和概率方法，构建危机转化度综合评价的期望值模型、均方差模型以及达到某种目标的概率模型等。

2.2.7　巨灾防御与应急决策综合集成模式

巨灾是地理系统、气象系统、生态系统和社会经济系统等多个复杂系统，在多层次、多因素、多环节上，相互关联、相互作用、相互制约而表现出的整体行为，具有复杂性、不确定性和不可预测性。巨灾防御与应急决策，需要理解和把握相关开放巨系统的复杂性机理，在灾害学、地理学、气象学、计算机和社会学等多学科融合与交叉的基础上，寻求对巨灾的干预效果能够达到期望值的应急机制。这是复杂的系统工程，既关系到灾害产生和存在的自然/社会系统，也关系到模拟自然/社会系统的人工系统，而复杂系统的极大多样性和解决问题的困难性，需要综合多学科多领域的研究成果，亟需采用新的方法和方法论。

由于我国抗御巨灾的能力还很不充足，因此迫切需要采取有效措施，尽快加强我国对巨灾的防御和应急能力建设，为此，需要对各类巨灾的蕴发机理和致灾规律进行综合性研究，对国家巨灾防御的战略和政策进行整体性研究。在这样的背景下，戴汝为等提出了巨灾防御与应急决策综合集成模式[42]。

巨灾防御与应急决策仿真系统的总体框架如图2.9所示，该框架自下向上可划分为基础设施、硬件、平台、系统、应用5个层次。

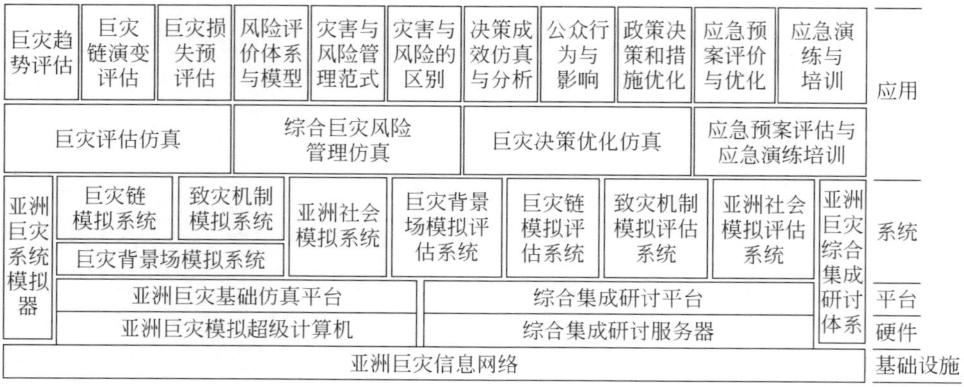

巨灾趋势评估	巨灾链演变评估	巨灾损失预评估	风险评价体系与模型	灾害与风险管理范式	灾害与风险的区别	决策成效仿真与分析	公众行为与影响	政策决策和措施优化	应急预案评价与优化	应急演练与培训	应用
巨灾评估仿真			综合巨灾风险管理仿真			巨灾决策优化仿真			应急预案评估与应急演练培训		
亚洲巨灾系统模拟器	巨灾链模拟系统	致灾机制模拟系统	亚洲社会模拟系统	巨灾背景场模拟评估系统	巨灾链模拟评估系统	致灾机制模拟评估系统	亚洲社会模拟评估系统	亚洲巨灾综合集成研讨体系	系统
	巨灾背景场模拟系统								
	亚洲巨灾基础仿真平台				综合集成研讨平台				平台
	亚洲巨灾模拟超级计算机				综合集成研讨服务器				硬件
亚洲巨灾信息网络											基础设施

图 2.9　巨灾防御与应急决策综合集成模式的总体框架[42]

首先，系统依托亚洲区域巨灾研究中心所建设的亚洲巨灾信息网络，在亚洲巨灾模拟超级计算机和综合集成研讨服务器的硬件设施之上，形成亚洲巨灾基础仿真和综合集成研讨两个平台，为上层的系统提供基础仿真、研讨和运行环境。然后，在亚洲巨灾基础仿真平台之上，构建亚洲巨灾系统模拟器，包括巨灾背景场模拟系统、巨灾链模拟系统和致灾机制模拟系统以及亚洲社会模拟系统，形成完整的亚洲巨灾模拟系统。

为支持亚洲巨灾模拟器的构建，为其提供理论、方法、技术支持和模拟效果评估工具，需要在综合集成研讨平台之上构建巨灾背景场模拟评估系统、巨灾链模拟评估系统、致灾机制模拟评估系统和亚洲社会模拟评估系统，采用综合集成研讨的方法，汇集相关各方面的理论、数据、案例、知识，结合灾害专家的经验、智慧，解决仿真过程中出现的各种复杂问题，形成亚洲巨灾模拟器的设计、调整与优化方案，不断提高仿真的准确性和可靠性。

地球模拟器与综合集成研讨系统互相融合，形成各种巨灾应用研究的系统基础。在此基础之上，针对"综合巨灾风险管理"、"巨灾评估"、"巨灾决策优化仿真"、"应急预案评价与应急培训演练"等 4 类应用需求，构建综合巨灾风险管理仿真系统、巨灾评估仿真系统、巨灾决策优化仿真系统、应急预案评价与应急培训演练系统等 4 类应用系统，直接为巨灾防御和应急决策服务。

2.2.8　非常规突发事件应急管理的 ACP 模式

信息技术和仿真技术的发展以及复杂系统研究水平的提高使得复杂系统建模仿真成为可能，建模与仿真正在逐步成为继科学理论和科学实验以后的第三种认识和改造世界的手段。源于建模与仿真的计算实验具有可控、安全、无破坏性、可多次重复、不受气候条件和空间、时间的限制等特点[43]，在事件不可真实再现、规律性差、破坏性大、情况复杂、对管理人员水平和应变能力要求高的非常规突发事件应急管理领域有着广阔的应用前景。

非常规突发事件往往涉及大量人员的生命安全，带来的社会与经济代价甚巨，其研究无法通过物理实验进行。此外，非常规突发事件还具有不可预测性、多成因关联性、影响广泛性及演变复杂性等内在特点，万维社会媒体的普及使得人为因素在事件中的不确定性影响急剧增强，因而新形势下的应急管理问题变得异常复杂[9]，传统的建模与仿真方法难以满足非常规突发事件在应急演练、应急预案评估和应急管理控制等方面的内在要求。综合利用管理科学、信息科学、心理科学等多学科的最新研究成果，以及复杂系统研究的新理论、新方法和新技术，发展以社会计算实验为核心的平行应急系统对于增强大规模应急管理能力，提高应对速度，增强应急指挥人员心理素质和应急决策能力，已成为应急管理研究的迫切需求[44]。

目前，已建成了一批应用于应急管理的软件系统，它们主要面向紧急事务日常管理、应急资源优化调配、应急机构优化选址、灾害风险评估等传统应急管理问题，无法适应万维社会媒体时代赋予非常规突发事件的社会化倾向的新挑战[45, 46]。为了应对这些挑战，需要新的思路和建模与仿真新技术的综合运用。中国科学院自动化研究所的王飞跃教授和中国人民解放军国防科学技术大学邱晓刚教授的团队提出了非常规突发事件应急管理的人工社会（artificial societies）—计算实验（computational experiments）—平行执行（parallel execution）相结合的 ACP 模式[47-50]，如图 2.10 所示。其思想是利用人工社会来构建非常规突发事件情景，利用计算实验来进行应急心理培训与应急分析，同时利用平行执行与平行仿真来评估应急响应措施，为应急响应措施的动态优化提供技术方案。

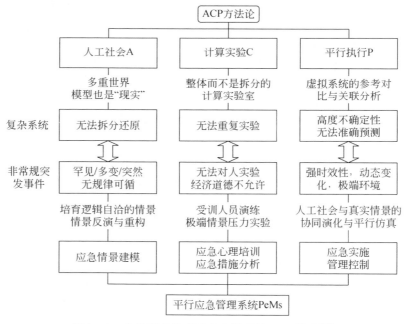

图 2.10 非常规突发事件应急管理的 ACP 模式[50]

1. 非常规突发事件的人工社会

非常规突发事件的影响要素众多，事件中的人群对象庞大且行为复杂多变，这使得单纯的数学方法很难对事件中的庞大人群进行整体建模，为此，需要采用情景建模的方式来整体研究突发事件中动态变化的人群，在一个标准化、开放式的计算环境下，基于人群复杂行为的各类模型库、知识库、方法库和集成场景库，构建与真实的非常规突发事件相对应的计算机化的人工社会。

2. 非常规突发事件的计算实验

由于非常规突发事件的罕见性、非规律性及人为因素的巨大作用，非常规突发事件研究中无法采用重复实验的科学方法。利用计算机智能体来代替现实中的人，构建人工社会，形成以人为中心的非常规突发事件的计算实验场，则突破了无法通过重复实验获取知识与经验的局限。要在映射复杂人群活动的非常规突发事件的人工社会实验场中，研究和设计与自然科学中重复实验方法和工具相类似的理论、方法和标准操作工具，即计算实验问题，主要包括人工社会初始化、驱动人工社会实验的动力学引擎及对实验过程和结果进行标定、计量、统计、分析、回溯、恢复、重置和假定。

3. 非常规突发事件的平行执行

现代科学技术条件下，尤其是随着互联网、移动网络以及物联网的发展，完全可以实现对非常规突发事件的全过程动态监测，实现事件相关信息的自动收集、结构化处理与人工社会的无缝集成，使人工社会与真实的事件演化处于并行运行状态；然后，利用计算机对人工社会的时间调节功能，使人工社会具有"透视"未来的作用，掌握和预测非常规突发事件的动态演化的全部过程，实现应急响应的动态优化。如何实现真实事件系统与人工社会系统的实时数据收集、语义聚融与信息同化，使两个系统始终处于并行状态，进而实现人工社会的时间调节、基于涌现结果的分析方法与决策支持技术。

2.3　非常规突发事件识别和预控

2.3.1　非常规突发事件预警管理体系及识别和预控

非常规突发事件的预警管理体系，是政府及各类组织对非常规突发事件的诱因进行监测、诊断、预控和评价的一种制度及组织和方法的综合集成体系。从系统控制论角度来看，建立非常规突发事件预警管理系统的方法，就是在社会管理系统中，构建一种对非常规突发事件具有免疫能力并能防范和矫正各类非常规突发事件的"自组织"机制，以此来达到社会稳定发展的目标[51]。预警管理体系的构建可以树立非常规突发事件主动防御的积极观念，亦即无论社会运行状况良好与否，都要及早准备、及早预测、有效预控、全面应对、及时总结，尽量减轻各种非常规突发事件对社会造成的负面影响。唯其如此，才有可能防患于未然，将非常规突发事件的危害性降至最低。一个健全有效的非常规突发事件的预警管理体系通常包括监测、识别、诊断、预控和评价等五方面，如图 2.11 所示。

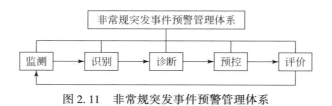

图 2.11   非常规突发事件预警管理体系

1. 监测

监测是预警管理活动的前提。监测是指以社会环境中较为重要且具有可观测性的致灾因子为对象开展的监测活动，具体做法是利用预先设定的科学合理的指标体系，对被监测的信息档案进行标准化的处理。

监测活动主要集中于信息管理。由于突发事件信息不对称和不完全，信息量的增加往往也意味着风险的减少，加强信息管理是进行风险监控的必要条件。在监测系统中，储存与突发事件监测预警有关的技术、社会、经济和环境等各方面的信息，并具备信息分类、整理、统计和辨识功能，并且随着时间推移，信息将不断更新。

2. 识别

识别是整个预警系统中的最为关键环节。识别是对观测所得到的信息进行分析，辨别可能导致非常规突发事件的主要致灾因子。

依据特定的科学方法，经过严密论证选择出来的一系列敏感因素，确定突发事件风险监测预警的指标，通过判断是否超过指标阈值识别是否存在风险。识别的关键是指标体系的设计，随着人们对相关风险的认识和预警研究的深化，对于已经建成的指标体系也要与时俱进，不断修正完善，包括指标的数量、内容及其权重，必要时甚至会对指标体系的框架结构进行调整。

3. 诊断

诊断是对已经被识别的致灾因子，进行综合分析，以明确哪个（或哪些）

致灾因子是主要的危险源，并对致灾因子的成因和发展趋势进行深入分析。

关于诊断体系，基本分为计算机辅助和人工处理两个相辅相成的子体系，共同组成"人-机"协同诊断体系。

突发事件的风险识别必须依靠具体数据和充实的信息才能发挥作用，复杂海量的信息必须依托于计算机的数据处理，才能转变为应急决策的有效信息。

然而，计算机不能完全代替人脑的工作，尤其对于指标警限的设定和随机出现的各种警情的判定，都需要各方面的专家进行分析。专家库与联动协商机制是"人-机"智能化互动的主要组成部分，充分利用专家的主观判断，通过信息沟通和反馈，对事件的发展态势、风险不确定程度、事件后果以及可接受损失水平的底线等做出预测。

4. 预控

预控是根据诊断分析的结果，对非常规突发事件诱因的早期征兆进行及时矫正，预防和控制突发事件的产生和演化。

预控是一种事前处理手段，根据突发事件的预控方法和应急管理的原则，确立预控目标和路径，采取有效措施力争把即将发生的危害控制在最低程度。

预控也是决策手段，在多维不确定的情况下，需要设定相应的决策目标，采取快速适时的决策方法，形成有效的决策方案，并有力地实施方案，达到预控的总体目标。预控的目标主要集中于两个方面：降低风险发生的概率和减少风险造成的损失。

5. 评价

评价是指对预警前期各阶段的管理活动进行检查，判断各环节是否有效，并找出存在的问题及相应的原因对策，以便完善整个预警管理体系。由于预控是事前过程，预控措施的基础是预测，存在大量的不确定性，所以在预控模式下的突发事件应急管理评价是一种不确定性情况下的评价。

当前，可沿用全面应急管理综合能力评价对预警体系进行评价。美国联邦紧急事务管理局的"应急准备能力评估报告"[52]对国家层次上的灾害准备能力做出了详细的评价，包括对 13 个紧急事务管理职能的评价，这 13 项分别是法律、危险识别和评估、风险管理、物资管理、计划、指挥控制协调、通信和预警、行动程序、后勤装备、训练、演习、公众教育信息、资金管理。

这五个环节前后衔接，环环紧扣，每一环节都为下一环节提供依据，而且评价的结果将会充实和改善下一轮的监测活动，从而使得整个预警管理活动形成一个循环。在这个预警管理体系中，识别是预警管理的基础，预控是应急管理和风险控制的有效手段，识别和预控是预警管理体系的两个关键环节。

2.3.2　非常规突发事件的识别和预控从"预测–应对"模式到"情景–应对"模式

由于人类对非常规突发事件的演化规律了解很不充分，对于将出现什么类型的事件、出现的可能性及事件的危害程度等缺乏足够的认知，从而难以进行事先预防。通常非常规突发事件爆发前极少出现明显征兆，却会对社会产生巨大影响，造成巨大财产损失与大规模人员伤亡，往往既无相似的应急案例可参考，又无既定预案可参照执行，故非常规突发事件是"无章可循"的，其研究处于一种"无真可仿"的局面。而由于非常规突发事件的孕灾环境复杂多变，其应对目标多元化且需要强效联动机制，传统的"预测–应对"型应急管理模式难以满足其建模、分析、管理和决策等方面的需求，迫切需要形成新的应急管理思想。

非常规突发事件应急管理问题呈现明显的多学科交叉融合的特点。应急决策研究，信息的获取、传播、分析处理和知识发现，应急决策及其执行过程中产生的行为偏差和非理性问题等，无不涉及决策科学、信息科学、心理科学等多个学科的研究领域，同时这些问题具有特殊的研究边界条件：极端的环境条件、有限的时间和资源、匮乏或过剩的信息、巨大的心理压力、相互冲突的目标利益、处于复杂变化中的系统结构、显著的社会经济文化特征等。

在非常规突发事件应急管理问题上，传统的"预测–应对"模式失去了作用，新的"情景–应对"模式应运而生。非常规突发事件具有"情景依赖"性，构建"情景–应对"模式在学术领域已被广泛认同[53]。非常规突发事件应急管理的研究正逐步转变为基于建模与计算的"情景–应对"方法。

对突发事件信息处理与演化规律的建模是当前应急管理的研究重点之一[54]，相关风险识别及其预控是应急管理的核心问题之一[9,55]。建立"情景–应对"型非常规突发事件风险识别与评估模型，有利于理解风险性质和确定风险等级，加强突发事件风险分析工作，充实完善突发事件的监测、预警与应急辅助决策的方法和手段，提高政府应急管理的科学化水平。

突发事件情景构造实质上是风险识别和风险分析过程，情景重构与规划是风险识别与评估的基础[56]。当前，"情景–应对"型非常规突发事件模型的研究主要围绕情景构建与演化而开展，主要分为信息处理、演化规则与模拟仿真三个方面。情景构建的信息处理模型主要包括数据集成技术[57]、元模型[58]、知识元模型[59]等。情景构建与演化规则主要包括 BN（Bayesian Networks，贝叶斯网络）[60]、GERTS（Graphical Evaluation Review Technique，图形评审技术）[61]、神经网络[62]、超网络[63]等复杂网络模型，演化博弈[64]等博弈模型，模糊规则推演[65]、案例推理[66]等推理技术。情景模拟仿真主要包括 MAS（Multi-Agent Simalation，多智能体仿真)[67]、CA（Cellular Automaton，元胞自动机)[68]、SD（System Dynamics，系统动力学)[69]等。这些方法体系之间也存在融合，体现了多学科融合的特点。然而，由于突发事件信息存在多源异构且海量分散的特点，情景构建与风险识别多应用于具体领域或事件，如电力、城市交通、地震等，难以构建普适模型与范式。

2.3.3　基于免疫学的非常规突发事件识别和预控设想

管理科学、生命科学、信息科学、计算机科学等多学科综合集成是非常规突发事件应急管理的研究趋势和方向[54]。非常规突发事件应急管理系统可视为一个开放的复杂巨系统，具有多主体、多因素、多尺度、多变性的特征，是一个包含着丰富而深刻的复杂性科学的问题[9]。受生物免疫系统启发，人工免疫系统模拟生物免疫系统功能和原理，它结合了分类器、遗传算法和机器学习等系统的一些优点，具有提供新颖的解决危机问题方法的潜力[70, 71]。人类免疫系统经过生物进化被证明是有效的、适应性良好的防御系统[72]，也是一种大规模平行自适应信息处理的系统[73]。就生物机理而言，自然免疫系统与非常规突发事件应急管理所面临的问题极为相似，自然免疫系统在人体内防御异物入侵的过程，就是一个不断识别风险和处理风险的过程[68]。但是当前以免疫系统作为参考体系的突发事件应急管理研究鲜见。

可以从生物免疫学的全新角度，将复杂系统理论、管理科学、生命科学和信息科学等多学科进行交叉、渗透和融合，依托仿真模型和工具，构建出能模拟非常规突发事件发展进程的演化模型、风险识别模型、预防模型和控制模型等，通过改变模型参数，观察非常规突发事件形成的内在机理，形成后的发展特征，以及如何通过某种有效的机制识别这种特征，并采取各种有力措施控制非常规突发事件的形成和演化，减轻非常规突发事件的危害程度。

参 考 文 献

[1] Emergency Management Institute. Independent study IS230. Principles of Emergency Management. March, 2003

[2] 美国宾夕法尼亚州紧急事务管理局. 应急管理协调人员手册. 赵勇，苗崇刚，侯建盛译. 北京：地震出版社，2007，134

[3] Emergency Management Australia. Emergency risk management. Commonwealth of Australia,

2004：1-2

[4] Mitchell J K. Natural hazard predictions and responses in very large cities. Springer Netherlands：Prediction and Perception of Natural Hazards，1993：29-37

[5] Blanchard B W，Canton L G，Cwiak C L. Principles of emergency management. http：//training. fema. gov/EMIWeb/edu/emprinciples，2007-5-8

[6] 计雷，池宏，陈安，等. 突发事件应急管理. 北京：高等教育出版社，2006

[7] 张成福. 公共危机管理全面整合的模式与中国的战略选择. 中国行政管理，2003，19（7）：6-11

[8] 肖鹏军. 公共危机管理导论. 北京：中国人民大学出版社，2006

[9] 范维澄. 国家突发公共事件应急管理中科学问题的思考和建议. 中国科学基金，2007，21（2）：71-76

[10] 闪淳昌，薛澜. 应急管理概论——理论与实践. 北京：高等教育出版社，2012

[11] Schmeidl S，Jenkins J C. The early warning of humanitarian disasters：problems in building an early warning system. International Migration Review，1998，32（2）：471-486

[12] Wilhite D A. Drought preparedness and response in the context of Sub-Saharan Africa. Journal of Contingencies & Crisis Management，2000，8（2）：81-92

[13] Tolentino Jr，Amado S. The challenges of tsunami disaster response planning and management. International Review for Environmental Strategies，2007，7（1）：147-154

[14] Grasso V F，Beck J L，Manfredi G. Automated decision procedure for earthquake early warning. Engineering Structures，2007，29（12）：3455-3463

[15] Davis I，Izadkhah Y O. Tsunami early warning system（EWS）and its integration within the chain of seismic safety. Disaster Prevention & Management，2008，17（2）：281-291

[16] Upasna S，Anand P，Parthasarathy D. Assessing adaptive capacity to tropical cyclones in the East coast of India：a pilot study of public response to cyclone warning information. Climatic Change，2009，94（2）：189-209

[17] 佘廉，马颖，王超. 我国政府重大突发事件预警管理的现状和完善研究. 管理评论，2005，17（11）：35-40

[18] 季学伟，翁文国，倪顺江，等. 突发公共事件预警分级模型. 清华大学学报（自然科学版），2008，48（8）：1252-1255

[19] 薛澜，周玲，朱琴. 风险治理：完善与提升国家公共安全管理的基石. 江苏社会科学，2008，29（6）：7-11

[20] Birch J. New factors in crisis planning and response. Public Relations Quarterly，1994，39（1）：31-34

[21] Guth D W. Organizational crisis experience and public relations roles. Public Relations Review，1995，21（2）：123-136

[22] McLoughlin D. A framework for integrated emergency management. Public Administration Review，1985，45（1）：165-172

［23］ Coombs W T. Ongoing crisis communication-planning，managing，and responding. New York：Sage Publication，Inc，1999

［24］ Fink S. Crisis management：planning for the invisible. New York：American Management Association，1986

［25］ Heath R. Dealing with the complete crisis：the crisis management shell structure. Safety Science，1998，30（1~2）：139-150

［26］ Mitroff I I. Crisis management and environmentalism：a natural conflict. California Management Review，1994，36（2）：101-113

［27］ Mitroff I I，Harrington L K，Gai E. Thinking about the unthinkable. Across the Board，1996，33（8）：44-48

［28］ Mitroff I I，Pearson C M，Harrington L K. The essential guide to managing corporate crises. New York：Oxford University Press，1996

［29］ 诺曼·R·奥克斯丁等. 危机管理. 北京：中国人民大学出版社，哈佛商学院出版社，2001

［30］ 张成福，唐钧，谢一帆. 公共危机管理理论与实务. 北京：中国人民大学出版社，2009

［31］ 史培军，黄崇福，叶涛，等. 建立中国综合风险管理体系. 中国减灾，2005，15（1）：37-39

［32］ 史培军. 四论灾害系统研究的理论与实践. 自然灾害学报，2008，17（6）：1-7

［33］ 黄崇福. 综合风险管理的梯形架构. 自然灾害学报，2005，14（6）：8-14

［34］ 夏保成. 西方公共安全管理. 北京：化学工业出版社，2006

［35］ 夏保成. 美国公共安全管理导论. 北京：当代中国出版社，2006

［36］ 夏保成. 西方国家公共安全管理概念辨析. 中国安全生产科学技术，2006，2（3）：72-77

［37］ Yang Q，Ma H M. Constructing China's total emergency management model of earthquake disaster. Geert Duysters. Proceedings of 2008 International Conference on Innovation and Management. Wuhan：Wuhan University of Technology Press，2008：3060-3065

［38］ Yang Q，Wang Z. All-round emergency management of public incidents.//Juan E. Guerrero. Proceedings of 2009 IITA International Conference on Services Science，Management and Engineering（SSME2009）. Published by the IEEE Computer Society，2009：522-525

［39］ 宋英华. 突发事件应急管理导论. 北京：中国经济出版社，2009

［40］ 范维澄，刘婧，翁文国. 公共安全科技的"三角形"框架与"4+1"方法学. 科技导报，2009，30（6）：1

［41］ 范维澄. 关于城市公共安全的一点思考. 中国建设信息，2012，18（21）：19-20

［42］ 戴汝为，李耀东，李秋丹. 社会职能与综合集成系统. 北京：人民邮电出版社，2013

［43］ Han S，Qiu X G，Huang K D. DDDAS M&S reference framework based on PADS systems modeling and simulation：theory and applications. Koji Koyamada. Asia Simulation Conference，Tokyo：Springer-Verlag，2006：83-87

［44］ 王飞跃. 平行应急管理系统 PeMS 的体系框架及其应用研究. 中国应急管理，2007，

1 (12): 22-28

[45] 王飞跃. 万维社会媒体在防灾应急中的作用. 科技导报, 2008, 26 (10): 30-31

[46] 王飞跃, 曾大军, 曹志冬. 应急 2.0: 万维社会媒体及群体态势建模与分析. 中国应急管理, 2009, 3 (1): 21-25

[47] 王飞跃. 计算实验方法与复杂系统行为分析和决策评估. 系统仿真学报, 2004, 16 (50): 893-897

[48] 王飞跃. 平行系统方法与复杂系统的管理和控制. 控制与决策, 2004, 19 (5): 48-489

[49] 王飞跃. 人工社会、计算实验、平行系统——关于复杂社会经济系统计算研究的讨论. 复杂系统与复杂性科学, 2004, 1 (4): 25-34

[50] 王飞跃, 邱晓刚, 曾大军, 等. 基于平行系统的非常规突发事件计算实验平台研究. 复杂系统与复杂性科学, 2010, 7 (4): 1-10

[51] Patel R K. Development of an improved managed lanes framework for management and homeland security. Polytechnic University, 2005

[52] FEMA, DHS. Emergencies and disasters, hazards mitigation (remarks by Secretary of Homeland Security). http://www.dhs.gov/dhspublicldisply/content=36837 [2004-06-30]

[53] 邱晓刚, 樊宗臣, 陈彬. 非常规突发事件应急管理仿真的需求与挑战. 系统仿真技术, 2011, 7 (3): 169-176

[54] 钟永光, 毛中根, 翁文国, 等. 非常规突发事件应急管理研究进展. 系统工程理论与实践, 2012, 32 (5): 911-918

[55] Christopher B Mayhorn, Anne Collins McLaughlin. Warning the world of extreme events: a global perspective on risk communication for natural and technological disaster. Safety Science, 2012, 4 (14): 1-8

[56] 刘铁民. 重大突发事件情景规划与构建研究. 中国应急管理, 2012, 6 (4): 18-23

[57] 张辉, 刘奕. 基于"情景-应对"的国家应急平台体系基础科学问题与集成平台. 系统工程理论与实践, 2012, 32 (5): 947-953

[58] 张鹏, 邱晓刚, 孟荣清. 仿真资源共享机制与一体化的仿真资源服务. 系统仿真技术, 2013, 9 (1): 1-8

[59] 王延章. 模型管理的知识及其表示方法. 系统工程学报, 2011, 26 (6): 850-856

[60] 裴江南, 王延章, 董磊磊, 等. 基于贝叶斯网络的突发事件预测模型. 系统管理学报, 2011, 20 (1): 98-103

[61] 杨保华, 方志耕, 刘思峰, 等. 基于 GERT 网络的非常规突发事件情景推演共力耦合模型. 系统工程理论与实践, 2012, 32 (5): 963-970

[62] Yu L, Wang S, Lai K K, et al. A multiscale neural network learning paradigm for financial crisis forecasting. Neurocomputing, 2010, 73 (4): 716-725

[63] 武澎, 王恒山, 李煜. 突发事件信息传播超网络中枢纽节点的判定研究. 管理评论, 2013, 25 (6): 104-111

[64] 刘德海, 王维国, 孙康. 基于演化博弈的重大突发公共卫生事件情景预测模型与防控措

施. 系统工程理论与实践, 2012, 32 (5): 937-946

[65] 王颜新, 李向阳, 徐磊. 突发事件情境重构中的模糊规则推理方法. 系统工程理论与实践, 2012, 32 (5): 954-962

[66] 徐亚博, 汪彤, 王培怡, 等. 基于案例推理的地铁非常规突发事件应急决策方法研究. 中国安全生产科学技术, 2013, 9 (8): 44-48

[67] 陈彬, 邱晓刚, 郭刚. 多范式人工社会建模与多智能体仿真平台框架. 系统仿真学报, 2011, 23 (8): 1702-1707

[68] 杨青, 杨帆. 基于元胞自动机的突发传染病事件演化模型. 系统工程学报, 2012, 27 (6):727-738

[69] 张一文, 齐佳音, 马君. 网络舆情与非常规突发事件作用机制——基于系统动力学建模分析. 情报杂志, 2010, 29 (9): 1-6

[70] 高金吉, 杨剑锋. 工程复杂系统灾害形成与自愈防范原理研究. 中国安全科学学报, 2006, 16 (9): 15-23

[71] Wang Z, Yang Q. The concept of biomimetic system of public emergency management. Proceedings of the First International Conference on Risk Analysis and Crisis Response, 2007: 334-338

[72] Matzinger P. The danger model: a renewed sense of self. Science, 2002, 296 (12): 301-305

[73] Forrest S, Hofmeyr S A. Immunology as processing. In: Segal L A, Cohen I R. Design principles for immune systems & other distributed autonomous systems. Oxford: Oxford Univ Press, 2000

第 3 章　免疫学与人工免疫系统

3.1　免疫与免疫学

3.1.1　免疫的含义

"免疫"一词，首见于我国明朝的《免疫类方》，意指"免除疫窃"，也就是免除传染病的意思。在西方，免疫（immune）是从拉丁文"immunis"而来，原意是免费（free of "charges"），引申为免除疾病。免疫性（immunity）是指机体接触抗原性异物（如各种微生物）后，能产生一种特异性行为清除这些异物的保护性生理反应；长期以来免疫性仅指机体抗感染的防御能力，因此也称抵抗力，属于微生物学范畴。随着科学技术的发展及基础理论研究的深入，免疫机制逐渐被揭示，人们对免疫的认识早已超出了抗感染的范畴，对免疫概念也有了新的理解[1]。

近代免疫的概念是指机体对"自己"（self）或"非己"（non-self）的识别并清除非己的功能。具体地说，免疫是机体识别和清除抗原性异物，以维护自身生理平衡和稳定的功能。免疫也是机体的一种生理反应。当抗原性异物进入机体后，机体能识别"自己"或"非己"，并特异性地清除抗原性的非己物质，称为免疫应答；或被诱导而对这种抗原性物质呈现不应答状态，称为免疫耐受或负免疫应答。经典的免疫系统包括免疫器官、免疫细胞、免疫分子。

3.1.2　免疫学

免疫学（immunology）是研究免疫系统的结构和功能，宿主免疫系统识别并消除有害生物及其成分（体外入侵或体内产生）的应答过程及机制，理解其对机体有益的防卫功能和有害的病理作用及其机制的医学科学。免疫学是人类在与传染病长期的斗争过程中发展起来的。表 3.1 总结了免疫学历史上比较重要的思想、理论和研究成果[2]。

表 3.1　免疫学的主要理论

主要目标	时间	代表人物	思想、理论和研究成果
经验免疫时期	16 世纪起	中国民间	"人痘"的发明和应用
	1796 ~ 1823 年	Jenner	"牛痘"的发明和应用
		Koch	病理学
	1823 ~ 1890 年	Pasteur	疫苗接种
		Besedovsky	神经–内分泌–免疫网络学说
		Metchinikoff	噬菌作用
科学免疫时期	1890 ~ 1910 年	Von Behring 和 Kitasato	发现抗体
		Ehrlich	发现细胞受体、提出侧链学说
	1910 ~ 1930 年	Bordet	免疫特性
		Landsteiner	半抗原
现代免疫学时期	1930 ~ 1950 年	Breinl 和 Haurowitz	抗体合成、提出模板学说
		Linus Pauling	抗原模型
		Jerne	提出天然抗体选择学说
	1950 ~ 1980 年	Burnet	克隆选择
		Niels Jerne	免疫网络与协作理论
分子水平研究时期	1980 ~ 1990 年	Susumu Tonegawa	受体的结构和多样性

当前学科发展的一个重要特征是：不同学科的概念和技术交叉融合。物理、化学、生物学都是以实验为基础的，免疫学本质上也是一门实验学科，但是近代以后，理论免疫学逐渐兴起。理论免疫学能对实验现象做出理论解释，使生物学的描述系统化理论化，帮助免疫学家认识哪些因素起主要作用。运用理论分析还有助于实验免疫学家对不同观点作出分析和解释，通过理论模型的分析与计算得到令人感兴趣的结果。

物理与化学以及数学之间的渗透较早，生物学与化学之间的关系从来就很紧密。生物学家也早已应用了数学理论方法，主要用于处理实验结果。以非线性描述为主流的理论免疫学则提供了另一种理论研究思路。数学和物理工作者可以和实验免疫学家合作，共同开创这一边缘学科。物理学家和数学家能从生物学问题中提炼出有意义的物理学或数学新问题进行研究，从而促进物理学和数学研究的发展。生物学的研究促进物理学和数学发展已有先例。免疫学家也可以运用非线性描述作为辅助的思维工具。从目前理论免疫学的发展看，主要有如下特点[3]：以实验为基础，建立了越来越多的刻画免疫系统各种行为的模型，如免疫应答、免疫耐受、免疫记忆和抗癌免疫监视等；实验免疫学和理论免疫学的结合越来越紧密；理论免疫学正从细胞水平向分子水平发展。

计算免疫学是理论免疫学的重要分支。所谓计算免疫学（computing immunology）主要是利用微分方程、非线性理论、混沌理论、人工智能、计算机仿真等多种方法建立免疫系统模型，解释各种免疫现象的机制。计算免疫学是一个非常活跃的免疫学研究领域，对人工免疫系统也有启发性，其构建的许多免疫系统模型就是人工免疫系统的一种实现形式，只是具体目的有所不同。

包括计算免疫学在内，在最近的十年中，免疫学已经发展出多个分支，如复杂免疫学、免疫信息学、神经免疫学、免疫基因组学、免疫蛋白质组学、免疫芯片等。

3.2　人类免疫系统

包括人类在内的脊椎动物在漫长的岁月中进化出高度复杂的、多层次的、不可缺少的防御机制，以免疫系统的形式保护生物体不受外部病原体的感染和内部突变细胞的侵害。其中人类免疫系统（以下简称免疫系统）是最复杂的，对人们解决问题的启发作用也最大。

从系统科学的角度看，免疫系统是由特殊的化学分子、细胞、组织、器官组成的分布式复杂自适应巨系统[4]。

按照传统免疫学观点，它的主要功能是识别进入生物体内的"非我"物质，判断他们是否对身体有害[5]。如果有害，则对其产生应答，清除有害的入侵者。

免疫系统保护人体不受外部病原体侵害，能识别体内所有的细胞或分子属于自身还是源于外部。免疫系统不依赖于任何中心的直接控制，而与内分泌、神经系统之间相互作用。它具有分布式处理能力，既可以在体内局部发挥作用，也可以通过起交流作用的化学信息在全局发挥作用。

3.2.1　免疫系统的组成

免疫系统目前被定义为人类和其他生物体内必备的防御系统。人类免疫系统是由免疫活性分子、免疫细胞、免疫组织和免疫器官组成的复杂自适应系统。免疫组织器官包括骨髓、胸腺、脾脏、淋巴结等；免疫分子包括抗体、补体、细胞因子等。它们通过免疫应答反应，最终达到维持自身生理稳定和生存的目的。免疫系统的组成是层次分明的，它们之间的关系非常复杂。

以人类现有的知识可以看到比图 3.1 更为详细的层次。例如，中枢免疫器官包括了胸腺、骨髓和腔上囊，是 T 细胞和 B 细胞发育分化的场所。外周免疫器官包括脾脏、淋巴结、肝脏等，是成熟的淋巴细胞识别外源性物质后发生免疫反应、实现免疫效应的场所。

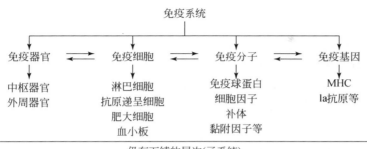

图 3.1　免疫系统组成

3.2.2　免疫系统的结构

1. 多层免疫系统

免疫系统的结构本质上是多层次的，由分布在几个层次的防御子系统构成[6,7]，如图 3.2 所示。

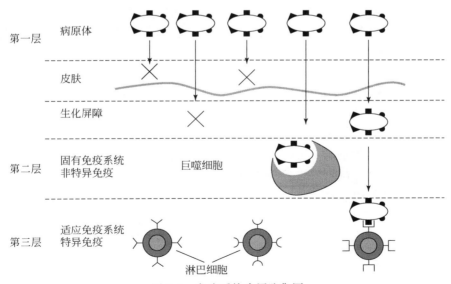

图 3.2　免疫系统多层防御图

（1）物理屏障。人类的皮肤作为第一道屏障保护人体不受入侵者干扰和侵害。皮肤、黏膜的物理阻挡作用及局部细胞分泌的抑菌、杀菌物质的化学作用都是在执行与生俱来的免疫功能，属于物理屏障。呼吸系统也起到防范抗原的作用。它的防御措施包括捕捉鼻毛和鼻黏膜及气管壁上的刺激物，通过纤毛运动刺激自身咳嗽、打喷嚏，排出有害刺激物。消化道中的黏膜也属于物理屏障，含有巨噬细胞和抗体等免疫细胞和分子。

（2）生理屏障。像唾液、汗液、眼泪这类液体也含有破坏性酶；胃酸杀死多数在消化的食物和吸收的水分中含有的微生物；体温和体液 pH 也不适于某些入侵者生存。这些都属于生理屏障。

人体具有两层相互关联的防御异物入侵的系统：一种是固有免疫系统（the innate immune system），另一种是适应性免疫系统（the adaptive immune system）。

2. 固有免疫系统

固有免疫系统是与生俱来，不专门针对某特异病原体的一部分免疫系统，由补体、内吞作用系统和噬菌细胞系统组成。之所以称为固有免疫系统，是因为身体与生俱来就具备辨别一定微生物并很快消灭它们的能力[5]。固有免疫系统具有与病原体第一次遭遇时就消灭它们的能力。当病原体，如细菌、真菌和寄生虫等，透过皮肤、黏膜、入侵体内，免疫系统中的吞噬细胞即刻被动员至病原体入侵处，迅速吞噬并清除病原体。

固有免疫反应的一个重要组成部分是补体，协助或者互补抗体活动。固有免疫在生发中心解码的一组受体的基础上辨别与病原体有关的分子模式，这种受体称为模式识别受体（pattern recognition receptors，PRRs），而被识别的病原体的分子模型称为病原体相关分子模式（pathogen associated molecular patterns，PAMPs）[8]。PAMPs 只由病原微生物产生，而不会由宿主组织产生，因此它们被PRRs 识别时可以指明病原体存在的信号。这样，与免疫识别相关的分子模式必须与人体自身细胞和分子的结构绝对不同，从而避免免疫系统破坏宿主自身的组织。这种机制的结果是固有免疫系统也能够辨别自己与非己的结构，参与到自己与非己的识别中，并起到促进适应性免疫的重要作用。

固有免疫识别（innate immune recognition）最重要的功能是抗原递呈细胞对协同刺激信号（co-stimulatory signals）的表达，这种信号会激活 T 细胞，促使适应性免疫应答发生。

3. 适应性免疫系统

适应性免疫系统主要由 T 细胞和 B 细胞组成。它们能够产生多样性受体和抗体是免疫系统具有适应性的重要原因[8]。适应性免疫系统产生的受体能够识别特异性微生物并发生反应，即使对以前从未遭遇过的"入侵者"也一样。适应性免疫系统能够完成固有免疫系统不能完成的免疫功能，清除固有免疫系统不能清除的一些特异性病原体。

一旦病原体进入身体，将由固有免疫系统和适应性免疫系统协同处理。两者都利用多种免疫细胞和分子，以复杂的方式交互作用，以检测和消除病原体。检测和消除都依赖化学结合：免疫细胞表面都覆盖有不同受体，一些结合病原体相关分子结构，一些结合其他免疫分子，发出信号触发免疫应答。图 3.3 给出适应性免疫系统的工作机理示意图，表 3.2 将固有免疫系统和适应性免疫系统作了对比。

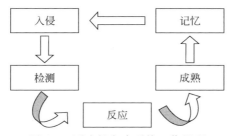

图 3.3　适应性免疫系统工作机理

表 3.2　固有免疫系统和适应性免疫系统比较

类型	特征	细胞	分子
固有免疫	快速应答	噬菌细胞 自然杀伤细胞 巨噬细胞	细胞因子 补体
	低特异性		
	无记忆		
适应性免疫	开始很慢	T 细胞 B 细胞	受体 抗体
	高度特异		
	记忆		

实际上，随着人们对免疫系统认识的深入，固有免疫系统和适应性免疫系统之间的界限变得越来越模糊，免疫学家越来越倾向于认为它们实际上是不可分割的整体。

3.2.3　自己与非己区分机制

Carneiro 和 Stewart 在 1995 年观察到免疫系统如何分辨自己与非己[9]。免疫细胞识别病原体的能力是完备的，可随机形成大量不同的抗原受体。这其中就存在一个基本矛盾，因为所有可以被识别的分子（结构）也包括自己抗原所有的。免疫系统要正常工作，就必须能够区分自己细胞和外源细胞、分子（非己）。人体中每个细胞都有不同的分子结构，免疫系统不会袭击破坏正常组织，是因为每个自身的细胞或分子都有自己标记。由主要组织相容性复合体（major histocompatibility complex，MHC）分子进行基因编码，标记一个细胞或分子为自己，编码的 MHC 基因和分子从一个到另一个在结构细节上变化很大。不载有这个标记的实体则被认为是异己，免疫系统将对它产生应答。如果免疫系统不能进行这种区分，则会触发对自己抗原的免疫应答，引起自己免疫疾病。图 3.4 给出了自己和非己的关系说明。

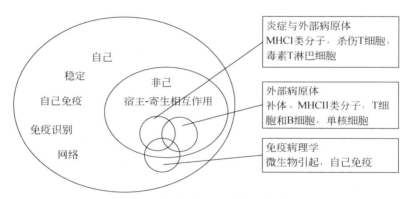

图 3.4　自己和非己成分之间的关系

　　图 3.4 中非己是自己的一个子集，非己是那些外源性的抗原。

　　免疫系统的活动可以看成一个识别定义自己的过程。它持续不断地检测身体，区分自己和非己。免疫系统的主要目标与其说是识别非己特征，还不如说是识别自身特征，保持自己。有学者认为[10]：免疫系统在本质上是为争取和谐，消除不和谐的实体。消除非己不是免疫系统的主要工作，它只是包括在主要工作（识别、定义、保持自己）中的次要工作、附属工作。与环境作用的特异多样性，有助于确认自己的信息，通过与环境的相互作用使自己的特征得以明确。最重要的是，对自己的定义不是由自己的信息决定的，而是通过对环境的某种开放实现的。

3.2.4　免疫应答机制

1. 免疫应答的阶段

生物机体接受抗原刺激（信号）后，免疫活性细胞对抗原的识别，自身的活化、增殖、分化以及产生免疫效应的过程，称为免疫应答[11]。抗原与抗体的相互作用是继发于免疫应答的一种反应。免疫应答是在机体内进行，而免疫反应可以在机体内或者经由人工在机体外进行。免疫应答一般分为三个阶段。

（1）识别阶段。首先，由巨噬细胞等免疫辅助细胞摄取和处理抗原，并且将抗原信息传递给免疫活性细胞；其次，T 细胞和 B 细胞通过其表面抗原受体识别抗原；此外部分 B 细胞也具有直接识别某些抗原的功能。这是抗原提呈和识别阶段。

（2）分化阶段。T 细胞和 B 细胞识别抗原之后，细胞的形态与功能都发生改变，并且进行增殖和分化。T 细胞分化为淋巴母细胞，最终成为致敏 T 细胞，即能杀伤靶细胞的毒 T 细胞及能释放多种淋巴因子的迟发型超敏反应 T 细胞。B 细胞分化成为母浆细胞，最终成为浆细胞。

在这一阶段中，一小部分活化的 T 细胞和 B 细胞停止增殖分化，分别转变成为 T 记忆细胞和 B 记忆细胞。这两类细胞都具有免疫记忆功能，当二次接触同一抗原时能迅速增殖、分化，其寿命比较长，可以存活数月或数年乃至更长时间。所以，分化阶段就是 T 细胞和 B 细胞在识别抗原后的活化、增殖与分化的阶段。

（3）效应阶段。一方面致敏 T 细胞通过直接杀伤靶细胞的细胞毒素作用，以及释放淋巴因子引起的炎症反应，实现由 T 细胞介导的细胞免疫。细胞免疫主要涉及中性粒细胞、巨噬细胞、自然杀伤细胞等。另一方面浆细胞合成并分泌抗体，实现由 B 细胞及其产生的抗体所介导的体液免疫。体液免疫应答涉及补体、调节系统以及细胞因子等不同组分的协调合作。上述过程实际上是细胞免疫和体液免疫两个分支的防御步骤，两者的实现方式有所不同。

2. 免疫应答类型

免疫系统有两种免疫应答类型：一种是遭遇病原体后，首先并迅速起防卫作用的称为固有免疫应答（innate immune response）；另一种是适应性免疫应答（adaptive immune response）。

固有免疫应答是由固有免疫系统执行免疫功能，主要凭借皮肤、黏膜的物理屏障作用及局部细胞分泌的抑菌、杀菌物质的化学杀伤作用。固有免疫在感染早期执行防卫功能。

适应性免疫应答是 T 细胞及 B 细胞对特异性抗原的应答过程，故又称为抗原特异性免疫应答（antigen-specific immune response）。鉴于 T 细胞及 B 细胞在遇到抗原前并不表达功能，只有被抗原活化后，经增殖、分化、致敏，才具备免疫功能，因而又称为特异获得性免疫（specific acquired immunity）。适应性免疫有三个基本特征：处理大量多样性抗原；区分自己与非己；持续较长时间的免疫记忆。它又分为两种类型：初次免疫应答和二次免疫应答。

（1）初次免疫应答（the initial immune response）。初次免疫应答发生在免疫系统遭遇某种病原体第一次入侵的时候。此时免疫系统对病原体产生大量抗体，帮助清除体内抗原。图 3.5 表明当一种抗原侵入机体后，免疫系统有一个产生特异性抗体的初始化过程，纵轴反映免疫应答的强度，由抗体浓度表示。几天之后，抗体的水平开始下降，直到二次遇到抗原。在这个阶段，适应性免疫系统要学习和记忆特异种类的病原体。初次应答的学习过程很慢，通常发生在初次感染的前几天，需要用几周或更长时间清除抗原感染。

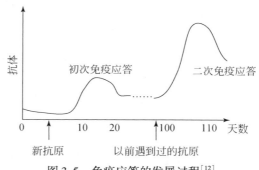

图 3.5　免疫应答的发展过程[12]

（2）二次免疫应答（the secondary immune response）。在初次免疫应答之后，免疫系统仍保留了一定数量的抗原特异性 B 细胞，作为免疫记忆细胞（immune memory cell）。这使得免疫系统能够在再次遭遇异物后快速反应并清除抗原，这个过程称为二次免疫应答。二次免疫应答更迅速，无须重新学习。二次免疫应答对引起初次免疫反应及造成 B 细胞和抗体数量迅速增加的抗原是特异的。这种二次免疫应答要归功于免疫系统内存留的记忆 B 细胞，这样当同一抗原或类似抗原再次入侵时，不用再重新生成抗体，因为已经有抗体存在了，这意味着身体准备抗击一切再感染。

3. 免疫应答的特性

特异性。表现在免疫应答信号（抗原）与应答产物（致敏淋巴细胞和抗体）之间发生特异性免疫应答。

（1）放大性。表现在免疫活性细胞的增殖与免疫效应的扩大。少数免疫活性细胞对抗原的应答可以引发多数细胞的反应。

（2）记忆性。表现为记忆细胞的存在，可对同一抗原的再刺激产生迅速而且增强的反应。

4. 亲合力成熟

出现在二次免疫应答中的抗体一般具有比早期初次应答出现的抗体更高的亲合力。这种受到 T 细胞独立应答限制的现象，称为亲合力成熟或者免疫应答成熟（maturation of the immune response）[13]。成熟过程发生在一个特殊的微环境中——生发中心（germinal center，GC）。这种成熟需要的条件是在二次免疫应答中，抗体分子的受体在结构上不同于出现在初次应答中的受体。通过随机的基因重组，使高变区基因变化，偶尔这样一种变化会导致抗体亲合力增加。这些结构变化在免疫应答成熟中起关键作用。实际是超变异过程，对超变异后产生的更高亲合力抗体的选择也是非常关键的，亲合力更高的抗体被选入记忆细胞池中。从初次应答到二次应答，抗体亲合力的增加表明免疫应答成熟是一个连续过程（强化学习）。

3.2.5　克隆选择机制

Burnet 于 1959 年提出克隆选择学说[14]。克隆选择原理的基本思想是只有那些能够识别抗原的细胞才进行增殖，只有这些细胞被免疫系统选择并保留下来，而那些不能识别抗原的细胞则不被选择。抗体的数量随免疫系统产生 B 细胞数量增加而增加。这个产生大量 B 细胞的过程称为克隆扩增。克隆选择是免疫系统对一特定抗原应答的基本特征之一。该学说提出，免疫细胞是经由随机形成的多样性的细胞克隆产生的，克隆产生的细胞与其亲代表达同一特异性受体。当受到抗原刺激时，细胞表面受体特异结合并识别抗原，导致细胞进行克隆扩增，产生大量后代细胞，合成并分泌大量相同的特异性抗体，也就是超变异。

克隆选择与达尔文的自然选择理论极其类似，但是应用于免疫系统内的细胞群体。克隆选择与达尔文物竞天择理论的相似之处表现在：克隆的细胞表面受体在结合病原体上相互竞争，亲合力最高的是适应性最强的，因此被克隆的次数也最多。

T 细胞和 B 细胞都能够进行克隆选择。B 细胞表达的抗原受体（B cell receptor，BCR）可特异结合并直接识别抗原分子而活化，在 B 细胞生长因子的作用下细胞进行增殖，导致克隆扩增，即由表达特定 BCR 的一个 B 细胞分裂产生大量后代 B 细胞，它们均表达同一种 BCR。当 B 细胞克隆扩增时，它经历一个自我复制的超变异随机过程，免疫系统此时产生广泛抗体指令从体内清除抗原，并为抵制下次某个时候类似但不同的抗原感染做好准备。前面提到，T 细胞需要双信号才能充分活化。T 细胞活化后，在 T 细胞生长因子的作用下进行克隆扩增。图 3.6 是克隆选择原理示意图[6]。

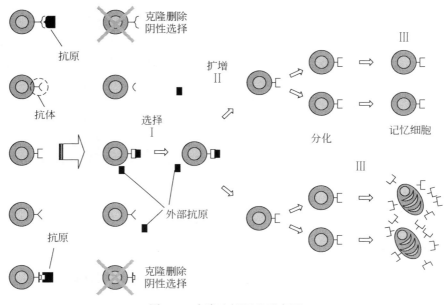

图 3.6 克隆选择原理示意图

免疫分子的大量多样性是其抗原识别能力的关键，克隆选择是形成这个能力的基础。Perelson 和 Oster 用一个概率模型定义了指令系统完整性的准确条件，并表明如果指令系统中的 10^{17} 个受体是随机创造的，则指令系统是完整的。但是，抗体并不是完全随机创造的。一个包括许多基因片段的组合关系的精确遗传机制决定这些抗体的结构，这样在 B 细胞上能够表达 10^{10} 个不同抗体，以及在 T 细胞上超过 10^{16} 个不同受体。人类的淋巴细胞群体在任何时候都能表达 10^{17} 个不同抗体。所以当遇到一个外源性细胞或分子，某个淋巴细胞上的受体有极高的概率与其结合。如果是一个 B 细胞，这种情况导致淋巴细胞被激活，在此基础上分裂增生，并分泌抗体对抗原进行应答。如果是 T 细胞，则分泌多种不同因子。与自然选择类似，最适应的细胞克隆是那些能识别抗原的免疫细胞。这些细胞克隆得以持续进行，而不能识别抗原的克隆逐渐消逝，从而实现克隆选择。克隆选择要有效率，淋巴细胞上的受体多样性就要达到足以识别任何抗原的程度。免疫学家认为，如果存在至少一个能识别任何抗原的受体，则抗体指令系统就是完整的。免疫系统在克隆过程中也是自适应的，其呈现一种抗体编码基因的极高频率的变异机制，该机制与克隆选择机制相结合导致与抗原匹配亲合力极高的抗体的产生。亲合力提高的过程正扣合了达尔文关于变异和选择进化论的思想。克隆选择理论认为，免疫系统的记忆是通过扩增一个抗原特异的克隆来完成的，随机变异机制能增强抗体的亲合力，再者，对自己作出反应的细胞在较早时期就会被克隆选择机制淘汰。

通过克隆选择，能识别抗原的细胞得以扩增而保留下来，不能识别抗原的细胞被逐渐淘汰。这样，在指令系统中出现偏好性，表明对系统对抗原环境的学习。免疫系统需要大量多样性，它们需要表达指令系统中的偏好性来应对抗原。当这种偏好性在一特殊个体的生命周期中得以发展，免疫学家则称之为学习。如果特殊的偏好性长时间保持下来则称为记忆。

3.3　人工免疫系统

3.3.1　人工免疫系统的含义

人工免疫系统是从工程和科学角度研究免疫系统的机制和性质，找到解决工程和科学问题（包括医学问题）的新方法[15]。这一领域有多个名称：基于免疫的系统、免疫计算等。因此人工免疫系统在发展过程中有多个定义：人工免疫系统是遵循生物学范例——基于人类免疫系统原理的数据处理、分类、表示和推理策略系统[6]；人工免疫系统是受生物免疫系统启发解决实际问题的智能方法[16]；人工免疫系统是基于自然免疫系统方法的计算系统[17]。De Castro 和 Timmis 在其人工免疫系统研究专著中给出定义：人工免疫系统是借鉴免疫系统机制和理论免疫学而发展的自适应系统[18]。国际上也有用免疫计算来概括这一领域的思想[19]。

综上所述，人工免疫系统是基于免疫系统机制和理论免疫学而发展的各种人工范例的统称。这个定义涵盖免疫启发的算法与模型，免疫启发的软、硬件系统及免疫系统建模与仿真等多种基于免疫机制的系统与方法[15]。

3.3.2 构建人工免疫系统的主要机制

早期的人工免疫系统（2000 年前）来自于实际的免疫系统性能研究和免疫学理论，近些年则出现了观察—实现—改进这样的一个趋势，即逐渐脱离对免疫系统的关注和学习，转而在现有几种免疫算法基础上开展应用研究，或者利用免疫隐喻过程设计一些用于特定问题的系统。

免疫系统的特征、机制及免疫学理论在工程领域得到开发和应用。免疫系统特性在自然免疫系统与人工免疫系统之间建立起一座技术桥梁。

按照目前文献，包括前面提到的免疫学理论在内，许多免疫机制在人工免疫系统都得到了应用，如 B 细胞、T 细胞、树突细胞、MHC、抗体、抗原、免疫学习、免疫记忆、免疫网络理论、免疫危险理论、克隆选择理论、亲合力成熟、自己–非己识别、阴性选择、亲合力、基因库、多样性、分布式、固有免疫系统、适应性免疫系统、免疫应答、免疫耐受、免疫系统层次等。

表 3.3 列出了用于解决工程问题的免疫系统重要特征[15]。但许多免疫系统的特性只是隐喻使用，并没有真正在人工系统中得到实现。多数人工免疫系统只采用几个免疫学机制。随着人们对免疫系统的认识不断深入，会有更多的免疫机制得到应用。

表 3.3　免疫系统特性与描述

特性	描述
模式识别与匹配	免疫系统能识别特异抗原并产生合适的应答，这种识别不需要精确匹配，通过抗体抗原化学结合识别机制完成。免疫系统能识别和分类不同的模式，产生选择性应答。在识别阶段，免疫系统可以正确区分自己、非己分子
特征抽取	免疫系统抗体不需要结合完整的抗原，而是结合其抽取以后的特征部分——缩氨酸来识别抗原
学习与记忆	在与一种新抗原初次接触后，免疫系统能够学习特异抗原的结构，并产生记忆细胞。学习的主要机制是改变在初次应答阶段的分子浓度。如果同样抗原或其变异再次入侵并被检测到，记忆细胞能产生更快、更密集的应答
阈值机制	只有超过一定比例的、与化学结合强度有关匹配阈值后，才发生免疫应答和随后的免疫细胞的扩增
模糊与概率检测	抗原检测并不是精确的，因此一个淋巴细胞可能与几种结构相关的抗原结合

续表

特性	描述
鲁棒性	免疫细胞的死亡或者产生（亚动力学）并不影响免疫系统的功能与性质，免疫系统可以在免疫细胞的不断产生与死亡的过程中保持稳定
自适应	免疫系统不仅可以主动适应系统内部由于大量细胞不断产生和死亡而带来的变化，同时对外部环境也具有适应性，可以根据外部入侵病原体的变化不断调整自己的免疫策略，保护生物体健康
层次性	免疫系统具有多层结构，包括皮肤、吞噬细胞以及酸碱性等物理环境，还有最重要的适应层。这些层次构成多层防御系统，提高了免疫可靠性和安全性
多样性	通过超变异过程，多样的抗体在对抗原的应答中产生，确保不仅入侵抗原被破坏，免疫系统也准备同样抗体的稍微变异而进行的袭击
分布式	免疫系统的分布式是固有的，没有像大脑一样控制人类全身的中枢，每个淋巴细胞都可以接受刺激并对抗原应答
自我调节	免疫系统不是绝对自我调节，它受到内分泌系统、神经系统的多重影响，其内部可以通过淋巴细胞亚动力学实现动态稳定平衡，不断适应内外环境变化
复杂性	免疫系统是由多种分子、细胞、组织、器官相互协同合作而构成的复杂系统，也是具有代表性的复杂系统
自治性	免疫细胞可以单独执行免疫功能，而无需统一的指令，但系统整体上还是受到神经系统和内分泌系统的影响
协同刺激	免疫细胞的活化通过协同刺激调节，其中 T 细胞发出第二信号，确保耐受和在无害和危险的入侵者之间进行区分
自组织	免疫细胞不受中心系统控制，每个免疫细胞都可以自助行动，又可以通过化学信号和受体分子组成网络
开放性	免疫系统是开放系统

　　人工免疫系统作为人工智能研究的一个新领域，也正是期望借鉴生物免疫系统的信息处理机理和功能，进一步丰富人工智能的研究手段；也可以说，生物免疫学的发展推动了人工智能的研究。显然，人工免疫系统对生物免疫系统机理的借鉴和功能的模仿是有侧重的，没有必要也不可能完全复制整个生物免疫系统。

3.3.3　人工免疫系统的隐喻原理

　　人工免疫系统主要是借鉴生物免疫系统的信息处理机制，发展新的算法，从而为复杂问题的解决提供新思路，因此在人工免疫系统中完全套用生物学定义，照搬生物学过程，是不可能也不必要的。为了更好地描述人工免疫系统算法，下面将简要阐述几个常用的免疫学术语及其在人工免疫系统中的含义[2]。

（1）抗原。在人工免疫系统中，一般指问题及其约束，与进化算法中适应度函数类似，它是问题目标函数的函数，是人工免疫系统算法的始动因子以及重要的度量标准。

（2）抗体。在人工免疫系统中一般指问题的候选解，与进化算法中的个体类似，抗体的集合称为抗体群。在实践中，一般抗体是以编码的形式出现的，常用的编码形式有二进制和十进制。例如，一个抗体结构为八位二进制数，则位串"0-1-1-1-0-1-0-0"即代表该抗体。

（3）抗体—抗原的亲合度。表示抗体对抗原结合力的大小。在人工免疫系统中，指候选解所对应的目标函数值或候选解对问题的适应性度量，即抗体不同位置（编码）对抗原（或目标函数）的影响，一般用距离度量。

（4）疫苗（vaccine）。是指根据进化环境或待求问题的先验知识，所得到的对最佳个体基因的估计。

（5）免疫优势点。抗原决定簇的基因不是同等重要的，其中起主要作用的称为免疫优势（immune dominance）位点。免疫优势位点是在抗体与抗原相互作用中产生的，免疫优势位点决定了在自然选择中哪一种抗原将面临更大的压力，免疫优势点的产生和作用都是一个动态的过程。对人工免疫系统而言，确定免疫优势位点就是利用先验知识获取关于抗体编码的信息。

（6）记忆单元。在人工免疫系统中，记忆单元是由特定抗体组成的抗体群，用于保持种群多样性，以及求解过程中的最优解。

（7）克隆。生物的增殖过程。在人工免疫系统中的克隆算子是基于克隆选择学说，充分结合了选择、扩增、变异和交叉的综合算子。

（8）单克隆抗体。是单克隆的杂交瘤细胞群，即像骨髓瘤细胞一样在体外培养中能够无限地快速增殖，又能持续地分泌特异性抗体，通过克隆化可使杂交细胞成为单纯的细胞系，由此单克隆系就可以获得结构与各种特性完全相同的高纯度抗体，即单克隆抗体（McAb）。这些单克隆抗体比来自血清的抗体具有特异性、产量高、易纯化、可长期保存的优点。在人工免疫系统中，将不含有抗体交叉（重组）操作的克隆算子称为单克隆算子。

（9）多克隆抗体。长期以来所谓的特异性血清抗体，不论是从人还是从动物身上获得的，也不论是主动获得还是被动获得的，实际上都是由许多种具有不同特性的抗体所组成的混合抗体。这是因为，进入机体的抗原往往带有若干个抗原决定簇。此外，不同个体对同一抗原决定簇的反应并不相同，即使同一个体不同时间接收抗原刺激后产生的反应也不完全一致。一般称其为多克隆抗体

（PcAb）。这种多克隆抗体存在特异性差、效价低、数量有限、动物间个体差异大、难以重复制备等固有缺陷，许多场合下使用时难尽人意。在人工免疫系统中，将含有抗体交叉（重组）操作的克隆算子称为多克隆算子。

在人工免疫系统的研究中，免疫系统特性的隐喻应用比比皆是，表 3.4 至表 3.6 列举了几种典型的免疫系统机制与理论在人工免疫系统中的隐喻应用。

表 3.4 列举的是常见的免疫学术语在人工免疫系统中的隐喻应用[15]。表 3.5 是免疫系统机制在计算机安全领域的隐喻应用[20]。

表 3.4　免疫学术语在人工免疫系统中的隐喻[15]

免疫学（生物学）	人工免疫系统
细胞和分子	数据结构（属性字符串）
亲合度	数据结构之间的匹配程度
适应度	对于任务的数据结构，不涉及数据结构之间相互作用程度的量化
骨髓模型	用于产生数据结构
亲合度函数	量化亲合度
体细胞超变异	用于引入后保持遗传变异多样性
亲合度成熟	促进通过体细胞超变异和选择的学习（适应）
克隆选择	描述免疫细胞和分子与抗原如何相互作用
阴性选择	产生非自体检测器集合对异常检测
免疫网络	实现系统的动力学和亚动力学，以类网络形式结构化
危险理论	描述有潜在威胁的数据或现象

表 3.5　免疫系统机制在计算机安全系统中的隐喻[20]

免疫系统机制	计算机安全系统
受体	位符串
淋巴细胞	检测器
记忆细胞	记忆检测器
病原体	非自体字符串
结合	近似字符串匹配
循环	流动检测器
MHC	表示参数
细胞因子	敏感性水平

续表

免疫系统机制	计算机安全系统
耐受	分布式阴性选择
协同刺激	超过活化阈值的匹配
淋巴细胞克隆	检测器复制
有害的感染的作用（入侵者），被免疫系统识别和清除	对应要检测的问题（一个情况，一个条件或一个模式），最终被解决
免疫细胞识别危险感染	一个检测输入模式的检测器
免疫细胞和感染细胞之间的亲合度	在检测器和问题之间的亲合度度量
抗体的产生	产生对问题的新解
从记忆细胞产生的抗体	过去存储成功的解
免疫机制	规定检测器选择和适应的算法

表 3.6 给出文献 [21] 中旅行商问题（traveling saleman problem，TSP）和免疫系统之间的隐喻关系。

表 3.6　n-TSP 与免疫细胞和分子之间的隐喻关系[21]

免疫系统	在 n-TSP 问题中的应用
抗原	包含城市和旅行商信息
巨噬细胞	选择旅行商个体必须参观的城市数
T 细胞	帮助选择路径
B 细胞	产生路径
抗体	最优路径

参 考 文 献

[1] 张冠玉. 免疫学基础及病原生物学（第 3 版）. 成都：四川科学技术出版社，1999

[2] 焦李成，杜海峰，刘芳，等. 免疫优化计算、学习与识别. 北京：科学出版社，2006

[3] 漆安慎，杜婵英. 免疫的非线性模型. 上海：上海教育出版社，1998

[4] 陈钰. 免疫系统——一个开放的复杂巨系统. 复杂系统与复杂性科学，2004，1（2）：70-73

[5] 刘恭植. 现代医学免疫学. 南京：江苏科学技术出版社，2000

[6] De Castro L N，Von Zuben F J. Artificial immune systems：part I-basic theory and applications. Campinas，Brazil：School of Computing and Electrical Engineering，State University of Campinas，Technical Report：DCA-RT 01/99，1999

［7］高晓明. 医学免疫学基础. 北京：北京大学医学出版社，2001

［8］何维. 医学免疫学. 北京：人民卫生出版社，2005

［9］Carneiro J, Stewart J. Self and nonself revisited lessons from modelling the immune network. Third European Conference on Artificial Life. Granada, Spain：Springer, 1995：105-120

［10］Ishida Y. The immune system as a prototype of autonomous decentralized systems：an overview. Proceedings of international Symposium on Autonomous Decentralized Systems, Berlin, 1997：85-92

［11］陈慰峰. 医学免疫学. 北京：人民卫生出版社，2000

［12］Samuel B. Medical microbidogy (4th edition) . Galveston：Vniversity of Texas Medical Branch at Galveston, 1996

［13］Berek C, Ziegner M. The maturation of the immune response. Immunology Today, 1993, 14 (8)：400-402

［14］Burnet F M. The clonal selection theory of acquired immunity. New York：Cambridge University Press, 1959

［15］莫宏伟，左兴权. 人工免疫系统. 北京：科学出版社，2009

［16］Dasgupta D, Forrest S. Artificial immune systems in industrial applications. Proceedings of the IPMM'99, 1999

［17］Timmis J, Neal M, Hunt J. An artificial immune systems for data analysis. Biosystems, 2000, 55 (1/3)：143-150

［18］De Castro L N, Timmis J. Artificial immune systems：a new computational intelligence approach. Berlin Heidelberg：Springer, 2002

［19］Tarakanov A O, Skormin V A, Sokolova S P. Immunocomputing, principles and applications. Berlin Heidelberg：Springer, 2003

［20］Forrest S, Hofmeyr S A. Engineering an immune system. Graft, 2001, 4 (5)：5-9

［21］De Castro L N, Von Zuben F J. Artificial immune systems：part Ⅱ – a survey of application. Technical Report-RTDCA, 2000

第4章　计算实验和建模方法的基本理论

4.1　社会科学计算实验

4.1.1　社会系统研究的难点及其解决方法

1. 社会系统研究的难点

非常规突发事件的发生往往危及到大量人员生命安全，可能付出巨大的社会与经济代价，而针对其的研究成果又无法通过物理实验验证。此外，非常规突发事件还具有不可预测性、多成因关联性、影响广泛性及演变复杂性等内在特点，同时万维社会媒体的普及使得人为因素在事件中的不确定性影响急剧增强，新形势下的应急管理问题变得异常复杂，因此非常规突发事件应急管理是一个复杂系统[1]。

对于复杂社会系统，诺贝尔经济学奖获得者 Simon 教授认为：由于许多至关重要的复杂社会过程无法像其他过程那样进行还原分析，因此，社会科学是真正的"硬"科学（hard sciences）[2]。著名的生物学家 Lewontin 指出："我对社会学家所处的位置相当同情，他们面对着最复杂和顽抗的有机体的最复杂和困难的现象，却不能像自然科学家那样具有操纵他们所研究对象的自由。相比之下，分子生物学家的任务太简单了"[3]。

Simon 和 Lewontin 的论断揭示出了复杂社会系统和一般复杂系统为什么复杂和困难的实质——无法还原分析和无法实验分析。无法进行还原分析是复杂系统所面临的本质性困难，而无法进行实验分析是其所面临的手段性困难或工具性困难。

2. 造成社会系统研究难点的原因

造成社会系统研究难点的主要原因是以下四个[4]。

（1）本质上的原因。正如 Simon 教授所言，对许多复杂系统我们无法对其进行分解还原分析，因为分解后的系统在本质上已不具备原系统的功能和作用了。

（2）经济方面原因。由于复杂系统自身具有的规模和试验成本的因素，试验代价太大，以至于在经济上无法承受。

（3）法律方面原因。许多复杂系统涉及国家防卫、军事战备、社会安全等问题，受立法保护，以至于无法对所研究的系统进行试验，也无法复制这些系统进行试验。

（4）道德方面原因。许多复杂系统，特别是复杂社会系统，往往有大量人员的参与，对这些系统进行试验，有可能危害人的生命财产安全，影响人们的正常生活，以至于在道德上无法接受这类试验。

因此，如何解决复杂系统研究中的"实验"或"试验"问题，是推进这一领域研究工作的关键问题之一。

3. 破解方法

20 世纪 70 年代初，Shoven 和 Whalley[5] 以及 Lucas[6] 利用模型经济学（model economics）和计算程序及仿真方法估计自由贸易政策的定量效应、测度税收制度变化带来的福利后果、量化不同股票所诱发的商业周期波动幅度和性质等。20 世纪 90 年代中期，Kydland 和 Prescott 提出计算实验是一种非常有价值的经济研究工具[7]。2002 年，美国教授 Smith 因创立实验经济学理论而获诺贝尔经济学奖[8]。2004 年卡内基梅隆大学 Kydland 教授与亚利桑那州立大学 Prescott 教授共获诺贝尔经济奖，其主要贡献是商业周期理论[9]，同时 Kydland 和 Prescott 也是最早提出将计算实验作为一种经济研究手段的学者，并深入地讨论了利用计算实验研究商业周期的问题与方法[7]。伴随着人们对系统复杂性认识的不断加深，以美国圣菲研究所（Santa Fe Institute，SFI）为代表的复杂性科学的研究逐渐兴起，许多研究机构相继成立，如加利福尼亚州大学社会科学计算中心、普林斯顿大学社会科学实验室、密歇根大学复杂系统研究中心等。作为一种尝试，计算实验方法被应用在众多社会经济管理领域，如电力系统、能源政策、金融市场等，并取得了显著的研究成果与经济效益[10-13]。

中国科学院自动化研究所王飞跃教授认为：人工社会—计算实验—平行系统相结合的 ACP 社会计算方法为以人为核心的复杂社会问题的研究提供了新的思路和解决方案[4,14,15]。利用大型计算将计算机作为社会经济系统研究的实验室，通过整合人工社会、计算实验和平行系统等方法，形成复杂社会经济问题的计算研究理论和方法体系。最终目的是为社会经济的发展提供新的数字化的研究方法，为落实科学发展观提供数字化的决策分析和支持手段。天津大学张维教授等运用计算实验方法对常规金融方法难以分析的各种市场异象做出解释，并在此基础上，借助计算实验方法的独特优势，结合"中国情景"特征，通过建立具有中国金融市场制度及投资者特点的金融市场实验模型，来检验西方行为金融理论在我国市场经济条件下的适用性，并根据实验模型提供的信息推导适用于我国市场条件的行为金融数理模型[16, 17]。南京大学社会科学计算实验中心盛昭瀚教授等基于计算实验方法先后开展了供应链协调与优化、太湖流域系统演化及其管理政策分析、供应链计算实验平台设计、社会舆论传播以及软件盗版管理等问题研究，取得了一系列研究成果[18-21]。

4.1.2 基于系统科学思想的社会科学计算实验

社会科学研究领域的计算实验是以系统科学的思想为指导，以数学、心理学和计算机科学等学科的理论知识为基础，以社会系统为实验对象，从系统演化的角度，利用计算技术研究社会系统演化规律、社会系统与环境的交互原理以及系统中要素的动力学行为特征。通过对系统要素行为及其相互作用和影响的微观层面进行分析，揭示系统整体状态的演化过程，进一步揭示社会系统演化的一般原理，探索潜在的管理模式和方法，从而更好地服务于社会实践[18]。

研究者在研究复杂的社会现象时，由于社会系统的各种复杂因素和人的不可控因素，常常无法进行各种真实的实验。社会科学的计算实验是综合集成计算技术、复杂系统理论和演化理论等，通过计算机"构造"出现实系统的"替身"（这里所指的替身可以根据研究问题需要而实现现实系统的部分功能，而不是全部对应，如系统的部分结构、功能、行为等，以下统称为"替身"），并在此基础上进行社会系统的复杂行为分析，探索社会系统演化规律的一种科学研究方法。通过计算实验可以模拟社会微观主体之间的相互作用、整体涌现及演化过程、社会系统微观行为和宏观表现之间的关联，进而研究社会科学中的复杂问题，最终达到揭示社会科学基本原理、基本规律的目的，并为建立和检验社会科学相关领域的理论提供一定的实验基础。除此之外，在计算机上运行的实验模型对社会现象及其演化过程具有解释和预测功能。由于社会系统的计算实验模型在设定的条件下，从某一方面反映了社会的真实情况及其内在规律，所以能够解释许多复杂的社会现象，并揭示各种可能的演化趋势。计算实验把可重复的受控实验与假设演绎法有机地结合起来，通过数字化编码构造社会系统的计算实验平台，可以使社会系统中的复杂问题更清晰，使隐含的结构更直观[22]。

基于复杂系统理论的计算实验是社会科学研究中的另一种计算研究途径，它把社会系统模型化成在特定网络结构下相互作用的智能主体构成的演化系统，利用计算机技术构造一个"人工社会"，它是与实体系统对应的抽象（概念）系统，被看作是复杂社会系统的体现。人工社会中的各种"人工个体"在计算机构造的虚拟环境下学习、适应、相互作用并演化，通过个体微观变化的积累，使整个系统的复杂性行为自下而上地"涌现"出来，它不单是静态地分析复杂系统的结构，还包括动态地分析复杂系统的演化。计算实验与系统仿真不完全相同，系统仿真一般以逼近现实为出发点，把实际系统的状态作为检验仿真结果的唯一参照和标准，追求"逼真"。计算实验则认为计算实验模拟出来的结果是系统的一种可能实现方式，现实系统只是计算实验模拟的可能结果之一。在"人工社会"中的计算实验可以打破在现实世界中进行实验的禁忌，它并不局限于所研究的具体问题，而是寻求一种求解复杂社会问题的研究方法。利用计算实验方法设计不同的实验方案，并在必要时进行大量的重复，就有可能更全面、准确、及时地对各种复杂社会问题解决方案进行量化的分析评估。

计算实验把"科学实验"引入到社会科学研究中，开辟了一条认识和理解现实社会科学问题的新思路，利用计算实验方法进行各种各样的现实社会模拟，或研究社会系统各种可能的演化路径。计算实验使得社会科学研究工作已不再局限于演绎推理、数理分析和计量检验，而是拓展到计算机模拟，通过对社会模型的计算实验，探索社会系统演化的规律和复杂社会问题的解决方法[23]。通过计算实验在现实系统的"替身"上进行可控、可重复的实验，可用以验证已有的假设或理论，可用以发现和提出新的假设或理论并给予检验，可用以事前推演，预测可能遇到的困难并给出解决方案。做任何管理研究和决策，理论上都可以先在计算实验平台上做一系列试验，然后再采纳成功试验集提示的策略与方案去指导解决实际问题。在构造复杂系统的综合集成研究体系中，建立计算实验平台，整合演绎推理、数理分析和计量检验等有效的研究方法，把解决实际问题的过程信息反馈到计算实验平台，实现人机交互研究，可以引导我们更精细地回答一些问题，进而促使研究者去创建更为精确、清晰的理论。

社会科学的计算实验研究方法体系是以复杂系统和复杂性科学理论作为指导思想，以系统动力学、自组织理论等系统科学的基本理论方法为基础的。另外，计算实验研究方法还借鉴了其他学科的基本理论和思想方法，包括博弈论、描述系统结构和进行统计分析的多种数学方法、人工社会、元胞自动机和多智能体系统等计算机科学的理论方法，遗传、突变、选择和进化等生物学理论，文化基因、需求理论和社会心理等心理学理论和研究方法，以及计算物理与计算化学等学科的研究方法，等等。其中特别是自组织理论和进化理论等关于复杂系统多层次、非线性、动态演化的研究理论和方法，构成计算实验方法体系的基本研究基础。计算实验研究方法之所以借鉴其他学科的理论方法而实现跨学科研究，是由于从复杂系统与复杂性科学角度看，社会系统与其他可借鉴的系统之间存在相同或相似的抽象结构及动力机制。

4.1.3　社会科学计算实验的模型结构

用计算实验方法对社会科学领域的问题进行建模时，其整体模型结构一般包括三层次：社会系统层次、智能主体层次、智能主体基元层次，如图4.1所示。社会系统演化问题的研究要建立在智能主体的心理和行为演化以及相互间交互作用的基础上，而智能主体的心理和行为演化则建立在智能主体基元层次演化的基础上，因此，这三层模型结构就构成了一个完备的自演化系统[18,21]。

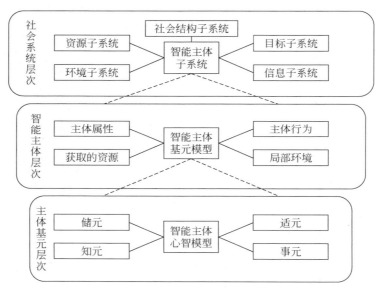

图4.1　社会科学计算实验的三层次模型框架结构[18,21]

1. 社会系统层次

社会系统层次属于系统的宏观层次，描述需要研究的某个社会系统的宏观特征。社会系统层次由一系列子系统构成，一般包括以下六个子系统。

（1）环境子系统。环境子系统用来描述某个社会系统所处的环境及其变化情况，它受政治、经济和文化三类因素的影响。环境子系统与研究的具体问题密切相关，随着社会系统的不断发展而变化。

（2）资源子系统。资源子系统用来描述研究社会系统时所涉及的自然资源和社会资源，如土地资源、各类能源、人力资源、财力资源、信息资源、设备资源等。一般情况下认为资源是有限的，对社会科学领域问题的研究要考虑资源的承载能力以及系统中各类资源的配置。

（3）社会结构子系统。社会结构子系统用来描述社会系统中各个独立决策主体通过分工、合作、竞争、交流等社会活动所形成的动态关联网络结构，每个决策主体在系统中都拥有各自的角色属性。社会结构子系统需要客观反映社会系统中各主体之间的组织关联与层次性。

（4）目标子系统。研究社会系统时，需要考虑系统要实现的各类目标。目标子系统主要描述社会系统在不同时间段的目标以及对目标的动态调整过程。

（5）信息子系统。信息是社会系统各决策主体之间沟通的桥梁，在计算实验模型中，信息子系统用以描述需要关注的公共或私有信息的类型及其表述形式和传播方式。

（6）智能主体子系统。智能主体子系统对应于智能主体层次，在计算实验所构造的社会系统模型层次中一般用于描述各个智能主体的演化过程。

2. 智能主体层次

智能主体层次主要用来描述社会系统中各智能主体的行为特征。智能主体代表现实社会系统中的人、企业或社会组织等。智能主体层次主要反映与智能主体活动直接相关的要素，通常包括以下四点。

（1）智能主体的属性。包括描述智能主体在计算实验过程中不变的特征（如智能主体的标识）和可能变化的特征（如智能主体的行为决策）。

（2）智能主体可获取的资源。智能主体可获取的资源对应于实际社会系统中所能够获得的各类可能影响智能主体社会活动的资源，如人、财、物、信息、时间、空间以及机遇等。

（3）智能主体所处局部环境。智能主体所处局部环境是指某一智能主体在一定社会系统结构中所处的局部环境，由上一层次环境子系统计算得到，也是下一层次（智能主体的基元层次）的计算依据。

（4）智能主体的行为。智能主体的行为是根据下一层次智能主体基元模型的计算结果，整合智能主体的属性、可获取的资源和所处的局部环境，综合计算得出的智能主体下一阶段的行为决策。

3. 智能主体的基元层次

智能主体的基元层次由描述智能主体心理和行为活动的基本元素构成，是构建人工社会系统和研究社会系统演化问题的最基本层次。为了达到自身目标，系统中的行为主体会根据环境的变化，不断调整自己的活动。这样的决策机制实际上包含了系统广义进化过程中的遗传、交叉、突变等基本因素。智能主体自身的心理和行为也形成了一套完备的自演化机制。智能主体的基元模型关注单个智能主体的心理和行为在社会系统中的动态变化过程，能够抽象反映出智能体的自演化机制。它不仅包含着智能体的心理和行为自我形成和演化所需的内部循环全过程，同时也包含着智能主体与外部环境之间的交互机制。智能主体的基元层次一般由如下几个部分组成：

（1）储元。描述智能主体的记忆、偏好、知识、信息等一切可以用物理、化学或其他形式储存的，与智能主体心理和行为直接相关的东西。储元的含义类似于人类的记忆。

（2）识元。描述智能主体对外部输入以及内部储元的感觉、判断、识别等认知活动。识元的含义对应于人类对内外部信息的获取、整理、分析和判断等认知行为。

（3）适元。描述智能主体的适应机制，包括一切在目标驱动下对储元所做的复制、改变等活动。适元的含义对应于人类的学习机制。

（4）事元。智能主体的计算试验输出，也就是智能主体对所处社会系统的综合输入产生的反应行为。事元的含义对应于人类在记忆、认知、学习的基础上作出决策的实际行为结果。

（5）智能主体的心智模型。智能主体的心智模型用来描述影响智能主体决策的心理和文化因素。它包括智能主体的生理、本能、心理、偏好、追求、想象、情感活动等。在计算实验方法中，智能主体的心智模型是一个开放的接口，它整合了多种经典理论的研究成果，可以是建立在心理学、行为科学、社会学等领域的研究成果或理论假设基础上的各种符号化的模型。这些可以被整合的模型既可以作为计算实验的边界条件，也可以作为计算实验要验证的理论假设。

智能主体所表现出来的决策行为可以看作是在一定边界条件下，智能主体根据所处环境和其他主体的行为所造成的外部影响，结合自身的属性、记忆和行为偏好等因素，经过整合处理后最终作出决策。这种包括输入与输出的决策行为在计算机中可以用编码形式表示，由若干个编码构成的集合，即决定了某一时刻某一智能主体的心理和行为特征。它可以通过模仿被复制，通过学习被传播，通过尝试而产生突变，也可能由于种种原因而被淘汰，智能主体的基元层次就是通过这种机制反映其内在的自演化过程。

4.1.4　社会科学计算实验的研究范式

社会科学计算实验应按标准的研究范式进行，才能保证计算结果的客观性和可信度。其研究范式包括五方面：界定研究问题、设定研究的基本假设、建立可计算模型、实现计算实验及比较与评估实验结果[18,21]。

1. 界定研究问题

它决定着实验研究的目的和设计，影响着实验研究的建模方法及其技术细节。其具体工作包括：确定研究对象、寻找研究视角和切入层面、分析确定研究对象的时间和空间特性、规定实验最终目的、界定研究的自然环境和社会环境及其模式变化机制等。

2. 设定研究的基本假设

根据研究目的，选择性地构造实验研究所处的环境和行为规则等，形成模型的基本假设。它们建立在社会科学领域已被证明或证实了的常识、知识和统计规律的基础上，是计算实验研究的基础。对于社会科学的计算实验一般可以考虑如下基本假设，环境资源假设、主体属性与行为偏好假设、主体行为交互作用假设等。

3. 建立可计算模型

构造计算实验模型的关键不在于图形化人机界面，也不在于抽象的程度，而在于表达方式。因此，在计算实验模型设计过程中，应该认真考虑相关建模关键点，诸如系统环境的建模、决策主体的建模、主体演化规则的建模等。

4. 实现计算实验

计算实验的实现涉及计算机技术，包括计算实验的软硬件环境、实验变量与初始数据设计、实验的边界条件定义、关键算法与数理模型构造、实验结果的可视化等环节。更重要的，计算实验应当以所研究问题的领域知识作为基础，设计出符合相应学术领域基本理论的实验方案，否则实验结果将成为无源之水、无本之木，只是一些堆砌起来的实验数据和图形，并不能对揭示社会现象的规律有所帮助。

5. 比较与评估实验结果

如同其他任何严谨的研究方法，计算实验的模型也有一个"检验"与"校正"的问题，需要建立对实验研究方案和结果的评估标准。一般有以下几个需要解决的关键问题：评估的对象、评估的内容、评估的依据、评估的方法和评估的结果等。目前这方面的研究已经形成了计算实验研究的重要分支。

计算实验把"科学实验"引入到社会系统问题的研究中，不仅为我们提供了研究社会系统自组织、自演化及其宏观与微观层次之间交互作用的新工具和新手段，而且还和传统科学研究方法（如数理方法、实证方法和实验方法等）相融合，在综合集成思想指导下形成现代社会系统复杂科学问题研究的新的方法体系。

4.2 多智能体建模

4.2.1 多智能体的概念和基本特性

1. 智能体的含义

智能体是从英文 Agent 翻译而来，又称代理者、自主体等。关于智能体的概念，不同研究者基于自己的研究领域提出了不同的观点和看法。迄今为止，尚未形成一致公认的定义。

Minsky 在他的著作"*The Society of Mind*"（思维的社会）中首次提出了 Agent 的概念，他将社会中的成员个体抽象至计算机系统中，并称之为 Agent[24]。Agent 具有自己独特的技能，受到一系列社会行为规则的约束，具有社会交互性和智能性，由这些 Agent 有机组合而成的系统即是多智能体系统（multi-agent system，MAS）。Wooldrige 和 Jennings 认为 Agent 应具有自主性、社会交互性、反应能力和预动能力（pro-activeness）[25]。Russell 和 Norving 认为 Agent 能够通过感知环境而做出动作[26]。从认知的角度上说，Agent 通常是指客观世界中具有认识和实践能力的人；就知识处理角度而言，Agent 是具备一定的知识并能够为达成特定目标而运用知识求解问题的能动者[27, 28]。在分布式人工智能领域，用多个相对独立的 Agent 的组合来模拟多个专家的互动和合作，共同解决单一专家所解决不了的问题[29]。Lane 和 Mcfadzean 在普遍意义上给出 Agent 的定义：Agent 是一个具有控制问题求解机理的计算单元，他可以是一个机器人、一个专家系统、一个过程、一个计算模块或一个求解单元等[30]。上述定义一般称之为 Agent 的弱定义。

一些学者特别是来自人工智能（artificial intelligence，AI）界的研究人员认为：Agent 除了具备自治、自主等基本特性之外，还应该具备一些通常人类才具有的能力。Shoham 和 Tenenholtz 给 Agent 下了一个"高层次"的强定义：当一个实体的状态可被认为包含了诸如知识（knowledge）、信念（belief）、责任（commitment）、意图（intention）和能力（capability）等精神状态时，该实体就是 Agent[31]。该定义可简单地理解为：Agent 就是那些具备某些知识，且有意愿、有能力去做其力所能及之事的"计算实体"。

如果从复杂系统多 Agent 建模与控制理论方法所研究的具体对象特点和需求出发，也可以采用不同的 Agent 定义，来建立多 Agent 模型。如果研究对象复杂程度低，对 Agent 个体的智能程度及完成任务的能力等方面要求不高，可以采用 Agent 的弱定义；相反，如果研究对象复杂程度高，则可以采用 Agent 的强定义。

2. 智能体的特性

1）弱定义的特性

Agent 的弱定义是复杂自适应系统多 Agent 建模仿真方法对 Agent 的基本要求，至少涉及以下基本特性。

（1）自治性（autonomy）。Agent 能够在没有他人或其他 Agent 的直接干预下运行，具有控制其自身行为和内部状态的能力。

（2）社交能力（social ability）。Agent 具有借助某种 Agent 通信语言对其他 Agent 或环境进行交互的能力。

（3）反应能力（reactivity）。Agent 能够感知它所处的环境，能够对环境的变化做出及时而适当的反应，并通过行为改变环境。

（4）主动性（pro-activeness）。Agent 不仅仅要对所处的环境做出简单的响应，更重要的是采取积极主动的目标驱动的行为。

2）强定义的特性

Agent 的强定义是对更复杂的复杂适应系统仿真的需要，例如，对人类社会的建模与控制，为了真实反映社会中人与人之间的交互，就需要建立人类这一高智能 Agent 的模型，那么就需要采用 Agent 的强定义。在强定义中的 Agent，除了具备弱定义所有的特性外，还应该具有下列特性。

（1）移动性（mobility）。Agent 可以从一个地方移动到另一个地方而保持其内部状态不变，Agent 可以携带数据和能够在远处执行智能指令。

（2）推理能力（reasoning）。Agent 可以根据其当前的知识和经验，以理性的、可再生的方式推理或推测。

（3）规划能力（planning）。根据目标、环境等要求，Agent 应该至少对自己的短期行为作出规划。虽然 Agent 设计人员可以提供一些常见情况的处理策略，但这些策略不可能覆盖 Agent 将遇到的所有情况。所以，Agent 应该有生成规划的能力。

（4）学习能力和适应性（learning and adaptability）。Agent 可以根据过去的经验积累知识，并且修改其行为以适应新的环境。另外，有些学者还提出了 Agent 应该具有自适应性、个性等特征。

以上这些 Agent 的重要特征，都是人们在复杂系统多 Agent 建模中最感兴趣的，但并非所有 Agent 都必须具备所有这些特性，这主要取决于系统研究的实际需要。

4.2.2　多智能体建模的思路和特点

1. 多智能体建模的思路

传统的建模方法往往用某些纯数学的手段，如微分方程，来宏观地刻画某系统，这种自上而下的方法对复杂系统初期的研究做出了重要贡献。但是，随着对复杂系统的深入研究，人们发现只从宏观上刻画复杂系统是很不够的。这种自上而下的方法将复杂系统中所有个体都看成同类，因而忽略了个体的局部特征，所以该方法并不能刻画细节和局部行为。为此，一类自底向上的方法应运而生。在这类方法中，Agent 扮演着重要的角色。

与自上而下的方法不同，基于 Agent 的复杂系统研究方法首先根据所研究的系统或现象定义单个的 Agent，并赋予一定的行为参数，然后定义 Agent 之间及 Agent 与环境之间的交互规则，通过这些交互作用去模拟所要刻画的系统或现象。

运用多 Agent 建模进行研究首先要将待研究的现实系统进行梳理，理清现实系统的结构、功能、所处环境以及系统要实现的目标，同时确认系统内部的不同成员个体，明确各个 Agent；其次需将系统的关键属性抽象出来，建立多 Agent 模型，设定 Agent 个体的特性、知识储备、行为模式、相互间交互规则，以及多 Agent 系统的演化机制和相关约束条件；最后通过多 Agent 系统的运行，研究成员个体行为对系统整体特性产生的影响，在某些情况下可以将实验结果与现实结果进行比较分析和评价，通过可重复的实验来推断和总结系统最终行为产生的原因。具体研究思路如图 4.2 所示[18]。

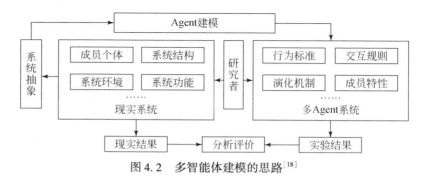

图 4.2　多智能体建模的思路[18]

在多智能体建模过程中需要重点考虑的问题如下：

（1）采用什么样的 Agent 模型，可以满足复杂系统理论对 Agent 自治性、自适应性的要求。

（2）采用什么样的 Agent 自学习和自演化机制，可以满足复杂系统研究对 Agent 智能性的要求。

（3）Agent 相互之间及 Agent 与环境之间如何交互和协调，才能充分体现适应性造就复杂性这一复杂系统的本质特征。

（4）在实现工具研究上主要是构建合适的仿真平台，在应用系统研究上主要是以复杂系统自适应理论为指导，对实际的复杂系统进行多 Agent 建模与仿真研究，从而找到管理和控制这一类系统的有效方法。

2. 多智能体建模的特点

相对于传统的系统建模方法，基于多 Agent 的系统建模有如下突出优势：

（1）它采用自下而上的模拟方法，注重对系统中微观主体行为的模拟，通过微观主体的决策行为来驱动系统整体演化，更接近现实世界。它借鉴了计算机科学的其他微观模拟方法并有所发展，它还扩充了对主体偏好、决策、计划、主体间交互作用的研究。

（2）它打破了传统经济学的完全理性的局限性，可以考察在不确定条件下具有不完全信息的主体决策特征，也可考察社会关系和体制在系统发展中的作用。它能更好地表征社会、经济、环境系统的复杂性和适应性。

（3）与传统系统建模方法相比较，Agent 技术不仅可提供建模方法，而且可给出问题的解，还可用演示系统演示全部动力学特征，这是传统分析方法或数学方法所无法达到的。

（4）对于无法求解，或找不到适当方法求解，或许多参数无法确定的系统和问题，采用 Agent 技术可相对详尽地研究系统从微观层面到宏观层面的多种特征，并对问题进行求解。对于无法应用形式描述和数学计算的问题，仍然可通过 Agent 交互建模来解决，而这类问题恰恰广泛存在于社会、经济、生物等复杂系统之中。

（5）已有基于 Agent 的建模和开发工具（软件）（如 SFI 研制的 Swarm 等）被成功应用于复杂系统问题研究中。

4.2.3　多智能体建模的方法步骤

复杂系统多 Agent 建模要建立个体 Agent 的内部结构和行为模型，通过 Agent

与 Agent 之间及与环境之间的交互，来研究个体 Agent 的演化如何共同作用，实现整体的复杂行为。多智能体建模的方法步骤如下[32, 33]。

1. 对系统的界定和描述

首先，需要解决的问题是对所研究的系统进行分析，分析它是否符合复杂系统的特点，如果符合，则利用复杂系统的相关理论（如自适应理论等）对其进行分析，明确系统的界限，在对系统进行界定后，对系统的基本特征和功能，以及内部实体的活动要有所了解，当然，由于系统的复杂性，这些可能会在以后建模仿真过程中进行一定的修正。

2. 对个体 Agent 的划分

对于给定的系统，个体 Agent 划分的任务就是解决这样的问题：将系统中的什么映射作为 Agent？也就是采用面向 Agent 技术，对复杂系统进行抽象。对系统进行 Agent 抽象的基本原则是从系统的物理结构出发，或从系统的功能实体入手，围绕着系统的目标来对系统进行抽象。

以系统的物理结构作为抽象的基点，就意味着可根据物理世界的实际构成来划分 Agent。一般的处理原则是，将组成系统的每个实体都抽象为一个 Agent（可将其称为实体 Agent），这对自然的分布式系统尤为适用。这时，有两个问题需要注意。一个是异质 Agent 与同质 Agent 的处理。通常，系统是由多个实体构成的，实体之间可能是异质的（存在本质上的区别，如经济系统中的人、企业、政府等）和同质的（在本质上是相同的，如一个生物种群中多个生物个体），处理方法是将异质的 Agent 分别形成相应的 Agent，而将同质的多个 Agent 的抽象归结为一个 Agent 类。在系统模型运行时，这些 Agent 类可以实例化成相应数目的同质 Agent（一个或多个，根据系统的要求来确定）。另一个是抽象的粒度问题：根据研究（或应用）的需要，给系统确定一个抽象的层次，必须要有所为又有所不为，即要有所取舍。举例来说，在研究两个企业之间的协商（或博弈）时，可以将每个企业看成是一个 Agent，而不必考虑企业内部的诸多细节；而要研究企业对订单的处理速度时，可能要将企业内若干部门（如销售部门、计划部门、采购部门、生产部门等）作为相应的 Agent 来对待。

在确定了实体 Agent 之后，有时为了实现系统的目标，还要设计一些其他的辅助 Agent，通常这类 Agent 被称为集中服务 Agent。一般来说，组成 Agent 群体的多个 Agent 有共同状态（与 Agent 相关的数据）和行为（如常规的群体特征性的统计），由此抽象出这类 Agent，为一个 Agent 群体提供某些共同的服务，或是为研究人员（或用户）提供有关这个 Agent 群体的信息。例如，一个经济系统中，所有的企业 Agent 可能共同享受一个投标 Agent 所提供的投标服务。这种辅助 Agent 主要是为了满足系统模型的灵活性（如模块化、可变性等）、处理问题的方便及功能等要求，而对系统所进行的功能抽象。对于物理上分布的系统来说，为了传输信息或执行特定的功能，可能还需要一些移动 Agent，如在分布式仿真系统中就存在这种需求，对于单机仿真系统可不考虑。

经过上面的处理，便可确定组成系统的所有 Agent，形成系统的 Agent 类图。当然，在实际的分析与建模过程中，可以根据需要反复地进行这一过程。

3. 个体 Agent 的建模

建立系统的 Agent 类图后，接着要进行的工作就是要建立每个 Agent 的模型。在这里主要是处理以下两个问题：一个是每个 Agent 如何建立世界模型（世界模型是每个个体对外部环境的理解和认识）。任何在一个变化的世界内起作用的 Agent 都必须建立内部的世界模型。不同的 Agent 在知识表达的复杂性和对任务所使用的推理方面是有区别的。一些 Agent 能够清晰的建立它们的世界模型，所以能够对有关模型进行推理。在另一些 Agent 中，它们的模型可能与硬件相联系且分布于整个 Agent 的体系结构中。除了隐含和清晰的区别外，Agent 在它们建立的模型范围及它们所建立模型与现实世界是否相同方面也存在着区别。另一个是如何构建 Agent 的内部结构。不同的 Agent 可以是同质的、异质的或共享某些共同的模块，或在其它的模块中不同。它们也许会、也许不会记得过去的状态；它们也许有、也许没有学习能力；在系统的生命周期内，它们的代码可以改变、也可以不变；它们可以具有、也可以不具有繁殖能力等。

为了解决上述问题，目前对 Agent 模型结构的研究方法主要有基于逻辑和基于对策论的两大流派。

基于逻辑的研究方法以多模态逻辑作为工具，从思维的角度引入各种"模态算子"来描述 Agent 的各种思维属性，刻画信念、意图、责任等高级认知结构和理性行为，利用传统的符号推理来构建 Agent。较有影响的有 Rao 和 Georgeff[34-36] 的 BDI（Belief-Desire-Intention）模型、Levesque[37] 的 Intention 理论。基于对策论的 Agent 模型很自然地采用了研究人类社会交互关系的最佳数学工具——对策论和决策论方法，包括各类最优化技术、智能计算方法等。Agent 行为决策的依据是：一个合理的行动是"使期望效用最大化"的行动，这就是"效用理性"。20 世纪 80 年代中后期，Rosenschein 开始进行 Agent 目标冲突时的交互研究，并运用对策论建立了 Agent 的静态交互模型[38]。近年来，许多学者运用模糊数学、神经网络、遗传算法等技术研究在 Agent 目标冲突前提下的 Agent 建模和合作问题。

逻辑学方法以多模态逻辑作为工具，引入各种模态算子，从思维、认知的角度描述 Agent 的信念、意图、责任等高级认知结构和个体行为，可以较好地刻画 Agent 的理性、行为、决策过程，较好地体现 Agent 的自治、反应、主动、面向目标和环境等特性，生动地说明了 Agent "曾经做过（所以相信能做）"，"愿意做"，以及 "怎么做" 事，较容易理解和接受。对策论方法则用包括各种最优化方法、智能计算方法在内的数学手段描述 Agent 的结构、模型和理性行为，利用目标、约束等表达式给 Agent "圈定" 应达目标和可行区域，用数学工具求出精确解。这两种方法都有各自的局限性：多模态逻辑无法定量分析高级认知结构，而对策论则难以直接刻画 "信念"、"意图" 等高级认知结构。

　　从概念的角度来看，逻辑的方法实现了理性的推理，对策论方法实现了理性的决策。从技术的角度看，使用符号推理的逻辑理性无法使效用最优化，而使用数值分析的决策论却忽略了推理环节。对于多数 Agent 来说，既需要进行合乎逻辑的符号推理，也需要效用最大的合理决策。就 Agent 理论整体来说，需要融合这两种方法的研究成果，克服彼此的缺陷。

　　由于 Agent 技术正处于发展之中，各种模型都有待于不断完善。就复杂系统多 Agent 建模仿真来说，不论采用何种方法，都可以将 Agent 视为由三个基本部分组成，如图 4.3 所示。

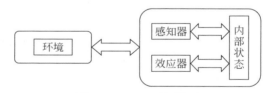

图 4.3　Agent 通用模型

　　每个 Agent 都有自己的内部状态，都有一个感知器来感知环境，即根据环境的状态来改变自己的结构和状态等。同时，每个 Agent 都有一个效应器来作用于环境，即改变环境的状态。

　　构造 Agent 的内部结构之后，结合系统的 Agent 类图，逐个分析每个 Agent 的内部状态、感知器和效应器的实现方法，并根据需要采用相应的技术手段（如逻辑演绎、一般函数等），其原则是：能简单尽量简单，不过分地追求方法的复杂性或一致性，应以实用且可操作为最高的实施法则，这样就建立了个体 Agent 模型。

4. 建立宏观模型

根据已有的 Agent 模型，建立系统的宏观模型，必须解决以下几个问题：

（1）系统应该有多少个 Agent？根据系统的目标要求，确定各种单个 Agent

的总数及规定系统运行时 Agent 的数目是否可以改变等，这是一个系统的重要特征。

（2）Agent 之间的交互规则。即 Agent 之间采用什么样的通信渠道，包括通信介质、通信方式等，以及 Agent 之间采用什么样的通信协议。

（3）Agent 之间如何协调？Agent 是自治的，不需要外界的激励就能活动。但是，在一些具有共同目标的系统仿真过程中，它们不是出于无政府主义状态的，而是相互协调的。而在另外一些系统仿真过程中，每个 Agent 之间没有共同的目标，这时的协调是通过耗散或约束传递这样的机制来实现的。

（4）多个 Agent 之间的拓扑结构（常见的有分层结构、网络结构等）。这个拓扑结构可以是实现者预先设定好，且在系统运行时保持不变的，也可以是在运行时，由 Agent 自己组织形成的，这主要视具体的系统目标来决定。要解决这些问题，前提是对系统的深入分析和了解，同时对相关的技术（如编程手段、实现平台）要有所了解。这样就建立了系统的宏观模型。在下一步实现阶段有可能对宏观模型进行修改。

5. 计算机仿真

计算机仿真就是根据系统的特征模型对之进行设计和编程，包括仿真平台的选择，并根据选定的仿真平台，对前面的系统特征模型进行必要的调整。接下来即对模型实施仿真。在仿真时，为了跟踪个体 Agent 或整个系统的性能，需要在仿真程序中加入一些统计分析代码，如文本输出、图表曲线等。可以将整个仿真系统表示为以下的一个五元组，即

CS_ Sim_ Sys =<Agents，Environment，Parameters，Interface，Platform>

（1）实体（agents）。主要指各种实体 Agent 模型，根据具体的仿真需要，可以具有不同的特性。所有的 Agent 组成一个 Agent 社会。

（2）环境（environment）。是指实体 Agent 的生存空间，或者叫物质基础。

（3）参数（parameters）。这里除了指一些仿真的参数，还包括预先定义的一些仿真规则和要求，如环境的设定、Agent 的通信规则等。

（4）接口（interface）。是指仿真系统和用户的接口，是用户控制仿真过程和观察仿真结果的唯一通道，一般可以通过辅助 Agent 来实现。

（5）平台（platform）。是指仿真平台，这是仿真的基础。

多智能体建模的方法步骤流程如图 4.4 所示。

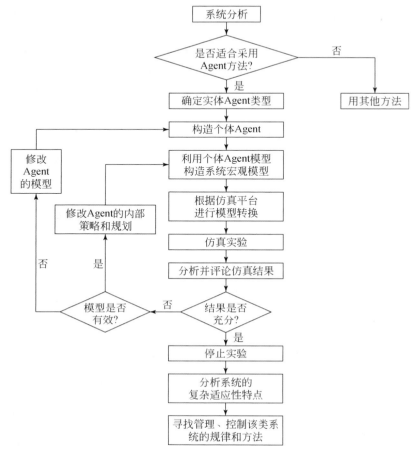

图 4.4 多智能体建模的方法步骤流程图

4.2.4 多智能体建模的仿真工具

目前用于仿真的工具（软件）比较多，常见的有 Matlab、StarLog、Netlog、Repast、Swarm 等。Swarm 是为复杂自适应系统建模而设计的软件平台。1995 年，美国圣塔菲研究所（SFI）发布了 Swarm 的 beta 版，可以在 Unix/Linux 以及 Windows 环境下运行。Swarm 是用 Objective-C 语言开发的，在早期版本中，编写 Swarm 的应用程序也使用 Objective-C。从 2.0 版开始，提供了对 Java 的支持，将来的版本可能支持 JavaScript、C++和 Perl 等语言。Swarm 提供了实现建立基于 Agent 仿真模型的、可共享的基本对象类库以及运行基于 Agent 的仿真模型的控制引擎或虚拟机，同时提供了建模者观察与操作模型运行的用户接口，以及一些相关的工具，Java 形式的类库中共包括 Activety、Analysis、Defobj、Collection、Gui、Objectbase、Random、Simtools、Simtoolgui 和 Space 等软件包，各软件包中包含了对应的类和接口，支持多 Agent 模型的构建和仿真结果的输出。Swarm 仿真调度的基本单元是 swarm，用户通过与 Swarm 库相结合的方式来进行仿真应用的开发。Swarm 是应用最广、开发最早的基于 Agent 的建模与仿真通用平台，已被全世界范围的多个研究机构和个人应用于多个学科领域的众多研究课题。

Swarm 的建模思想就是让一系列独立的 Agent 通过独立事件进行交互，帮助研究由多个体组成的复杂自适应系统的行为。用户可以使用 Swarm 提供的类库构建模拟系统，使系统中的各主体和元素通过离散事件进行交互；并利用这些类库（包括许多可重用的类）来支持模拟实验的分析、控制和显示。由于 Swarm 没有对模型和模型要素之间的交互作任何约束，故此可以用来模拟任何物理系统、经济系统或社会系统。

本书选取 Swarm2.2 作为系统建模工具，因为其模型框架十分成熟，且灵活性很大，可根据实际的模拟要求，定义各种交互模块，而基于 Java 语言的 Swarm，更是具有 Java 的跨平台性和鲁棒性，是一款较好的仿真工具。

基于 Swarm2.2 仿真工具的多 Agent 建模仿真是有固定流程的，或者说有着固定的程序框架。这种框架是一种由内而外的包含式，就像是容器，大的容器可以套住小的容器，这里就是外层框架包含里层框架，所以多 Agent 仿真流程要由内而外。其框架图如图 4.5 所示。

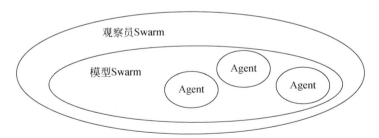

图 4.5　基于 Swarm 的多 Agent 仿真框架

Swarm 模拟程序主要包括模型 Swarm、观察员 Swarm、模拟主体和环境四个部分。

1. 模型 Swarm

Swarm 就是许多个体（对象）组成的一个群体，这些个体共享一个行为时间表和内存池。显然 Swarm 有两个主要的组成部分：一是一系列对象（Object）；二是这些对象的行为时间表（Action）。时间表就像一个索引引导对象动作的顺序执行。

2. 观察员 Swarm

模型 Swarm 只是定义了被模拟的世界。但是一个实验不应只包括实验对象，还应包括用来观察和测量的实验仪器。在 Swarm 计算机模拟中，这些观察对象放在一个叫观察员 Swarm 的 Swarm 中。观察员 Swarm 中最重要的组件是模型 Swarm。它就像实验室中一个培养皿中的世界，是被观测的对象。观察员对象可以向模型 Swarm 输入数据（通过设置模拟参数），也可以从模型 Swarm 中读取数据（通过收集个体行为的统计数据）。

与模型 Swarm 的设置相同，一个观察员 Swarm 也由对象（即实验仪器），行为的时间表和一系列输入输出组成。观察员行为的时间表主要是为了驱动数据收集，即从模型中将数据读出，并画出图表。观察员 Swarm 的输入是对观察工具的配置，如生成哪类图表，输出是观察结果。

3. 模拟主体

Swarm 不仅是一个包含其他对象的容器，还可以是一个不包含其他对象的主体本身。这是最简单的 Swarm 情形，它包括一系列规则、刺激和反应。而一个主体自身也可以作为一个 Swarm：一个对象的集合和动作的时间表。在这种情况下，一个主体 Swarm 的行为可以由它包含的其他个体的表现来定义。层次模型就是这样由多个 Swarm 嵌套构成。还由于 Swarm 可以在模拟运行过程中建立和释放，Swarm 可用来建立描述多层次的动态出现的模型。通过建造模型 Swarm 和观察员 Swarm，将模型和数据收集分离开，一个完整的实验仪器就建立起来了。就像一个玻璃下的模拟世界，不同的观察员 Swarm 可用来实现不同的数据收集和实现控制协议，但是模型本身没有发生变化。

4. 环境

在一些模型中，特别是在那些具有认知部件的个体模拟中，系统运动的一个重要因素在于一个主体对于自己所处环境的认识。Swarm 的一个特点就是不必设计一个特定类型的环境。环境自身就可以看作一个主体。通常情况下，主体的环境就是主体自身。

4.3　元胞自动机建模

4.3.1　元胞自动机的产生和发展

元胞自动机（cellular automata，CA）最初的创意来自于计算机之父冯·诺依曼（Von Neumann）的一个研究生物体细胞自我复制的实验[39]。为了构造出能够解决非常复杂问题的机器，冯·诺依曼设想模仿人脑的行为。他认为，像大脑这样复杂的机体应包含自控制和自维护机理。他的思想就是要排除数据和处理器之间存在的差异，认为他们处在同样的基础上，这引导他设想一种可以超出现有素材、构造自身的机器。

冯·诺依曼开始考虑在由元胞自动机构成的完全离散域的构架下处理这个问题。他认为，每个元胞都具有其内在的状态，并由有限数量的信息位组成；这个元胞系统按离散的时间进行演化，类似于简单的自动机，只要利用简单的规则，就可以计算出元胞在新时刻的内在状态；决定这个系统演化的规则对所有的元胞都是相同的，并且某一元胞的状态随邻近元胞的状态而变化，就像在生命系统中发生的过程一样；元胞的活动是同时进行的，同一时刻驱动每个元胞进行演化，并且同步更新每个元胞单内在状态。冯·诺依曼创立的这个完全离散化的动力系统（元胞空间）现在被称为元胞自动机。

20 世纪 80 年代初，被誉为物理学界天才型人物的 Wolfram 开始把目光投向元胞自动机的研究[40]。他先后详细研究了一系列简单的一维元胞自动机（当今著名的 Wolfram 规则）和二维元胞自动机。他注意到，元胞自动机是一个离散的动力学系统，因而即使在非常简单的框架下，也可以显现出许多连续系统中遇到的行为。在大量的数值模拟和理论分析的基础上，Wolfram 给出了元胞自动机的动力学分类方法，这对元胞自动机的研究是一个非常突出的贡献。Wolfram 的成果有力地说明了元胞自动机是统计力学研究的一个重大课题。

在一系列的深入研究的基础上，Wolfram 在 2002 年出版了专著"A new kind of science"（一种新科学）[41]，向自然选择学说作出挑战。他认为"传统科学"未能建立起解释宇宙复杂性的理论，靠数学方程做不到这一点。所以他要发动一场新的"科学革命"，革命的内容就是要用简单的电脑程序取代数学方程。Wolfram 所钟情的这种简单的电脑程序的核心基础就是元胞自动机。Wolfram 等人的研究工作为元胞自动机的应用与发展打下了坚实的理论基础，促进了元胞自动机的蓬勃发展。

元胞自动机在自然、社会、经济系统的多个领域得到了广泛的应用，从简单的纸牌游戏、布朗运动的模拟到复杂的股票涨跌、生物细胞生长规律的模拟，元胞自动机通过观察元胞的交互行为来获取复杂系统的涌现，其建模机制简单，却能抓住系统的本质特征。通过系统局部简单相互作用的影响集合来产生系统的全局行为，其自下而上的研究方法，符合计算实验方法的建模要求。

4.3.2 元胞自动机的方法原理

1. 元胞自动机模型

复杂系统一般是由许多子系统或基本单元组成的，它们之间的相互作用产生了并非叠加效果的系统整体（涌现）特性。基于这种思想，建模中元胞自动机将模型空间以某种网络形式划分为许多单元（亦称之为基元、格位、网格或元胞），每个元胞的状态以离散值表示，简单情况下可取 0 或 1，复杂情况下可取多值。按照马尔可夫链理论，元胞状态的更新由其自身和相邻元胞的前一时刻状态共同决定。不同的网格形状、状态集和操作规则将构成不同元胞自动机。

本质上讲，元胞自动机是模拟复杂结构和过程的一种计算数学模型，由元胞空间、元胞、元胞状态集、邻居和演化规则组成，可用形式化语言来描述，即可以用下列四元组表示：

$$CA = (\Omega_d, \ S, \ N, \ F) \tag{4.1}$$

式中：CA 为元胞自动机；Ω_d 为元胞空间（d–空间维度），是一种离散的空间网格集合，每个网格单元就是一个元胞；S 为元胞有限的离散的状态集，用以表示各个元胞的状态；N 为一个元胞的邻域，对中心元胞下一时刻的状态值产生影响的元胞集合，记为 $N = (c_1, \ c_2, \ \cdots, \ c_n)$，$c_i \in Z$（整数集合），$i = 1, \ 2, \ \cdots, \ n$；$F$ 为一个映射函数 $C_t^n \rightarrow C_{t+1}$，即根据 t 时刻某个元胞的所有邻居的状态组合来确定 $t+1$ 时刻元胞的状态值，故 F 通常又被称为状态转换函数或局部规则。

在计算实验建模过程中，元胞自动机的元胞可以假定为待研究系统的成员个体，而元胞空间则可以假定为系统空间。元胞的状态参量可以描述为成员个体的状态特征参量，元胞自动机的邻居则代表了成员个体交互的范围。系统内成员个体的交互行为决策所依托的规则由元胞自动机的局部规则所制定。通过将学习、进化算法以及相关数理方法应用至元胞的局部规则设定中，元胞自动机能够作为计算实验方法的基本建模框架，对多学科多领域的复杂问题进行研究。

2. 元胞自动机的构成

元胞自动机可以表示为一个具备离散状态值的众多元胞在模拟空间中的集

合，可以看作是一个在时间和空间上都离散的动力系统。元胞自动机将空间以某种网格形式划分为若干单元，每个单元即为元胞，每个元胞被赋一个初始状态值，后续状态值在每个时间步长中受到一组规则的引导而发生变化。元胞自动机基本组成包括四部分：元胞、元胞空间、邻居、规则，其相互关系如图 4.6 所示[18]。

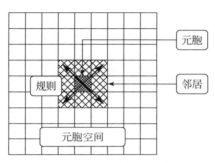

图 4.6　元胞自动机构成

（1）元胞。是元胞自动机最基本的组成，元胞又被称为单元、基元或细胞。元胞的状态值可以是二进制的形式，如：（0，1），也可以在一个有限离散整数集 S_i（$i=0$，1，$\cdots$，n）中取值。

（2）元胞空间。是元胞所在模拟空间中网格的集合。按照模拟空间维度的不同，元胞自动机可以分成一维，二维或者多维元胞自动机，最常见的模拟空间通常是一维或者二维的。一维元胞自动机的元胞空间只有一种划分，二维元胞自动机的元胞空间划分一般有三种：三角形、正方形和正六边形网格排列。

（3）邻居。是指在局部规则作用下能够对目标元胞状态值产生影响的那些周边的元胞。在应用中，邻接的元胞才构成邻居。一维元胞自动机通常以半径 r 来确定邻居。二维元胞自动机的邻居最基本的有冯·诺依曼型和摩尔型两种形式（参见图 4.7）。在基本形式的基础上，应用较多的还有扩展摩尔型和马哥勒斯型等。

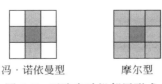

冯·诺依曼型　　　　摩尔型

图 4.7　元胞自动机邻居形式

（4）规则。就是根据目标元胞当前状态及其邻居状态决定下一定时间目标元胞状态的动力学函数，简单讲，就是一个状态转移函数。元胞 i 的局部演化规则如式（4.2）所示[42]。

$$F: S_i^{t+1} = F(S_i^t, S_N^t) \tag{4.2}$$

式中：F 为状态转换函数（或局部演化规则）；S_i^t 为 t 时刻 i 元胞的状态；S_N^t 为 t 时刻 i 元胞的邻居元胞的状态。

4.3.3　元胞自动机的特性

一般而言，元胞自动机模型具备以下特性[43, 44]：

（1）同质性。同质性表现为元胞自动机中的元胞变化服从相同的规律，所有的元胞受同一局部规则的约束。

（2）齐性。元胞的空间分布形式、大小、形状相同。

（3）离散性。元胞空间是按照一定规则划分的离散空间；元胞演化间隔时间离散并且步长相等；元胞状态只能取有限离散值 S_i（$i = 0, 1, \cdots, n$）。

（4）局部性。元胞下一时刻的状态值取决于自身和邻居元胞的当前状态，即在空间和时间上具有局部性。

（5）高维数性。元胞自动机是一个离散动力系统，在动力系统中一般将变量的个数称为维数，而元胞空间都是定义在一维、二维或多维空间之上的无限集，每个元胞都是元胞空间中的一个变量，因此元胞自动机可以看作是一类无穷维动力系统。

参 考 文 献

[1] 范维澄．国家突发公共事件应急管理中科学问题的思考和建议．中国科学基金，2007，21（2）：7-76

[2] Simon H. Giving the soft sciences a hard sell. Newspaper essay on social sciences in the National Academy of Sciences, Boston Globe, 1987-05-03

[3] Lewontin R. It isn't necessarily so: the dream of the human genome project and other illusions. New York Review of Books, 2000

[4] 王飞跃．计算实验方法与复杂系统行为分析和决策评估．系统仿真学报，2004，16（5）：893-897

[5] Shoven J B, Whalley J. A general equilibrium calculation of the differential taxation of income from capital in the US. Journal of Public Economics, 1972, 1 (3-4): 281-321

[6] Lucas R E, Jr. Method and problems in business cycle theory. Journal of Money, Credit and Banking, 1980, 12 (4): 696-715

[7] Kydland F E, Prescott E C. The computational experiment: an econometric tool. Journal of Eco-

nomic Perspectives，1996，10（1）：69-85

[8] Smith V L. Experimental economics：theory and results. No 73，Working Papers from California Institute of Technology，Division of the Humanities and Social Sciences，1975

[9] Kydland F E，Prescott E C. Business cycles：real facts and a monetary myth. Quarterly Review，1990，14（9）：3-18

[10] Norman E. Agent-based modeling：the Santa Fe Institute artificial stock market model revisited. Berlin：Springer-Verlag，2008

[11] Basu N，Pryor R J，Quint T. ASPEN：A micro simulation model of the economy. Computational Economics，1998，12（3）：223-241

[12] Bankes S. Models as lab equipment：science from computational experiments. Computational and Mathematical Organization Theory，2009，15（1）：8-10

[13] Cardenas J C. Experiments in environment and development. Annual Review of Resource Economics，2009，（1）：157-182

[14] 王飞跃. 平行系统方法与复杂系统的管理和控制. 控制与决策，2004，19（5）：485-489

[15] 王飞跃. 人工社会、计算实验、平行系统——关于复杂社会经济系统计算研究的讨论. 复杂系统与复杂性科学，2004，1（4）：25-34

[16] 张维，张永杰，熊熊. 计算实验金融研究. 北京：科学出版社，2010

[17] 张维，赵帅特，熊熊，等. 基于计算实验方法的行为金融理论研究综述. 管理评论，2010，22（3）：3-11

[18] 盛昭瀚，张军，杜建国. 社会科学计算实验理论与应用. 上海：上海三联出版社，2009

[19] 盛昭瀚，李静，陈国华. 社会科学计算实验基本教程. 上海：上海三联出版社，2010

[20] 盛昭瀚，张军，刘慧敏. 社会科学计算实验案例分析. 上海：上海三联出版社，2011

[21] 盛昭瀚，张维. 管理科学研究中的计算实验方法. 管理科学学报，2011，14（5）：1-10

[22] 周昌乐，透视哲学研究中的计算建模方法. 厦门大学学报（哲学社会科学版），2005，54（1）：5-13

[23] 孙明贺，郦全民. 论社会科学研究的计算机实验方法. 东华大学学报（社会科学版），2006，6（2）：20-24

[24] Minsky M L. The society of mind. New York：Touchstone Press，1988

[25] Wooldrige M，Jennings N R. Towards a theory of cooperative problem solving. Proceedings of Modelling Autonomous Agent in a Multi-Agent World，Odense，1994

[26] Russell S，Norving P. Artificial intelligence：a modern approach. London：Pretice Hall，1995

[27] Nils J Nilsson. 人工智能：一种新方法. 郑扣根，庄越挺译. 北京：机械工业出版社，2000

[28] 陆汝钤. 世纪之交的知识工程与知识科学. 北京：清华大学出版社，2001

[29] 石纯一，徐晋晖，陆汝钤，等. 专家系统开发环境. 北京：科学技术出版社，1994

[30] Lane D M，Mcfadzean A G. Distributes problem solving and real-time mechanism in robot architecture. Engineering Application of Artificial Intelligence，1994，7（2）：105-117

[31] Shoham Y, Tenenholtz M. Agent-oriented programming. Artificial Intelligence, 1993, 60 (2): 51-92

[32] 王红卫. 建模与仿真. 北京：科学出版社, 2002

[33] 倪建军. 复杂系统多 Agent 建模与控制的理论及应用. 北京：电子工业出版社, 2011

[34] Rao, Georgeff. Modeling rational agents within a BDI-architecture. Proceeding of KR-91, San Mateo, CA, USA, 1991: 272-297

[35] Rao, Georgeff. An abstract architecture for rational agents. Proceeding of KR-92, 1992: 423-441

[36] Rao A S, Georgeff M P. A model-theoretic approach to the verification of situated reasoning systems. In: Ruzena Bajcsy IJCAI-93. Chamberey, France, 1993

[37] Levesque. Alogic of implicit and explicit belief. Proceedings of English National of Artificial Intelligence (AAAI-84). Austin TX, 1984: 198-202

[38] Rosenschein J S. Rational interaction: cooperation among intelligent agents. Ph D Thesis, Stanford University, 1986

[39] von Neumann J. The general and logical theory of automata. In: Jiffries L A. Cerebral Mechanism in Behavior-the Hixon Sym-posium. New York: Jhon Wiley & Sons Inc, 1951

[40] Wolfram S. Cellular automata as models of complexity. Nature, 1984, 311 (8): 419-424

[41] Wolfram S. A new kind of science. Champaign Illinois: Wolfram Media, 2002

[42] 周成虎, 孙战利, 谢一春. 地理元胞自动机研究. 北京：科学出版社, 2000

[43] 谢惠民. 非线性科学丛书：复杂性与动力系统. 上海：上海教育出版社, 1994

[44] 贾斌, 高自友, 李克平, 等. 基于元胞自动机的交通系统建模与模拟. 北京：科学出版社, 2007

第5章 基于免疫学的非常规突发事件识别和预控理论框架

5.1 基于免疫学的应急管理研究现状与发展趋势

5.1.1 基于免疫学理论的应急管理研究现状分析

目前关于免疫学理论研究和应用较广的主要是医学和生物学、计算机科学、人工智能、自然计算、网络安全等领域，在应急管理领域方面，相关文献较少。

仇蕾借鉴人体免疫系统的运行机制，设计了流域生态系统健康诊断预警指标体系，开发了以改进的具有检测异常变化功能的否定选择算法为基本算法的免疫预警方法[1]。

Chaczko 和 Moses 认为应急管理系统设计最大的挑战是为应急服务机构提供协同工作的构架，他们运用人工智能的神经—免疫—内分泌的自我均衡模型来实现应急管理系统的自我配置和自我修复[2]。

刘浪和邓伟设计了基于免疫危险理论的危机预警系统，论证了这种危机预警系统比一般的危机预警系统具有更强的风险识别能力，而且具有更好的健壮性、自应性和动态防护性，是一种比较有效的危机预警系统[3]。

赵林度和杨世才采用生物免疫学的相关理论和方法，对城市重大危险源的免疫机制进行了研究。并根据城市重大危险源应急管理网络模型和城市重大危险源免疫机制，建立城市重大危险源应急网络的免疫模型，为加强对我国城市重大危险源的管理提供策略和方法[4]。

王湛和杨青以生物免疫学思想为指导，对应急"非特异性免疫"系统（主要包括公安、消防、医疗等应急救援力量）和"特异性免疫"系统（主要包括专设应急管理机构及其下设联动中心，以及应急相关专业部门）进行研究，着重研究了系统具体建设模式、运作流程，建立了一个突发事件应急管理"仿生"系统[5,6]。

黄典剑和李传贵借鉴生物学"应激反应"机制（指人的身体在突然受到外

界强烈刺激或巨大伤害时，会自动调节身体各部分器官，使之协调一致，保持最佳状态，以对抗来自外界的打击），研究了城市重大事故应急的生物学起源和重大事故应急协调的机理，建立了城市重大事故应急的协调性模型[7]。

王朋义和杜军平开发了旅游突发事件的人工免疫模型，建立了基于人工免疫模型的旅游突发事件预警系统，以有效地对旅游突发事件进行预警[8]。

刘延等构造了针对生产事故的免疫系统，定义其是由生产工艺中的安全设备（器官）、安全组织等组成的复杂系统。根据生产事故的特点，对该系统内部各因子间的相互作用关系进行相空间重构，以充分地揭示危险有害链和事故免疫链共存于生产过程中，形成两条交互作用的双链结构，即生产事故免疫系统。通过各个免疫因子的能级等级，揭示事故免疫系统的稳定状态，反映企业发生生产事故的倾向，同时明确了企业在安全生产方面持续改进的方向和预防控制事故发生的主要途径。再对生产事故免疫系统内部的各免疫因子进行贡献度排序，揭示各因子对免疫系统的贡献度并制定具体措施，预防生产事故的发生[9]。

杨青，施亚能，王湛以管理科学、生命科学和信息科学进行交叉渗透为指导思想，在总结借鉴免疫学、多 Agent 建模和仿真、应急管理等理论和方法的基础上，提出了应急预案多 Agent 的生成及其与抗原（突发事件）的交互机制，剖析了克隆选择与应急预案多 Agent 的进化问题，设计了最优应急预案的留存与记忆库的更新，建立了基于免疫学的应急预案 MAS 理论框架[10]。

马慧敏基于复杂系统理论、免疫学理论和应急管理理论，就非常规突发事件应急管理主动免疫系统的构建和形成机理进行了系统研究，重点解决基于生物免疫理论的非常规突发事件应急管理主动免疫系统理论框架的构建、非常规突发事件风险识别、应急预案优化机制等关键问题，力求构建非常规突发事件应急管理主动免疫系统及主动免疫能力综合评价理论体系[11]。

陈清光等基于生物免疫机理，先应用仿生学方法从整体上分析化工园区的"生理结构"，再从局部分析化工园区安全生产事故预警体系与生物免疫系统的相似性，首次提出包括诊断识别子系统、预警信号子系统、协调控制子系统和记忆库在内的化工园区事故免疫预警系统，设计了一种新的包括预警指标参数输入、模型运算和结果输出三个功能模块的化工园区安全生产事故预警机制[12]。

刘浪和黄有方通过模仿免疫系统的特点、免疫应答过程、免疫机制分别建立了应急物流的防御体系、响应流程和应急响应机制[13]。

陶媛从动态风险识别问题的需求出发，在对免疫系统运行机理研究的基础上，建立了基于生物免疫的动态风险识别模型以及相关的免疫算法。在基准数据集上的实验以及在隧道工程的盾构进出洞实际施工中的成功应用表明所提出的模型和算法有很好的性能[14]。

　　王皓等设计了基于物联网的智能交通网络公路交通突发事件自动检测方法，使用免疫算法作为数据融合方法，根据融合后的数据来对公路交通突发事件进行判定[15]。

　　杨多贵等设计了由"自然屏护—经济防御—社会抗逆"三道免疫防线、共计 17 个指标构成的"国家免疫系统健康"评价指标体系。为抗击自然灾害，防范经济危机，保持社会稳定，实现国家健康可持续发展提供科学分析依据[16]。

　　杨青，马慧敏，于艳玲基于免疫学理论构建了非常规突发事件应急管理的风险识别模型。在总结借鉴免疫学、多 Agent 建模和仿真、应急管理等理论和方法的基础上，提出基于免疫学的突发事件风险识别器多智能系统理论体系。重点探讨了突发事件风险识别器多智能系统中风险因子基因库的构建、风险识别器的生成和优化、进化机制的优化算法等关键科学问题[17]。

　　杨帆揭示了基于复杂系统理论的非常规突发事件演化机理，建立了非常规突发事件免疫接种、隔离及小规模能量释放模型，构建了基于克隆选择的非常规突发事件控制的预案优化模型[18]。

　　杨青和杨帆以 SEIR 的理论模型为基础，加入免疫接种和隔离（Immunization and Isolation）预控措施，构建了 SEIR- Ⅱ 模型。运用复杂系统 CA 原理和多 Agent 理论，充分发挥元胞个体的自组织性和智能性的优点，通过综合分析元胞邻域、传染概率、模型空间等多因素，凝练出元胞传递概率关键变量，使模型能较为真实的模拟现实突发传染病事件的演化过程。通过对甲型 H1N1 事件的模拟仿真和计算实验来验证 SEIR- Ⅱ 模型的科学性和实用性[19]。

　　吴俊借鉴免疫、遗传和进化理论研究安全生产事故应急能力跃迁机理。应急能力的跃迁过程划分为基态、激发态和定态。基于免疫理论研究应急能力跃迁前的基态机理，基于遗传理论研究跃迁中的激发态机理，基于生物进化的相容性理论研究跃迁后的定态机理。同时在整个应急能力跃迁的过程中关注人的因素的核心作用，通过认知神经实验研究应急人员的应急反应机理[20]。

　　姚珣等基于免疫学说构建了群体突发事件应急管理体系，包括基于社区的非特异应急管理和基于人工免疫的群体突发事件特异性应急预案[21,22]。

　　刘星星和杨青运用免疫学基因理论研究非常规突发事件识别问题，建立了免疫基因与非常规突发事件的映射关系，剖析了非常规突发事件三类演化机理与九种特质，构建了"三九"双层非常规突发事件基因框架，并提出了非常规突发事件免疫基因概念、假设与案例界定条件。研究表明，非常规突发事件基因有利于对非常规突发事件的预测识别，将免疫系统与非常规突发事件进行更深层次的学科融合[23]。

　　综上所述，目前国内外学术界在突发事件应急管理与免疫学理论融合方面的研究还处于摸索阶段。部分学者虽然已经认识到应急管理与免疫应答的相似性，并将人工免疫算法应用于具体突发事件的预警，或者利用多智能体系统对突发事件应急管理进行模拟仿真，但还远未形成一套真正能够用于指导应急管理实践的理论和方法。现有研究在突发事件应急管理、免疫学和多智能体系统的集成方面相对薄弱，如何在非常规突发事件应急管理中发挥免疫系统的主动防御功能更是几近空白，非常规突发事件的识别与预控缺乏完整的参考体系，也缺乏系统的综合集成研究。

5.1.2　基于免疫学理论的应急管理研究发展趋势

非常规突发事件应急管理系统可被视作一个开放的复杂巨系统，该系统的特性有多主体、多因素、多尺度、多变性等，其中包含了丰富而深刻的复杂性科学问题[24]。目前国内外的相关研究已然证明，对于复杂系统问题，采用现有的以还原论为基础的建模方法无法很好地加以解决。而如果采用基于智能体的建模方法，将复杂系统中的个体用多个智能体的方式来加以描述，并对个体之间以及个体与环境之间的交互关系进行建模，就能够将复杂系统中个体的微观行为与系统的整体属性有机地结合起来。

目前，基于多智能体的建模方法已被证明是一种有效的建模方式，也可以尝试在应急管理领域应用这种方法来解决问题。就运行机理而言，自然免疫系统与应急管理所面临的问题极为相似：自然免疫系统在生物体内抵御抗原入侵的过程，在很大程度上与应急管理系统识别风险和应对风险的过程相类似[25]。人工免疫系统受生物免疫系统启发，能够模拟生物免疫系统的运作机理和功能，综合了诸如分类器、机器学习和神经网络等算法和模型的优点，有望提供解决突发事件问题的全新思路[26,27]。由此可见，非常规突发事件应急管理涉及管理科学、生物科学、计算机科学与工程科学等多学科领域的知识，需要不同学科间的交叉、渗透与融合，以期为解决此类问题提供新的思路、理论、方法和关键技术。

本书将融合复杂系统理论、免疫学理论、应急管理理论和计算机科学，就基于免疫学的非常规突发事件识别与预控的机理与方法展开深入系统研究。

5.2　生物免疫机制对非常规突发事件应急管理的启示

5.2.1　生物免疫识别机制对非常规突发事件识别管理的启示

传统的风险识别方法主要是基于随机理论，它无法充分考虑到时间性以及非常规或小概率事件可能造成的风险，因此容易陷入规则化或概率化，无法分析对系统可能造成致命损伤的小概率事件并做出有效的决策。

由于突发性事件信息具有高度的不完全性与不对称性，故在非常规突发事件应急管理中，对于灾情及其演化趋势的预警识别与评估至关重要。演化趋势或态势评估中主要是应用认知模型的方法，如人工智能、专家系统、逻辑模板匹配、计划识别理论、贝叶斯网络等技术。非常规突发事件识别的理论基础可以借鉴生物免疫系统的抗原识别机理，可以说，对非常规突发事件的免疫识别是参照生物免疫系统识别抗原的机理而构建起来的人工免疫识别模式。

免疫应答（immune response）指抗原进入机体后，刺激机体免疫系统所发生的一系列复杂反应的过程。在正常情况下，机体内的免疫细胞能发现并处理（杀伤、销毁）体内出现的少量异常细胞。机体免疫细胞具有识别体内出现的带有新抗原决定簇的突变细胞，并及时杀伤和消灭突变细胞的功能[17,28]。

免疫监视（immune surveillance）是生物体内的一种自然现象，其主要目的是及时发现生物体内是否出现了异常细胞。凭借这一机制，机体可受刺激而产生细胞毒细胞和抗体去杀灭或中和异常细胞。该机制实现的方式是通过对抗原决定簇的全部或部分识别，机体产生抗体，并通过克隆选择过程，克隆更多的亲合度更高的抗体去识别和消灭异常细胞。

生物免疫系统能够借助于强大的自我保护机制，避免机体遭受外来抗原的侵害。从非常规突发事件应急管理的角度来分析，借鉴生物免疫机制对于构建应急管理主动防御系统和提高应急管理效率具有重要的指导意义，有助于解决常规的应急管理难以有效应对非常规突发事件的问题。生物免疫系统不仅能够识别出已知抗原，而且还能识别出未知类型的抗原，其识别模式为"自我–非我"模式，具体而言，该模式有如下四种运行机制。

（1）阳性与阴性选择机制。该机制可以使免疫细胞对自身抗原不发生免疫应答，只对外来抗原进行识别，借此可以减少预警报警的误差率，从而提高免疫系统的识别能力。非常规突发事件免疫识别主要是识别可能对社会经济系统造成重大损害的因素，这些因素在识别过程中存在漏报和误报的可能性。将阳性与阴性选择机制引入非常规突发事件的识别，用以降低漏报和误报的可能性，提高识别力度和精度。

（2）克隆选择机制。克隆机制可以将不能识别外来抗原的免疫细胞淘汰，而将能够识别外来抗原的免疫细胞进行大量克隆。非常规突发事件识别方法和预控方案若具有较好的效果，则会对这些方法和方案进行克隆选择，保留更为长久。

（3）进化机制。生物进化是有机体经自然选择的结果。免疫系统进化是个体发育进化，是在一个有机体内进行自然选择。适应性生物进化是通过基因遗传、变异积累和和自然选择的继续。非常规突发事件识别和预控系统"监视"着社会经济的运作，社会经济的变迁必然要求系统本身的进化。

（4）交叉识别机制。该机制的主要功能是减少识别类似抗原的资源和时间。非常规突发事件特性之一是发生的频率极低，其未知风险因素可以通过借鉴生物免疫系统的抗原识别机制加以识别。借鉴生物免疫原理建立起来的应急管理主动防御系统，具有更强的自组织性和自适应性。

生物免疫系统识别模式及其启示如图 5.1 所示。

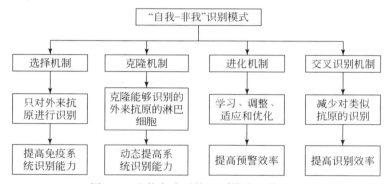

图 5.1　生物免疫系统识别模式及其启示

借鉴"自我-非我"识别模式，有利于剖析非常规突发事件的潜在风险本质以及探索如何从根本上设计预控方案。首先，认识非常规突发事件的"自我"表现与"非我"本质；其次，模拟非常规突发事件的风险识别过程；最后，观测系统识别的能力，包括效果与效率，揭示非常规突发事件的演化规律，从而为非常规突发事件的预控管理提供决策支持。在此流程中，生物免疫控制机制贯穿整个过程，对于非常规突发事件的预控管理是一种启发式探索。

5.2.2　生物免疫控制机制对非常规突发事件预控管理的启示

1. 生物免疫系统的自我保护

免疫监视是生物体无意识的自动保护功能，不由机体的自主意识决定，并处于一种时时保护的状态，除非机体处于异常状态，免疫功能下降，这种免疫监视作用才会减弱。当抗原入侵，被监视识别后免疫系统立刻做出反应，发出协调刺激信号，然后根据三种不同情况分别处理，包括免疫耐受、非特异性免疫、适应性免疫。

（1）免疫耐受。机体非常适应这种异常细胞，机体就不会采取任何行动，而是把此细胞当作正常细胞看待。

（2）非特异性免疫。机体可以通过自身带有的处理异常细胞的免疫细胞直接将异常细胞完全消灭。

（3）适应性免疫。适应性免疫是当非特异性免疫失效的时候被引发的。机体内部由免疫组织随机产生不同类型的抗体，通过机体的内部循环机制，随机捕获抗原，与抗原的决定簇结合，如果发现与抗原匹配程度较差，则进行受体编辑、变异和重组，让抗体进化，然后再去匹配抗原，如果匹配较好，抗体就进行克隆过程，扩增此种匹配较好的抗体并将此抗体进行记忆，以备二次应答，抗体扩增后，又有两种情况发生，一种是抗体很好的匹配抗原，抗原被消灭，另一种是抗原在抗体进化时，自身也在进化变异，而且变异速度超过抗体的适应能力，抗体始终无法较好的匹配抗原，抗原最终清除失败，机体发生无法自愈的疾病。

2. 生物免疫控制机制

生物免疫控制机制则是在免疫应答和免疫监视过程中控制应答水平，并完成免疫自稳和免疫进化的机制。

（1）记忆机制。生物免疫系统具有免疫记忆机制，这种机制能够在初次应答之后，对再次入侵机体的抗原产生快速反应（即二次应答）。运用免疫记忆机制，免疫系统在进行二次应答时，反应速度大大提高，反应时间也得以显著缩短；非常规突发事件预控系统同样需要建立自学习机制，对过去突发事件预控所积累起来的专业资料和各种经验及时进行总结留存，以供将来突发事件风险来袭时做出快速反应、缩短应对时间，提高防范和控制风险的效率。生物免疫系统记忆机制及其启示如图5.2所示。

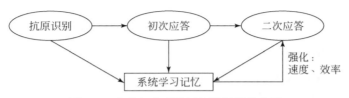

图 5.2　生物免疫系统记忆机制及其启示

二次应答的起点是在免疫监视过程中，发现有结构相似的抗原再次入侵生物机体后，不再像初次应答那样进行反复判断和识别，也无须随机产生抗体去进行模糊识别，而是一步到位，直接从生物机体的记忆细胞中抽取对应的抗体，然后迅速进行克隆扩增过程，用这种直接从记忆细胞中抽取的抗体或它的克隆去清除入侵的相似抗原。当然这种过程不是一定都能完全清除抗原，也有清除失败的情况发生，而这种清除失败的后果将是恶劣的，因为它阻止了机体免疫系统发生初次应答的可能性。由于机体判断失误，没有产生初次应答，而是发生了二次应答，导致机体无法清除抗原，发生病变，所以不是所有情况下二次应答都对机体有益。

二次应答反映出生物机体对异常细胞的适应能力，生物机体能有效地长期记忆已经得以与之匹配的高亲合度抗体，并在该抗原再次入侵的时候，快速地提取这种抗体，以消灭此种抗原。

（2）反馈机制。抗体是免疫应答的产物，但免疫系统在抗体产生后又可以根据抗原的数量调节其后抗体的产生进程。因此，机体的免疫应答有着反馈调节机制（图 5.3）。而在应对非常规突发事件时，初始预控方案往往是从以往的应急管理实践中汲取经验，形成一种规范化制度，应急管理系统再根据新的突发事件风险特征，调整后续的预控方案，更新预控方案记忆库。因此应急管理预控体系也同样应具备反馈调节作用。

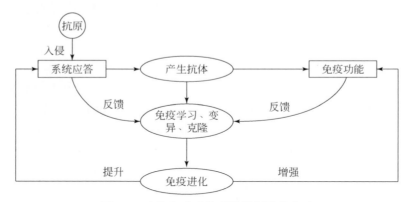

图 5.3　生物免疫系统反馈机制及其启示

（3）疫苗接种机制。通过疫苗接种可以增强生物机体的免疫应答。疫苗是指根据进化环境预计得到的最佳基因的个体；根据疫苗修正个体基因的过程被称为接种疫苗，接种的直接目标是消除抗原在新个体产生时所带来的负面影响。

疫苗是根据现有对所求问题所具备的先验知识，从中提取出的一种基本的特征信息，而抗体则是根据这种特征信息得出的一类解。运用局部特征信息以一定的强度干预全局并行的搜索进程，抑制或避免求解过程中的一些重复和无效的工作，以克服原进化策略算法中交叉和变异的盲目性，有针对性地抑制群体进化过程中出现的退化现象，从而使群体适应度相对稳定地提高。

接种疫苗后，经过免疫检测，对接种疫苗后的个体进行检测，若其适应度仍不如父代，说明在变异、交叉的过程中出现了严重的退化现象，不吸取该子代个体加入父代。若该子代个体的适应度优于父代，则进行选择进入父代。免疫选择在加强接种疫苗的积极作用，消除免疫大规模伤害方面具有鲁棒性。

应急管理系统的疫苗是根据应急管理的先验知识产生的待验证的最佳预控方案，而免疫接种则通过按计划定期举行的针对性模拟演练，不断在演练中完善预控方案的方式来实现。生物免疫系统疫苗接种机制及其启示如图 5.4 所示。

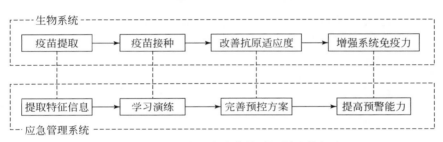

图 5.4　生物免疫系统疫苗接种机制及其启示

3. 生物免疫分布协同机制

免疫系统中的各种免疫细胞分布在机体内部，虽然机体并没有一个集中的控制中心，但抗体可以通过自学习的方式实现对特定抗原的有效识别，借此实现对生物体的全系统防护。分布于机体各处的局部抗体之间具有相互协调能力，免疫机制将系统任务分配到机体的多个具体单元，可以避免因局部的抗体发生错误或无力应对任务而致使系统整体机能下降。

识别和预控系统可以被赋予分布性的特点，免疫系统没有（或者有很弱的）控制中心或协同中心，因此不会由于某个节点的失效导致整个系统的失败。识别和预控系统都具有独特性的特点，即每个识别和预控系统都具有能够识别和控制某种风险的能力，多种识别和预控系统组成的主动免疫系统就能覆盖绝大多数外来风险因子，由此增强整个系统的风险识别和控制能力。上述这些特征将会大大增强系统的健壮性。

5.2.3 生物免疫优化机制对非常规突发事件应急管理优化的启示

1. 非常规突发事件应急管理体系的完善——主动防御

在生物免疫领域，主动免疫是指给机体输入某一抗原使之得以在再次遭遇该抗原时产生特异性的二次应答。生物体可通过有目的、有计划的自身疫苗接种，实现对特异性抗原迅速而高效的免疫应答（二次应答），实现防御抗原入侵的功能。

将主动免疫概念引入非常规突发事件应急管理领域，目的是借鉴生物免疫系统的预防机制，及时准确地监测、识别各类风险的入侵活动，并采取适当的应对措施，维护社会系统的正常运行，从而扭转目前突发事件应急管理以事后应急响应为主的被动局面，全面提高应急管理的预防效率。

因此，可将非常规突发事件应急管理主动防御界定为：在非常规突发事件发生之前，通过对相关风险（抗原）的识别，产生预控方案，并经过定期针对性的模拟演练来完善预控方案，实现应急管理预控功能的管理过程和管理活动。应急管理主动防御主要包括三个关键环节。

（1）抗原识别。主要是解决如何针对特定非常规突发事件提取关键因子、传递关键信息、识别关键特征等问题；通过利用非常态样本初始化基因库并利用基因库生成抗原识别器的方法来对非常规突发事件风险进行识别。

（2）抗体生成。预控方案是在辨识和评估潜在的重大危险、突发事件类型、发生的可能性、发生过程、事故后果及影响严重程度的基础上，对应急管理机构与职责、人员、技术、装备、设施、物资、救援行动及其指挥与协调等方面预先做出的具体安排。预控方案中明确了在突发事件全过程管理中的行动计划或方案。在主动免疫系统中，主要研究如何通过风险识别，根据应急管理的理论知识和实践经验，提出初始预控方案，将预期效果较好的预控方案放入记忆库。

（3）疫苗接种。进行疫苗接种，能加快预控方案的生成、增强预控方案的有效性。应急管理系统的疫苗接种通过按计划定期针对性的模拟演练，生成并完善预控方案等渠道实现。

2. 非常规突发事件应急预案的强化——适应进化

我国应急管理工作的特色在于"一案三制"建设。2006 年 1 月，国务院正式发布了《国家突发公共事件总体应急预案》，标志着全国初步建立了应急预案框架体系。国内一些地区建立了"突发事件应急管理系统"，我国突发公共事件的综合能力明显增强。而对于应急预案的评估、筛选以及升级优化都还缺乏一套完整的方法体系。

参照免疫复杂巨系统而构建的非常规突发事件应急防御体系中，可以将遗传进化和克隆选择等算法融入到应急预案的升级优化中，让应急预案具有自适应、自学习的进化过程，让应急预案的形成过程成为自组织的过程，从而使得非常规突发事件应急预案体系具有更强的鲁棒性和适应性。

5.3　基于免疫学的非常规突发事件识别和预控系统构建

5.3.1　非常规突发事件识别和预控系统构建的原则

在构建非常规突发事件识别和预控系统时应遵循以下原则：

（1）综合性原则。非常规突发事件识别和预控系统是一个自然、社会经济、人类活动交织在一起的复杂系统，一个因子的变化往往引起关联因子的变化，一个子系统的变化也往往引起子系统甚至整个大系统的变化。因此必须做到适度的综合性原则，以适应全局性要求。

（2）科学性原则。科学性原则的要求主要表现在要求理论与实际相结合，并且构建系统所采用的技术方法应该具有科学合理性，既要在理论上有据可依，同时又能在应用中反映研究对象的客观实际情况。设计非常规突发事件识别和预控系统时，科学性原则具体来说即是：以科学的理论作为指导，使系统能够在概念界定上经得起推敲，系统结构合乎逻辑，抓住研究对象的实质，并具有明确的针对性。

（3）简洁性原则。非常规突发事件识别和预控系统是理论与实际相结合的产物，无论是采用定性定量方法或者是建立模型等哪一种方法，都必须是对客观存在的简明抽象描述，应尽其所能地透析研究对象的本质，找出其最具代表性的部分。

（4）灵活性原则。非常规突发事件识别和预控系统的灵活性体现在系统的规模和覆盖范围具有很大的弹性空间。该系统可以自如伸缩到一个市、某个省、一个国家、一个地区甚至整个世界的层面上。根据非常规突发事件的发展情况和应急管理的实际需要，决定系统覆盖的区域大小。

（5）实用性原则。非常规突发事件识别和预控系统的设计是为非常规突发事件预警和应急管理提供决策依据的，因此该系统必须具备应用性、可行性和可操作性。系统结构设计应尽力避免繁琐，在能保证预警结果客观可用的前提下，尽可能简化，必要时可以去掉一些非关键性因素。

（6）自治性原则。为避免非常规突发事件应急管理中的各种力量和社会大众对当前系统的负担过重，要求系统的自治性很强，尽可能减少人为的干预。

5.3.2 非常规突发事件识别和预控系统的特征

非常规突发事件识别和预控系统应具备主动性、记忆性、智能性、自适应性、动态性、分布性等六个主要特征。

（1）主动性。非常规突发事件识别和预控系统的主动性主要体现为：识别和预控系统通过对环境中存在的风险因子进行识别，提前匹配最优预控方案，依照预控方案，按步骤及时执行，使得系统能够在突发事件风险因子侵入之前或造成实质性损害之前使其停止或减缓其损害，而非等待突发事件发生之后才仓促应对，这一点对于非常规突发事件应急管理来说尤其重要。另外，系统的主动性还体现在于日常应急管理中进行免疫接种活动，按计划举行定期针对性的模拟演练或系统调整适应，生成并完善应急预案。这些工作都是在非常规突发事件发生之前进行的，预控方案生成之后，依此安排非常规突发事件的应对处理行动，如事前对风险的预控和清除，事中的反应应对，事后的恢复与评价、反馈。因此，可以把识别和预控的工作归类到应急预警管理的范畴。

（2）记忆性。非常规突发事件识别和预控系统具有自学习机制，对已发生过的突发事件进行应急管理所积累起来的知识及时进行保存归纳，形成不断更新的记忆库，在未来检测到突发事件风险时就可以做出快速反应，提高免疫系统防御风险的效率。风险基因库不断进化，其进化动因是不断捕获的新的风险因子，使得风险基因库的更新；风险识别器也由于风险基因库的更新并且伴随着新的演化规律而持续进化，由此引起预控方案记忆库连锁反应式的优化。

（3）智能性。非常规突发事件识别和预控系统是一个高度进化的智能系统。基于多智能体建模思想，识别和预控系统可按要素分解为多个智能体，智能体具有自适应、自组织和自学习的特性，并且具备通信和协作能力。每一个多智能体由多个二级多智能体组成。其中，每一个多智能体都是一个自治或半自治系统，它们既可以各自完成自己局部所负责的任务，又能够相互协作地共同解决单个目标问题或多个目标问题。

（4）自适应性。当非常规突发事件识别和预控系统识别出以前从未遇到过的突发事件风险因子时，它将经历初次免疫应答，并"学习"该特定风险因子的结构，保留对这些风险因子的记忆。此后当遇到相同的风险模式时，免疫系统将快速做出反应。识别和预控系统能够检测新的风险因子，并通过免疫记忆保留对新风险的识别和反应，这一特性对识别和预控系统安全十分重要。目前各种应急管理模式都面临一个难题：它们只能识别出已知风险并进行预警防范，而不能识别出新风险，那么就意味着，对于非常规突发事件，原有的应急管理模式在预警功能上是基本失效的。利用免疫系统的"学习"特性，则可以迅速高效地对付各种新型的非常规突发事件。

（5）动态性。生物免疫系统的动态性表现在通过免疫细胞不断更新来实现对人体动态防护。这种不断更新免疫细胞的动态防护方式，能够以相对较少的资源来完成相对较多的识别任务。在识别外来抗原时，免疫系统利用生物克隆机制和进化机制进行"去劣存优"，"去劣"是指淘汰掉免疫细胞中不能识别外来入侵抗原的细胞，"存优"则是指将能够识别外来抗原的免疫细胞保留下来，并使之经过不断克隆、变异和进化，以期使系统具备识别全部入侵抗原的能力。依据免疫理论设计非常规突发事件识别和预控系统时，应当不断修改预控方案，及时使预控方案更新换代，实现其最大限度的效用，达到动态保护社会系统的目的。预控方案的持续更新并非是必须持续依据新识别的风险因子加以更新，这不仅从技术上难以实现，也会耗费不必要的系统资源，因此，系统的及时更新可以设置最低时限或风险危险阈值等方式来保证。

（6）分布性。针对于非常规突发事件的复杂性和难以用常规手段进行预测预控的特性，识别和预控系统没有（或者有很弱的）控制中心或协同中心，不会由于某个节点的失效导致整个系统的失败。风险识别器和预控方案都具备分布性和独特性的特点，每个识别器都能识别一种特定风险因子的能力。风险识别器集合和预控方案集合组成的主动免疫系统会大大增强整个系统的风险识别能力。

5.3.3　非常规突发事件识别和预控系统与生物免疫系统的异同点分析

生物免疫系统经过漫长的自然进化史被证明是有效的、适应性良好的防御系统。本书在分析生物免疫系统与应急管理识别和预控系统的异同点的基础上，研究建立非常规突发事件识别和预控人工免疫计算实验系统，揭示应急管理系统进化的可行性。

1. 非常规突发事件识别和预控系统与生物免疫系统的共性分析

（1）学习记忆能力。生物免疫系统具有免疫记忆机制，这种机制能够在初次应答的前提下对再次入侵机体的抗原产生快速反应（即二次应答）。运用免疫记忆机制，免疫系统在进行二次应答时，反应速度大大提高，反应时间也得以相应缩短。

非常规突发事件识别预控系统同样具备一定的学习记忆机制，对过去突发事件识别预控所积累起来的专业资料和各种经验及时进行总结留存，以供将来突发事件风险来袭时做出快速反应、缩短应对时间，提高防范和控制风险的效率。在非常规突发事件识别和预控时，初始应急预案是过去应急管理的产物，识别系统根据新的突发事件风险特征调节其后应急预案的编制，更新应急预案记忆库，此后的预控过程根据新的应急预案展开。

（2）反馈调节能力。生物免疫系统具有免疫反馈机制。免疫抗体是免疫应答的产物，但免疫系统在抗体产生后又可以根据抗原的数量调节其后抗体的产生。因此，抗体对免疫应答有着反馈调节的作用。

在非常规突发事件识别和预控时，预控过程根据预控预案展开，在预控过程中往往也设立了临时决策机构以及各类应急小组，预控行动的安排与应急资源的调配都是动态进行的，并且全面监测影响非常规突发事件发生发展的各项指标，非常规突发事件预控也同样具有反馈调节作用。

（3）主动防御能力。生物免疫系统通过疫苗接种可以增强主动应答的能力。所谓的疫苗是指根据进化环境所得到的预计最佳个体基因；根据疫苗修正个体基因的过程被称为接种疫苗，接种的直接目标是消除抗原在新个体产生时所带来的负面影响。

非常规突发事件识别和预控系统的疫苗是根据应急管理的先验知识产生的待验证的最佳预控预案，而免疫接种则通过按计划定期举行的针对性模拟演练，不断在演练中完善预控方案的方式来实现。

（4）集中分布结构。生物免疫系统具有分布性。免疫系统中的各种免疫细胞分布在机体内部，虽然机体并没有一个集中的控制中心，但抗体可以通过自学习的方式实现对特定抗原的有效识别，借此实现对生物体的全系统防护。分布于机体各处的局部抗体之间具有相互协调能力，免疫机制将系统任务分配到机体的多个具体单元，可以避免因局部的抗体发生错误或无力应对任务而致使系统整体机能下降。

非常规突发事件识别和预控系统中的风险识别器可以被赋予分布性的特点，识别和预控系统是主动免疫系统的一类，主动免疫系统没有（或者有很弱的）控制中心或协同中心，因此不会由于某个节点的失效导致整个系统的失败。风险识别器和免疫系统识别受体都具有独特性的特点，即每个识别器都具有能够识别一种风险的能力，多种识别器组成的主动免疫系统就能覆盖绝大多数外来风险因子，由此增强整个系统的风险识别能力。上述这些特征将会大大增强系统的健壮性。

总之，非常规突发事件风险与抗原在基本特征上存在着共性，如破坏性、潜伏性和蔓延性等。识别预控系统和生物免疫系统有着本质上的相似性，因而借鉴生物免疫原理有助于构建功能强大、反应迅速的整体应急管理免疫系统。由于生物免疫系统所具有的识别、学习、克隆选择、记忆、自适应、自组织等特点，免疫系统在整体上形成了一个分布式的多智能体自治系统。参照生物免疫的特点，识别与预控免疫技术应该具有分布式的检测、免疫记忆、模糊判断等特性。

2. 非常规突发事件识别和预控系统与生物免疫系统的差异性分析

（1）识别机制差异。生物免疫系统具有高效率的识别机制。这种机制不仅能够识别出已知抗原，而且还能识别出未知类型抗原，识别模式为"自我-非我"模式，在该模式下还存在很多免疫机制，以实现免疫系统的稳定与进化。

非常规突发事件的特性之一是发生频率低，可能几十年难得遇见一次，且通常有一个漫长的潜伏期，事件本身也隐藏在各类事件中，目前针对非常规突发事件的识别还远未形成一套完整的体系，通过早期研究构建起来的应急管理系统往往无法应对突发的重大事件。但非常规突发事件所包含的未知风险因素可以通过借鉴生物免疫系统的未知抗原识别机制加以辨别，基于免疫识别原理建立起来的非常规突发事件识别和预控系统，将具有很强的自适应性和鲁棒性。

（2）研究方法差异。生物免疫领域的研究多采用生物技术与医学技术，运用专业的仪器设备，进行实体实验与观测。生物免疫方面的研究可以经历多次试验，而社会性事件往往无法进行现实试验，只能通过模拟仿真得到一些数据。非常规突发事件又因其难以预测以及形式多样的特点，甚至连模拟仿真也难以实现。非常规突发事件通常也是重大突发事件，对社会经济系统影响巨大，往往缺乏相应的历史数据，通常只能通过大量的案例分析，析出相关数据，利用人工免疫系统来进行研究。

5.3.4　非常规突发事件识别和预控系统与生物免疫系统之间的映射

1. 非常规突发事件识别和预控系统的运行机制

借鉴生物免疫系统的运行机制，非常规突发事件识别和预控系统应具备如下四种运行机制。

（1）识别机制。非常规突发事件识别与预控系统利用"自我–非我"风险识别机制控制着风险识别过程。识别机制将所识别的非我风险因子分为已知风险因子和未知风险因子，免疫应答机制只对非我风险因子（即外来突发事件风险因子）进行免疫应答。

（2）应答机制。非常规突发事件识别与预控系统利用免疫应答机制控制系统对突发事件风险的监测、识别、预测、评价过程。当系统识别出外来风险因子原本存在于系统风险基因库中时，发生二次应答，直接匹配预控方案记忆库中的最佳预控方案；当系统无法识别出的外来风险因子时，引发初次应答，生成预控方案以消除风险因子，同时通过自学习机制留下风险因子的记忆，更新风险基因库，将新生成的预控方案添加进预控方案记忆库中；当类似风险再次来袭时，触发二次应答，在比初次应答更短的时间周期内提取预控方案，并对风险作出快速反应。

（3）反馈机制。反馈是指系统输出的全部或一部分通过一定的途径反送到输入端，由此对系统的输入和输出产生作用的过程。系统通过反馈机制得以具备自组织、自成长的能力。非常规突发事件识别和预控系统利用免疫反馈机制控制着预控方案的产生和更新过程，预控方案对应急管理有着反馈调节的作用，预控方案是应急预警的产物之一。初始预控方案是过去进行应急预警的产物，当初始预控方案产生后，不断与风险因子相互作用并消灭风险因子，最终使所有的入侵风险因子都被清除。免疫系统随后又继续根据新的突发事件风险因子的特征调节其后预控方案的产生，更新预控方案记忆库，此后的应急预警过程根据新的预控方案展开。

（4）记忆学习机制。非常规突发事件识别和预控系统利用免疫记忆学习机制对已发生过的突发事件进行预控方案所积累起来的知识及时进行保存归纳，形成不断更新的记忆库，在未来检测到突发事件风险时就可以做出快速反应，提高免疫系统防御风险的效率。

2. 非常规突发事件识别和预控系统计算实验模型与生物免疫系统之间的映射

假设：抗原 Agent 代表非常规突发事件风险，是风险识别器 Agent 和预控方案 Agent 针对的对象；风险识别器 Agent 和预控方案 Agent 将针对特异性的非常规突发事件风险分别生成，并通过克隆选择作用，不断淘汰"亲合度"低的，补充新的"亲合度"更高的，直至进化了的最优的风险识别器和预控方案。识别和预控系统计算实验模型与生物免疫系统抗体进化的类比模型见表 5.1。

表 5.1　识别和预控系统计算实验模型与生物免疫系统映射表

项目	生物免疫系统	识别与预控系统
系统多 Agent	抗原	非常规突发事件风险
	抗体	风险识别器，预控方案
系统机能	B 细胞在初次应答中增殖分化，留下记忆细胞	记忆学习
	抗原捕获、降解、提呈及识别	监测预警
	初次应答中高亲合度抗体的产生或由记忆库也产生部分抗体	风险识别器和预控方案生成
	抗体交叉、变异	风险识别器和预控方案自学习与进化
	克隆选择	优化
系统终止	高亲合度抗体清除抗原	风险解除

　　根据上述的对比分析，可知非常规突发事件识别和预控系统模型是具有可行性的，模型的构建可以从以下几个方面进行考虑：

　　（1）基因库的构建和更新。非常规突发事件风险因子（抗原决定簇基因）的分析研究与设定；初始基因库的构建，包括自我基因库和非我基因库；基因库将在随后的风险识别过程中得到持续不断的数据更新与扩充。

　　（2）风险识别器 Agent 的生成、风险测度及其判断分析。自我识别器的生成、更新和进化；非我识别器多 Agent 的生成、更新和进化；亲合度模型；各风险识别器识别的特征与抗原决定簇之间的亲合度计算、风险测度；风险判断分析和预警信息反馈。

　　（3）克隆选择与风险识别器 Agent 的优化。综合集成免疫算法和遗传算法，建立自适应免疫遗传算法，对非我风险识别器群体进行优化，构成新一代非我风险识别器群体；免疫防御规则，继续进行风险检测和判断分析，不断优化风险识别器。

　　通常，预控方案 Agent 与风险识别器 Agent 在结构上保持高度一致性，主要在功能参数以及反应机理上存在差异。风险识别器 Agent 主要功能是风险感知与评估，而预控方案 Agent 主要功能是风险控制，前者的生成主要是为发现与确认风险，后者的生成主要是为调整免疫环境，两者在生成与优化机制上都遵循生物免疫系统的运作机理。

5.3.5 基于免疫学的非常规突发事件识别和预控系统构建方法

（1）综合集成免疫学、MAS、应急管理、免疫算法和遗传算法等理论和方法，构建非常规突发事件识别和预控系统。总体技术路线如图 5.5 所示。

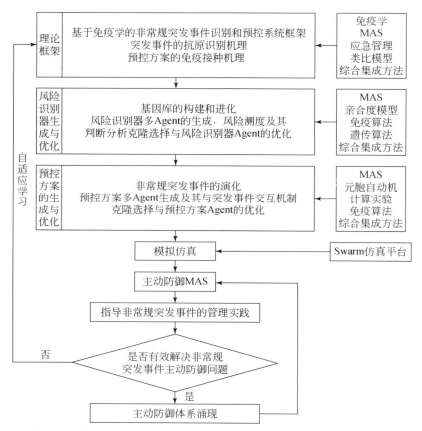

图 5.5 非常规突发事件识别和预控的主动防御系统总体技术路线图

（2）综合集成 MAS、亲合度模型、"非我识别"机制等理论和方法，建立风险识别器多 Agent 优化模型。风险识别器生成进化技术路线如图 5.6 所示。

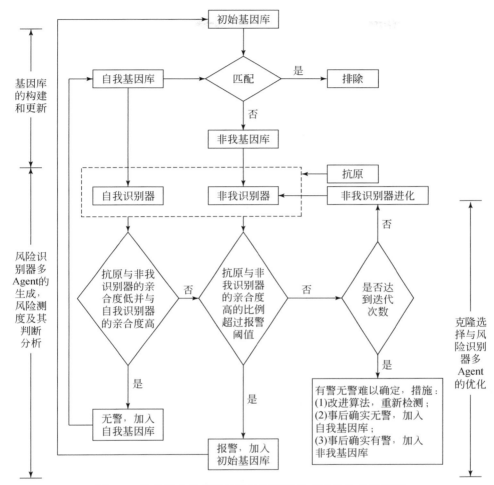

图 5.6　非常规突发事件的风险识别器生成进化技术路线图

（3）综合集成免疫算法和遗传算法，综合运用各种算法软件的"接口技术"、"一体化技术"、"集成化技术"和"可扩充技术"等关键技术，形成非常规突发事件应急管理的风险识别器和预控方案进化机制。风险识别器和预控方案进化机制自适应免疫遗传算法技术路线如图 5.7 所示（以预控方案进化机制自适应免疫遗传算法为例）。

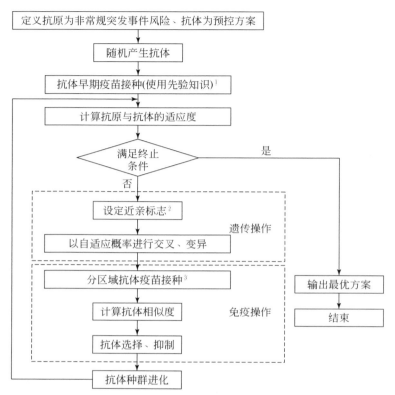

图 5.7　非常规突发事件预控方案进化机制自适应免疫遗传算法技术路线图

①使用先验知识按某种概率对初始抗体的特点基因位进行优化,可以有效提高算法的收敛速度和解的质量;②抗体交叉操作要避免近亲繁殖,只有经检测,在以前几代中没有共同祖先的个体才允许交叉。这样可以在一定程度上防止算法早熟;③采用分区域方法接种疫苗,接种疫苗的数量由自适应选择概率决定,概率随着进化次数的增加而减小。由于每个疫苗本身含有位置信息,在注射疫苗时利用该信息进行注射,不再采用随机方式,使得疫苗接种更合理,更有效。

参 考 文 献

［1］仇蕾. 基于免疫机理的流域生态系统健康诊断预警研究. 南京: 河海大学博士论文, 2006

［2］Chaczko Z, Moses P. Neuro-Immune-Endocrine （NIE） models for emergency services interoperatibility. International Conference on "Computer Aided Systems Theory- EUROCAST 2007". Springer Berlin / Heidelberg, 2007: 105-112

［3］刘浪, 邓伟. 基于免疫危险理论的危机预警系统设计. 北京理工大学学报 （社会科学

版），2007，9（4）：37-41

[4] 赵林度，杨世才．城市重大危险源免疫机制研究．中国安全科学学报，2007，17（9）：150-156

[5] 王湛，杨青．浅析应急"非特异性免疫"系统的建设及其运作．管理观察，2008，15（8）：183-184

[6] 王湛，杨青．应急"特异性免疫"系统建设及其运作研究．科技信息，2008，3（21）：642-643

[7] 黄典剑，李传贵．城市重大事故应急管理协调性研究．安全，2008，29（6）：18-20.

[8] 王朋义，杜军平．基于人工免疫算法的旅游突发事件预警研究．北京工商大学学报（自然科学版），2008，26（3）：76-80.

[9] 刘延，杨振宏，罗军．生产事故"免疫系统"模型的建立．中国安全生产科学技术，2008，29（5）：146-150

[10] Yang Q, Shi Y N, Wang Z. Multi-agent research on immunology-based emergency preplan. Lisa O'Conner. Proceedings of 2010 International Conference on e-Education, e-Business, e-Management and e-Learning（IC4E 2010）. Published by the IEEE Computer Society, 2010：407-410

[11] 马慧敏．基于免疫理论的非常规突发事件应急管理主动免疫系统研究．武汉理工大学博士学位论文，2010

[12] 陈清光，段伟利，陈国华．基于免疫机理的化工园区安全生产预警机制设计．中国安全科学学报，2011，21（9）：159-165.

[13] 刘浪，黄有方．基于免疫应答原理的应急物流响应机制的构建．北京理工大学学报（社会科学版），2011，13（2）：70-76

[14] 陶媛．基于生物免疫的动态风险识别模型研究与应用．上海：上海大学博士论文，2011

[15] 王皓，谭国真，杨际祥．基于物联网的城市交通突发事件的检测研究．计算机科学，2012，39（2）：262-267.

[16] 杨多贵，周志田，赵丽丽，等．国家免疫系统健康诊断与评价．科技促进发展，2012，9（5）：40-4

[17] Yang Q, Ma H M, Yu Y L. Multi-agent risk identifier model of emergency management system engineering based on immunology. Systems Engineering Procedia, 2012, 2（3）：385-392

[18] 杨帆．基于免疫学的非常规突发事件预防和控制多 Agent 计算实验及仿真研究．武汉理工大学博士学位论文，2012

[19] 杨青，杨帆．基于元胞自动机的突发传染病事件演化模型．系统工程学报，2012，27（6）：727-738

[20] 吴俊．基于免疫遗传进化理论的安全生产应急能力跃迁机理研究．哈尔滨：哈尔滨工程大学博士论文，2013.

[21] 姚珣．基于免疫系统的群体性突发事件的应急管理研究．中国管理现代化研究会．第八届（2013）中国管理学年会论文集（选编），2013.

［22］姚珣，张明善．基于人工免疫原理的群体性突发事件应急预案研究．西南民族大学学报
　　　（人文社会科学版），2013，35（3）：118-121.

［23］刘星星，杨青．基于免疫学的非常规突发事件基因研究．工业工程，2013，16（2）：
　　　134-140

［24］范维澄．国家突发公共事件应急管理中科学问题的思考和建议．中国科学基金，2007，
　　　21（2）：71-76

［25］Matzinger P. The danger model：a renewed sense of self. Science，2002，296（12）：301-305

［26］高金吉，杨剑锋．工程复杂系统灾害形成与自愈防范原理研究．中国安全科学学报，
　　　2006，16（9）：15-23

［27］Wang Z，Yang Q. The concept of biomimetic system of public emergency management. Proceedings
　　　of the First International Conference on Risk Analysis and Crisis Response. 2007：334-338

［28］王湛．突发公共事件应急管理过程及能力评价．武汉：武汉理工大学博士学位论
　　　文，2008

第 6 章　非常规突发事件基因库

6.1　非常规突发事件基因研究的必要性

6.1.1　有利于完善非常规突发事件识别和预控系统

在人工免疫系统基因库的研究方面，美国学者、诺贝尔奖获得者 Jerne 建立了免疫系统的第一个数学模型，提出免疫网络理论，也称为免疫网络假说，解释淋巴细胞活动、自然抗体产生、预免疫指令系统选择、耐受和自己–非己区分、记忆和免疫系统进化等免疫机制，并用微分方程来描述免疫网络中 B 细胞浓度的变化[1]。Sieburg 等用图论构建了 HIV（Human Immunodeficiency Virus，人类免疫缺陷病毒）与免疫系统相互作用的动力学模型，解释 HIV 感染现象[2]。

人工免疫基因库的构建多见于人工免疫入侵检测研究，Perelson 等建立了一个简单模型来研究基因库的进化，其中个体的适应度根据其表达的抗体指令系统识别随机选择的抗原的好坏程度来评估[3]。Varela 和 Stewart 发现体细胞变异能加速基因库进化，从而促进抗体多样性，呈现 Baldwin 效应（学习对进化的间接影响效应）[4]。Forrest 等提出了常用的检测器生成算法是随机生成算法及其改进算法[5]。基因库一般是通过对被删除的记忆检测器进行高频变异[6]。Dasgupta 出版了首部人工免疫系统研究专著，有力地推动了人工免疫系统在计算机科学领域的研究和应用[7]。Kim 和 Bentley 提出了用以描述阴性选择、克隆选择和检测子基因库进化三种免疫机制的应用模型[8,9]。

与国外相比，国内开展这方面研究的单位和学者不多。葛丽娜和钟诚提出了一种分布式的基因库生成检测器算法，如果基因添加到基因库的时间超过设定的阈值则删除该基因，只考虑存活时间的情况下会把一些优秀的基因也删除掉[10]。王保义等利用非自体集合样本形成基因[11]。肖军弼和黄波涛通过定期对基因库进行聚类、变异、约减，提高成熟检测器对入侵检测的多样性，解决基因的聚类问题[12]。

在基因工程方面，也有一定的研究成果，如基于元分析的基因识别[13]和基因调控网络模型[14]等。

目前应用于非常规突发事件识别和预控系统的基因库尚未建立。基因库是 B 细胞、T 细胞以及抗体形成的基础，主要以染色体和基因粒的形式出现，目前的入侵检测以及生物免疫的建模大多都是随机生成，无法展现非常规突发事件的突发性、难以预见性、规模性、多重危害性等。

从免疫学、混沌学与管理学等多学科融合的视角，探索非常规突发事件研究的新思路，对非常规突发事件的识别和预控，乃至主动防御的研究体系具有重要意义。以多学科深层次元素交叉解释为导向，构建基于生物免疫学的非常规突发事件基因库，建立风险识别器生成与优化模型，以提高预控方案体系研究的针对性。生物免疫系统是一个动态系统，各种免疫效应分子在相互抑制和激励中维护动态平衡，在不断变化的环境中维持系统的稳定性和安全性，生物免疫系统具有的这种特性适合求解非常规突发事件动态风险识别和预控问题。

6.1.2　有利于揭示非常规突发事件免疫识别本质

有效识别和全面防御非常规突发事件，必然要求对非常规突发事件有一个系统的认知。Atlan 和 Cohen 提出免疫认知原理模型，用信息论解释免疫系统的认知[15]。免疫系统认知是指免疫系统感知所处环境并处理当前环境中复杂模式的能力[16]。免疫系统认知是多层次免疫系统中的不同主体要素，包括分子、细胞、组织等，所构成的复杂网络，不同主体要素通过相互作用来学习、记忆和组织，共同形成了免疫系统独特的认知功能。从认知模式识别角度，一个抗原的意义可以简化为抗原引发的免疫应答形式。免疫系统的作用是通过免疫应答反应显现的，而应答反应的起始是模式识别，即免疫系统在发生应答反应前必须判断面对的是"自己"还是"非己"。在识别"自己"或"非己"后，进入危险模式识别阶段。免疫系统本身具有危险信号的先验知识，当免疫系统接收到外来抗原或自身抗原信息，经过 APCs（antigen presenting cells，抗原提呈细胞）的加工处理，免疫系统能根据危险信号知识来判断抗原是否存在危害，以此决定是否发生免疫应答。

从分子层次看，免疫系统模式识别是抗体结合特异抗原的过程，识别抗原是免疫系统实现免疫功能的第一步。免疫系统的特异应答实际上是免疫系统集成和权衡关于抗原信息的处理过程的结果。

非常规突发事件的识别需要对其本身有一个免疫学认知，非常规突发事件作为一类"抗原"，该"抗原"具有何种特点，如何识别该"抗原"，该"抗原"如何侵入社会经济这一"机体"，如何破坏"免疫功能"，造成"机体"的损伤如何评价和修复，这些免疫机理都是免疫学认知的重要部分。

我们认为非常规突发事件免疫识别是基于模式识别理论，构建风险识别模型，例如形态空间、细胞自动机、主体建模、多尺度建模，识别非常规突发事件的风险并预测事件的演化。

在免疫系统建模时，底层数据是建模基础，如同基因编译后生成抗体。通过归纳总结非常规突发事件特质，引入免疫基因概念，构建非常规突发事件特质基因的框架，如特质基因类型、界定条件、序列产生机理，为继续深化非常规突发事件应急管理与免疫学等多学科的融合研究提供一种新的思路，揭示非常规突发事件演化体系作为复杂免疫巨系统的特质，强化非常规突发事件的识别与预测。

非常规突发事件通常在爆发前极少出现征兆，爆发后会对社会产生巨大的影响，造成巨大财产损失与大规模人员伤亡，往往既无相似度高的案例可供参考，又无既定预案可供执行，故非常规突发事件可以说是"无章可循"的，其研究则处于一种"无真可仿"的局面。由于非常规突发事件的孕灾环境复杂多变，其应对目标多元化且需要强效联动机制，传统的"预测–应对"型应急管理模式难以有效解决非常规突发事件的各种建模、分析、管理和控制等问题，更无法满足非常规突发事件应急管理高层次的需求。

构建非常规突发事件应急管理的基因库，一方面有利于认知非常规突发事件作为"抗原"的本质特征，另一方面便于将各类免疫机理引入非常规突发事件的应急管理中。

6.2　非常规突发事件基因库的构建

6.2.1　非常规突发事件特质

1. 非常规突发事件特质的共性探索

非常规突发事件的演化是一个复杂系统的非线性变化过程，当前的研究多面向某一特定学科或领域，因而难以实现对非常规突发事件应急管理跨领域、跨学科的综合诠释，因而难以为非常规突发事件的应对决策提供充分的综合知识和有效的模型支持。如何全面阐释与量化非常规突发事件、如何建立科学的非常规突发事件决策应对模式是迫切需要解决的问题，也是非常规突发事件预警的关键。

突发事件具有演变不确定性以及难以预测性等特征，传统的"预测–应对"模式失去了作用，"情景–应对"的模式应运而生。非常规突发事件具有"情景依赖"性，构建"情景–应对"模式已经被学术界广泛认同。"无真可仿"是非常规突发事件研究的尴尬局面。非常规突发事件的研究需要大量的案例分析作为科学性验证，而非常规突发事件往往非常罕见，从而形成了研究与现实的矛盾，研究时难免会落入"伪"案例仿真，即针对某一案例进行仿真，而该案例并不能代表非常规突发事件。无论是非常规突发事件内涵与外延的确定，还是对非常规突发事件的共性探索，都还缺乏系统的归纳与总结，非常规突发事件的量化研究还缺乏系统的理论作为支撑，尚难以从全局上认识非常规突发事件的本质，而抓住非常规突发事件的本质或特性进行研究才能更好地去伪存真，提高非常规突发事件预警与主动防御水平。

2. 非常规突发事件特质分析

构建非常规突发事件应急管理主动防御系统，必须先全面认识与识别非常规突发事件本质特征。然而现在理论界大多以定性概念作为主要支撑，并未完全系统地区分常规突发事件与非常规突发事件的本质，无法展现事件的动态环境基础，也无法表现致灾因子本质与事态演化。实际上，可以通过系统的总结非常规突发事件特质，并构建特质序列以阐释事件的本质与演化。通过国内外文献综合分析，总结归纳出非常规突发事件的一般性特质，结合非常规突发事件演化机理，识别非常规突发事件特质与演化机理之间的动态关系。

（1）社会性强。非常规突发事件往往导致社会恐慌，由于突发事件在时间、地点、危害程度、危害对象的不确定性，并受到人的社会性及其与经济、文化、宗教、科技等方面联系的影响，再加上新兴媒体的作用，因此突发事件所威胁和影响的不仅是特定人群的生命、财产安全和地域的社会生活与秩序，而且必将产生广泛的社会影响[17,18]，这也是需要特别重视非常规突发事件应急管理一个重要原因。

2003 年 2 月 6 日，广东 SARS 进入发病高峰，全省发现病例 218 例，其中相当一部分是接诊过类似病例的医务人员。2 月 8 日起，人们通过手机短信传递该消息，使该信息短短 2 天之内在广州不胫而走，引起恐慌，诱发了抢购白醋、板蓝根、抗生素的风潮，波及邻近省份。

2008 年南方雨雪冰冻灾害造成多处铁路、公路、民航交通中断，由于正逢春运期间，造成大量旅客滞留站场和港埠，对正常的社会秩序造成威胁。

（2）发生概率低。非常规突发事件的发生概率很低，几十年乃至百年一遇，甚至是人类社会形成以来没有发生过的事件，或者即使历史上发生过，但该类事件又展现出不一样的特点[19]。非常规突发事件发生的频率低，常导致应急管理人员缺乏处置和控制事件的经验和知识，对非常规突发事件发生和发展的机理和规律不了解，从而造成无法对突发事件进行建模和预测[20]。

以经济危机为例，每次经济危机的间隔一般不少于十年，而且每次发生的性质、特征和原因都存在差异，历史上典型的经济危机见表6.1。

表6.1　历史上典型的经济危机

年份	名称	简要发生过程
1637	荷兰郁金香狂热	1636 年，郁金香在阿姆斯特丹及鹿特丹股市上市。一朵郁金香花根售价比一部汽车还贵。1637 年，荷兰政府开始采取刹车的行动，6 个星期内下跌90％，此事件是有记录的历史上第一次经济泡沫事件
1720	英国南海泡沫	1720 年，英国南海公司通过贿赂政府，向国会推出以南海股票换取国债的计划，促使南海公司股票大受追捧，股价暴涨，全民疯狂炒股。英国国会在同年6 月通过《泡沫法案》，炒股热潮随之减退，并连带触发南海公司股价急挫，导致金融市场混乱
1837	美国金融恐慌	美国将政府存款转存于州立银行，导致不重视授信政策的州立银行可以发行更多的银行券，并以房地产作担保发放更多的贷款，引发了美国首次由于纸币而引起的巨大投机泡沫
1907	美国银行业危机	1907 年 10 月，美国银行危机爆发，纽约一半左右的银行贷款都被高利息回报的信托投资公司作为抵押投在高风险的股市和债券上，整个金融市场陷入极度投机状态
1929	经济大萧条	历史上最严重的世界范围经济危机。1933 与 1929 年相比，欧美发达资本主义世界生产下降了 1/3 以上，贸易总额缩减了 2/3，大量失业与企业破产。经济危机沉重打击了整个西方世界，激发了各种社会矛盾。经济危机又引发政治危机，使欧美国家内部政局动荡，国家之间矛盾进一步激化，加剧了世界局势的紧张，引出一连串的关税战、倾销战和货币战
1973	石油危机	1973 年 10 月，由于第四次中东战争爆发，石油输出国组织（OPEC）为了打击对手以色列以及支持以色列的国家，宣布石油禁运，暂停出口，造成油价上涨。当时原油价格从每桶不到 3 美元涨到超过 13 美元，在当时一个需求萎缩的国际市场上，石油价格暴涨使需求萎缩突然加剧，从而引发了生产过剩危机
1987	黑色星期一	1987 年 10 月 19 日星期一美国股市出现惊人下跌并引发世界其他国家股票市场跟风下跌

年份	名称	简要发生过程
1995	墨西哥金融危机	1994年12月19日深夜，墨西哥政府突然对外宣布，本国货币比索贬值15%。这一决定在市场上引起极大恐慌，外国投资者疯狂抛售比索，抢购美元，比索汇率急剧下跌。阿根廷、巴西、智利等其他拉丁美洲国家经济结构与墨西哥相似，都不同程度地存在债务沉重、贸易逆差、币值高估等经济问题，墨西哥金融危机爆发引发拉美股市猛跌
1997	亚洲金融风暴	泰国、印度尼西亚、韩国等国的货币大幅贬值，同时造成亚洲大部分主要股市的大幅下跌；冲击亚洲各国外贸企业，造成亚洲许多大型企业的倒闭，工人失业，经济萧条。泰国，印度尼西亚和韩国是受此金融风暴波及最严重的国家。新加坡、马来西亚、菲律宾和香港也被波及
2007	美国次贷危机	2007年8月，由美国次级抵押贷款市场动荡引起的金融危机全面爆发。次级抵押贷款机构破产、投资基金被迫关闭、股市剧烈震荡引起的风暴席卷美国、欧盟和日本等世界主要金融市场。次贷危机引发的金融危机是美国20世纪30年代"大萧条"以来最为严重的一次金融危机

（3）破坏性大。非常规突发事件是破坏性极大、对社会造成巨大危害的一类突发事件[21]。突发事件造成的损害有直接损害和间接损害，不仅体现在人员伤亡、组织消失、财产损失和环境破坏等方面，而且还体现在突发事件对社会心理和个人心理所造成的破坏性冲击，进而渗透到社会生活的各个层面[18]。

美国9·11事件、SARS事件、东日本大地震引发的海啸及核泄漏事件等事件均造成了重大的人员伤亡和经济损失，甚至导致政治动荡。5·12汶川地震共造成69 227人死亡，374 643人受伤，17 923人失踪（截至2008年9月18日12时），是中华人民共和国成立以来破坏力最大的地震，也是唐山大地震后伤亡最惨重的。地震造成四川、甘肃、陕西等省的灾区直接经济损失共8451亿元人民币，灾区的住房、校舍、通信、交通、地貌、水利、生态等方面受到严重破坏。

"卡特里娜"飓风是2005年8月出现的五级飓风，在美国新奥尔良造成了严重破坏。2005年8月25日，飓风在美国弗洛里达州登陆，8月29日破晓时分，再次登陆美国墨西哥湾沿岸与新奥尔良外海岸。"卡特里娜"飓风在美国南部两次登陆，造成重大的人员伤亡和财产损失，死亡人数约为1330人，估计损失约960亿美元，是美国历史上最具破坏性的自然灾害。飓风引发了灾难性洪水，总的破坏程度远远超过1891年芝加哥大火、1906年旧金山大地震。

（4）过程复杂性高。非常规突发事件的多个影响因素的交互作用"涌现"

出比单个影响因素简单叠加更为丰富的特性，除了单个因素的叠加影响之外，还存在多个因素交织产生的非线性影响，并且往往这些影响存在不可逆性。若突发事件产生后具有共振性，容易引起"蝴蝶效应"，所以一个小小的起因，经过连锁反应往往会在较短时间内成万众瞩目的焦点问题，并造成强烈的震撼和深远的影响[22-24]。

2008 年南方雨雪冰冻灾害是一场复合式巨灾，暴风雪造成多处铁路、公路、民航交通中断，由于正逢春运期间，造成大量旅客滞留站场、港埠，对正常的社会秩序造成威胁。低温雨雪冰冻造成电力受损和煤炭运输受阻，引发停电，电信、通信、供水、供暖均受到不同程度的影响，某些重灾区甚至面临断粮危险。在雪灾后期，融雪流入海中，对海洋生态亦造成浩劫，台湾海峡大量鱼群暴毙。党中央、国务院果断地提出"保交通、低供电、保民生"的要求，全国人民众志成城抗冰灾，终于把损失降到最小。

（5）演化速度快。大部分非常规突发事件具有快速蔓延和突变的特征，需要采取措施及时控制，否则会衍生出更多事件，后果难以想象，尤其是非常规突发的公共卫生事件[22,25]。

2002 年 11 月 16 日在广东佛山发现首例 SARS 病例，在短短数月内，SARS 先后在中国 20 多个省份扩散，造成数千人感染，数以百计的人被夺去生命，尤其是北京和广东，更是深受其害。随着疫情肆虐，防治工作已成为"当前的一项重大任务"，"社会经济生活中的一个突出问题"、"一场突如其来的重大灾害"（引自 2003 年 4 月 22 日《人民日报》头条报道）。

2009 年 3 月和 4 月，墨西哥爆发 H1N1 疫潮，导致过百人感染。疫情也以极快的速度传播到全世界。甲型流感从 H1N1 到 H10N8 仍在不断地威胁人们的生命安全。人类历史上最大的一次鼠疫甚至在短时间内导致了近 1 亿人死亡，其蔓延速度之快，难以想象[26]。

（6）延续时间长。非常规突发事件的发生、危害评估、决策、处置、事后重建是一个较长的演变过程，而且会有遭受反复危害的可能性。非常规突发事件极易引发次生事件和衍生出新的事件，造成持久性影响；并且不同阶段的事件具有不同的特性。因此对不同阶段的事件应采取具有针对性的应对措施和手段[27]。

美国 1979 年发生的三里岛核电站泄漏事故没有造成人员死亡，财产损失也有限，但事故发生后，公众对核能的安全性表示怀疑，并举行反核抗议游行。此后，美国 30 多年没有新建核电站，说明突发事件可能对社会、经济及公众心理产生巨大影响。

2011 年 7 月 23 日 20 时 34 分，杭深线永嘉至温州南间，北京南至福州 D301 次列车与杭州至福州南 D3115 次列车发生追尾事故，事件造成 40 人死亡，191

人受伤,大面积列车停运。虽然事件很快得到平息,但事件处理过程中的各种谣言,使得社会公众在心理上产生了诸多疑惑,形成长期心理影响。

2007 年的次贷危机对 2008 年的环球股灾、2010 年欧债危机等危机都存在影响,一次全球性经济危机需要相对较长的周期才能逐渐化解。

(7)影响范围广。非常规突发事件影响范围极大,对社会系统正常运行的扰动性大、破坏力强[25,28]。非常规突发事件在一定的空间范围内发生,并快速扩展和蔓延,能够影响不同行政区域,导致其应急响应过程涉及多个单位和部门共同参与,是一种大规模的社会响应,甚至需要开展全国动员[20]。

在经济全球化进程急剧加速的背景下,SARS 在短短几个月的时间内迅速扩散和蔓延至全球 30 余个国家(地区),给人类的健康和生命安全带来巨大威胁,引起全球震撼。SARS 事件的性质已经远远超出了单纯的疾病流行范畴,而具有了"社会安全事件"的性质。5·12 汶川地震是举全国之力实施救援和震后重建。东日本大地震是日本百年一遇的巨大灾难,引发巨大海啸,造成核泄漏,对太平洋沿岸的大部分地区都有影响。

(8)控制难度大。大部分非常规突发事件都具有非可控性,事件作用于高度耦合的现代社会系统,引发另外一个或多个事件,"多米诺骨牌效应"非常明显,处置难度极高。有时,即便人们觉察到非常规突发事件发生,对其进行控制的努力也很难完全奏效[29,30]。5·12 汶川地震造成的巨大损失,地震本身的强度和烈度,都很难控制。2008 年南方雨雪冰冻灾害中大量积雪和冰冻人类难以控制,大量滞留的旅客导致的基本生活问题难以解决。SARS 与 H1N1 甲型流感一旦蔓延传播开,在缺乏有效治疗药物的情况,也会导致失控。

(9)连锁反应多。很多非常规突发事件具有连锁反应的特点,有时甚至导致整个国民经济瘫痪。非常规突发事件往往不是一个孤立的事件,而是呈现出链状群发或网状群发的态势[20]。

2008 年南方雨雪冰冻灾害,大雪导致道路积雪,继而交通不畅,交通不畅难以进入抢险施工;积雪压断高压线,导致火车停运,火车停运导致旅客滞留与电煤难运,电煤难运导致火电停止,于是居民的基本生活难以保障,因此极易引发其他社会问题。同样 5·12 汶川地震导致道路桥梁损毁、电力通讯中断,从而引发了一系列问题,增加了救援的难度[17,26]。

通过对非常规突发事件共性探索和特质分析进行总结,可以得到非常规突发事件的九类特质,如表 6.2 所示。

表 6.2 中,非常规突发事件的预测性低是结果性特质,是由九种特质决定的。不同领域非常规突发事件的特质并非完全一致,不同阶段其特质的相对重要性和转换率也在不断变化。非常规突发事件会经历潜伏期、爆发期、发展期、衰

退期和消亡期等不同状态，这些状态的变迁与环境因素、资源限制以及时机都存在复杂的关联，但基因是事件本质的提炼，是状态变化的主要驱动因素。

表 6.2　非常规突发事件特质

序号	特质	表现	内涵
1	社会性	强	事件发生后往往对人类社会产生重大冲击，是事件快速演化的基础
2	发生概率	低	类似历史事件几乎没有，时间间隔很长或者发生环境已经基本转变
3	破坏性	大	事件所造成的后果影响极其恶劣，次生衍生、直接间接的危害众多
4	过程复杂性	高	事件发生发展过程极为复杂，是一个非线性演变过程
5	演化速度	快	事件发展态势在短时间内迅速爆发、扩大、升级
6	延续时间	长	整个事件的发生到消亡过程漫长
7	影响范围	广	事件的影响短时间快速扩散，影响范围极为广泛
8	控制难度	大	由于受到环境多变、过程复杂、资源稀缺、组织刚性的限制，控制难度异常大
9	连锁反应	多	事件极易引发其他事件发生，发生多米诺骨牌效应
结果	预测性	低	事件是史无前例的超常态，发生的时间、地点、形态往往无规则，难以做出事先准确预测，无法形成针对性应急预案

3. 基于知识元的非常规突发事件特质量化

按照一定的规则不断细分，可以将情景转化为知识元体系。将突发事件作为一个情景，通过提取共性知识元，建立共性知识元体系。

随着非常规突发事件应急管理研究的逐步转变为基于建模与计算的"情景－应对"型，为标准化表达非常规突发事件情景元素，方志耕等将情景设置为一个包含很多重要参数的集合[31]。从非常规突发事件情景元素本身出发，学者们建立了知识元模型，使得融合多学科、多领域的知识成为可能，通过给出知识元属性间关系的隐性描述方法，解决知识推理不完备性的问题。知识元概念起源于情景分析法，情景最早出现在 1967 年 Kahn 和 Wiener 的 "*The year 2000*"（2000年）[32]一书中，认为情景是对未来情形以及能使事态由初始状态向未来状态发展的一系列事实的描述。国内诸多学者都对突发事件的情景定义进行了有益的探索，认为情景可以用知识元进行阐释，知识元是对客观事物或系统的主观抽象的模型的知识表示。温有奎等将知识元定义为不可再分割的具有完备知识表达的知识单位[33]。姜永常等将知识元作为知识组织的最小单位，知识元相互关联来构建知识网络和和语义网，完善知识仓库[34]。席运江和党延忠从系统工程的角度出发，将知识元看作具有完备知识表达的显性知识的可控单位。情景既有现实中静态数据的内容，又具有行为规则以及相关参数演化的抽象[35]。陈雪龙等将知识元模型应用于非常规突发事件应急管理中，初步建立了非常规突发事件应急管理的知识元模型，但该模型尚未与其他领域对接[36]。杨德宽等则力图构建一个共性的知识元模型，并以此为基础进行突发事件构成要素的分析[37]。仲秋雁等在知识层面抽象和提炼承灾体的约束知识，进而对这些约束知识进行分析，在共性知识模型的基础上建立了承灾体约束模型，该模型主要揭示了承灾体属性间约束，以及承灾体之间的约束关系，从根本上确保承灾体知识元实体化过程中的数据的合理性以及缺失的补偿有效性[38]。

　　构建非常规突发事件基因库，是进行计算实验或实证研究的基础，无论是基于本体论构建情景知识元，还是基于基因工程构建基因粒，都需要以基因库作为基础。

6.2.2　非常规突发事件基因库构建的假设

1. 免疫系统及其基因

　　突发事件基因库的构建依托于免疫学理论。免疫系统是人体抵御病原体入侵最重要的保卫系统，是人类和其他脊椎动物体内必备的防御系统。人类免疫系统是由免疫活性分子、免疫细胞、免疫组织和免疫器官组成的复杂自适应系统。免疫器官包括骨髓、胸腺、脾脏、淋巴结等；免疫分子包括抗体、补体、细胞因子等。免疫系统的构成层次分明，但它们之间的关系相当复杂。

　　免疫系统主要有两种类型的主要组织相容性复合体分子（major histocompatibility complex，MHC），即 MHC Ⅰ类和 MHC Ⅱ类。Ⅰ类分子在每个细胞上都可发现，而Ⅱ类分子只存在于免疫系统特定细胞表面，如巨噬细胞、B细胞、树突状细胞等。抗原提呈细胞（APCs）从其环境中捕获蛋白质抗原并部分的消化它们，把它们"切成"更小的片段——缩氨酸。其中一些缩氨酸由 MHC Ⅱ分子结合并传输到 APC 的表面，与 T 辅助细胞相互作用。两类 MHC 都结合缩氨酸并提呈给 T 细胞，Ⅰ类系统的功能是专门提呈在细胞内部合成的蛋白质（细胞内病原体），比如感染细胞产生的滤过性病毒蛋白质。而Ⅱ类系统的功能是专门提呈从环境中搜取的分子片段。

　　MHC 提呈抗原后，牵引抗体与抗原中和。在免疫系统中，$10^6 \sim 10^{16}$ 个不同的基因片段编译成免疫球蛋白（Immunogolobulin，Ig），基因是抗体形成的基础，产生抗体主要有两个过程——基因重组和变异。基因重组是指抗体的重链和轻链上都有两类基因编码，一类为 V 区编码，数量可能在几百以上，另一类为 C 区编码，数量只有一个，两类基因不连续地排列在染色体上，V 区基因和 C 区基因在 DNA 水平上可随机重组。体现 Ig 分子进化的另一个重要来源是体细胞突变，只发生在 V 区，C 区不发生，使 V 区有更多的多样性。

正是这种多样性保证了免疫系统可以不断适应外部几乎无穷多的抗原类型。免疫系统对抗原采取的不是以静制动的策略，而是一种以变应变或者通过超变异产生尽可能多的抗体类型的策略来完成保护任务，因此免疫系统需要抗体多样性。抗体实际上是三维 Y 形状的分子，由重链和轻链两种类型组成，每一条链具有可变区（V、D、J 片段组成）和恒定区（C）。BCR（B cell receptor）的重链（H 链）和 TCR（T cell receptor）的肽链的 V 区基因是由三种胚系基因片段在 T、B 细胞发生过程中拼接而成。这三种片段就是 V 基因片段（variable gene segment）、D 基因片段（diversity gene segment）和 J 基因片段（joining gene segment），以上三种片段连接成一个连续的 DNA，编码整个 V 区。虽然编码 BCR 和 TCR 的 V 区基因是由 V、D、J 片段各一个组成，但在 BCR 和 TCR 的胚系基因结构中却包含多个 V、D、J 片段。BCR 和 TCR 各条肽链的基因结构位于不同的染色体上，其可变区或者 V 区是对抗原识别起作用，并包含特异可变子区的区域，称为互补性决定区（complementarity- determining regions，CDRs）。恒定区（constant regions）负责多种效应功能，主要有激活补体、结合细胞表面的受体。免疫球蛋白多肽链沿着一个胚系染色体组的一个染色体多样基因片段编码，所有相关基因片段必须积聚在一起，在 B 淋巴细胞中形成一个完整的免疫球蛋白基因，即抗体基因。基因片段有秩序地连接，最终的产物被翻译成功能性抗体分子。抗体结构如图 6.1 所示。

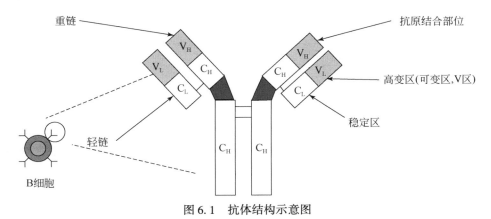

图 6.1　抗体结构示意图

　　基因是遗传的物质基础，是 DNA 或 RNA 分子上载有遗传信息的特定核苷酸序列，它储存着关于生命孕育、生长、凋亡过程的全部信息，通过复制、表达、修复等系列功能活动，完成蛋白质合成、细胞分裂和生命繁衍等重要生理过程。抗原被抗体识别的部分称为抗原决定基，在抗体上对应的识别抗原决定基的部分称为抗体决定基。免疫学研究已经证明抗体的每一个类型都有自己对应的抗原决定基。抗体识别抗原主要通过抗体决定基与抗原决定基之间模式互补匹配进行，抗体与抗原之间的匹配模式越接近、分子结合强度越大，识别效果越好[39]。抗体的形成过程如图 6.2 所示。

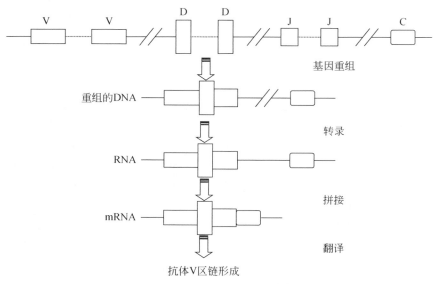

图 6.2　抗体的形成过程[40]

　　图 6.2 阐释了多样化抗体的产生过程，来自基因库的基因随机重组，产生抗体的高变区，也就是重链。基因片段按严格的顺序连接，通过转录把抗体高变区和稳定区结合在一起，这样产生的抗体类型是异常丰富的。在染色体中的 V 区，基因片段 V、D、J 也是有次序地排列成簇。每个 B 细胞都可从每一基因库中选择或连接成任何一基因片段，在重链 V 区组合装配期间由于不同的 D 基因片段的插入可产生巨大的转变，可产生各种各样的抗体分子。D 基因正是编码超变区，故不同的 V、D 和 J 基因片段的重组连接是抗体产生多样性的机制。

2. 基于免疫系统的非常规突发事件基因假设

　　免疫系统是一个复杂的自组织系统，系统中的多个单元通过动态演化以维持系统平衡态。在一定条件下，系统离开平衡态后，由于其内部各单元间非线性的相互作用，系统整体从无序变成有序。免疫系统同样是由多种组织、细胞和分子组成的，生命体是不断和外界进行物质能量交换的。我们将免疫系统与非常规突发事件风险分为三层结构，即数据层（底层信息的整合）；逻辑层（信息的运用与控制）；表示层（最终物质的表达）。基因库与非常规突发事件风险的三层结构映射关系见表 6.3。

表 6.3　非常规突发事件风险与生物免疫系统映射表

层次	生物免疫系统	非常规突发事件风险
表示层	免疫球蛋白	风险决定因子
逻辑层	抗体指令集（高频变异、重组编辑）	机理
数据层	基因单位	特质

注：研究采取抗体向抗原进化的策略，故抗原（非常规突发事件）与抗体（风险识别器或预控方案）在结构上的设置基本一致

　　基因库多样性基因来自于 V 区的 V、D、J 基因的重组与变异，而经过抗体指令系统调控，组成免疫球蛋白的基因，最终合成抗体应对非常规突发事件风险。同样，非常规突发事件风险也可与基因库分为三层结构进行映射，数据层是非常规突发事件的演化形式；逻辑层是非常规突发事件演化的机理，表示特质组合与演化形式转变的过程；表示层是非常规突发事件的危害，即需要免疫应答的抗原。非常规突发事件与免疫系统可以通过深层挖掘，产生各层的映射结构，各层之间的作用是复杂的非线性结构。

假设一，非常规突发事件基因具有分类异化功能

　　根据事件在演化时类型是否发生变化，可以将演化状态划分为蔓延、衍生和耦合。

　　非常规突发事件的蔓延是指在一定环境条件下自身趋势性的发展，属于同质性事件的空间范围扩散，典型案例有 2008 年美国的"次贷危机"引发的全球金融危机。

　　非常规突发事件的衍生是指前生突发事件的发生导致了后生突发事件的发生，两者大多是异质性的，两者之间的联系具有一定的偶然性，如 2011 年东日本大地震海啸引发核电站事故。

　　非常规突发事件的耦合是指由多个事件相互影响，产生了某个更大的突发事件。例如传染病爆发并蔓延的时候，部分人群产生精神恐慌，造成社会动荡。

　　"情景-应对"模式是未来非常规突发事件应急管理的趋势。我们可以根据免疫原理，将非常规突发事件演化过程设置为一串基因编码的动态组合。非常规

突发事件特质基因经过自身内部与外部组合的变异重组后，表现出三种基本显性状态，即 {V，D，J}，表示 {蔓延，衍生，耦合}，表明非常规事件影响扩散的机理是蔓延、衍生、耦合，如图 6.3 所示。

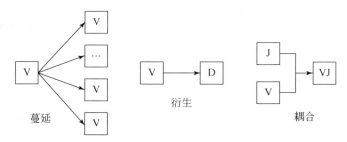

图 6.3　非常规突发事件演化机理的 VDJ 基因分类原理

依据免疫理论，对非常规突发事件特质基因可初步做出如下假定：

（1）非常规突发事件特质基因序列范围如 V 区编码范围，数量在几百以上。

（2）V 区编码的 VDJ 分布中 V 类基因数量大于 D 类与 J 类基因数量。

（3）在非常规突发事件特质基因中 D 类基因尤为重要，D 基因片段的插入使得 V 区变化更为多样，即衍生是事件演化的关键。

基因表达为抗体的过程如图 6.4 所示。

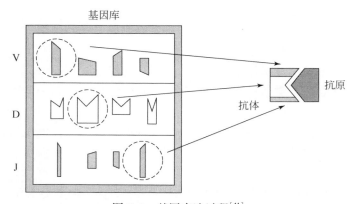

图 6.4　基因表达过程[41]

如图 6.4 所示，形成抗体的基因是三类基因的排列组合，这种排列组合被简化表示为三类基因在整体中所占的比例，令之形成结构互补，共同参与抗原识别。突发事件基因库是较为广泛的基因库，与非常规突发事件的基因有一定的差异，构建非常规突发事件基因库以及基因集合关系上，需要通过一定的演化方式将其转化为具有复杂巨系统的特点的基因库，从而在此基础上进行风险识别等相关研究。

假设二，非常规突发事件抗体基因序列多样性是弱无穷性

在基因序列水平上，抗体的多样性是由 V、D 与 J 基因节段在其随机组合以及形成 V 区时突变引起的。在蛋白质水平上，多样性由轻链和重链的随机选择和配对引起。在免疫应答期间抗体对抗原的总体亲合度随时间而增加，能产生较高亲合度抗体的 B 细胞将获得竞争优势。当遇到可结合的抗原且抗原达到一定浓度时，B 细胞即被激活，从而引发克隆扩增，并保留部分记忆细胞。活化 B 细胞的重轻链 V 区基因突变，包括变异与交叉，产生更高亲合度抗体，使这些细胞得以成功地竞争抗原、克隆扩增，但并不排除由于突变而造成基因退化的可能。免疫系统并非是以不变应万变的策略，抗体的无限多样性是由有限数量的 V 区造成的，其多样性几乎超过结合抗原（是指入侵抗原，并不包括外界未知的抗原）所需数量，部分 B 细胞可能在生命周期内长时间未被激活，未遇到能与之结合的抗原，直接被替换。V 区是突变发生的集中区，是免疫多样性的主要来源，而多样性保证免疫系统得以不断适应外部几乎无穷多的抗原类型。

免疫系统对抗原采取的不是以静制动的策略，而是一种以变应变或者通过超变异产生尽可能多的抗体来达到识别和防御目的，因此免疫系统需要抗体多样性。抗原是外源性物质，具有特异性与异物性，其种类繁多，不可胜数，且进化速度很快，尤其是突发性传染性疾病的病原体，可以说抗原基因的多样性是无穷的，其基因序列集合是无限集合。相比而言，抗体基因的突变与重组只发生在重链区，依赖于 V、D、J 三类基因的重组与编辑，虽然抗体基因也遵循达尔文进化理论，但往往抗体基因序列在复制速度与进化速度上都难以应对无穷无尽且快速进化的抗原。在现实生活中，为应对各类抗原，增强生物免疫能力，才发展了基因工程、疾病预防、生物工程等学科，来弥补免疫功能或者免疫能力的不足，保证抗体基因序列集合的无限性。

然而，多样性与无限性并不能解决所有问题，免疫性疾病依然存在，主要包括免疫缺陷类、免疫增多类、变态反应类等。针对某些抗原，机体免疫功能存在缺陷，无法正常免疫应答，缺乏应对这些抗原的应答机制或者抗体。故可以认为非常规突发事件抗体基因序列多样性相对于抗原基因序列的多样性是弱无穷。

假设三，非常规突发事件基因库具备混沌特性

自然系统具有多样性、自适应性、复杂性以及由许多部分的相互作用产生的涌现，几乎所有自然系统都具备这种特征，是复杂自适应系统[42]。1990 年，钱学森发表了《再谈开放的复杂巨系统》，即从定性到定量的综合集成法。钱学森认为，这个综合集成方法实际上是思维科学的一项应用技术，把复杂系统中的各种情报、资料、信息，把人的思维、思维成果，人的经验、知识、智慧统统集成起来；把心智与高性能的计算机结合起来，构成了从定性到定量的综合集成技术。它是研究复杂巨系统的可靠技术方法[43]。钱学森的复杂系统思想揭示了诸多研究领域都存在共性，存在多学科融合的必要性与可行性。

免疫系统是已知的通过自然选择进化而来的最为成熟的系统之一。免疫系统也是一种复杂自适应系统，多样化的分子、细胞和器官为机体提供安全保障。复杂自适应系统的主要目的是发现形成复杂而精确的自适应行为的法则与原理。复杂自适应系统的共性包括 7 个要素，分别为 4 个性质（聚集、非线性、信息流和多样性）和 3 个机制（标记、内部模型、建筑块）。在免疫系统中可以辨别出复杂自适应系统的 7 个要素[44]。免疫系统是一个开放的复杂巨系统，需要与周围环境进行物质、能量和信息的交换，其内部包含很多子系统，子系统种类多样，具有层次结构，相互之间存在复杂的关联关系[45]。免疫系统需要不断吸收和消耗物质与能量，属于耗散系统。用非线性系统的理论研究免疫学，把免疫系统视为复杂的系统，其组成元素（包括各种免疫细胞、多种免疫分子、相容性复合物、自身抗原和外界侵入的抗原）之间存在着复杂的非线性的相互作用。通常在免疫风险识别中，一般选择某种免疫细胞（或细菌、免疫分子、化学成分）的浓度来描述系统状态，分析系统状态随时间的演化，并通过实验来证明免疫系统的混沌特性，有助于认识免疫过程的动态行为。

免疫系统的仿真模型表明，自然选择在免疫系统中同样起作用，赋予免疫实体以简单的规则就可以产生复杂的动力学现象[46]。混沌学理论是研究复杂系统的有力支撑。混沌是非线性动力学系统的一种特有的运动形式，是一种不可预测的确定系统，隐含于复杂系统但又不可完全分解，看似"混乱无序"却又颇有规律。1963 年，美国气象学家 Lorenz 发现了混沌（Chaos）[47]。1982 年，Mandelbrot 发表了 *The Fractal Geometry of Nature*，现代混沌分形理论历经半个世纪的发展，已经相当成熟，能较好地解译混沌系统。混沌分形能比较合理地解译非线性系统形态的本质与多样性，探究事件演化从"正常扩散"到"异常扩散"，从"正态分布"到小概率的"长尾巴分布"。

利用免疫学思想为混沌空间提供理论模型，通过剖析免疫系统的复杂反应机理，模拟复杂系统运作所处的混沌空间，如细胞繁殖的 Logistic 增长曲线、细胞游走的随机过程、免疫反应的非线性机制等，作为研究的支撑点。混沌空间可以用作连接免疫复杂巨系统和非常规突发事件的桥梁，为非常规突发事件的计算实验提供基础。通过混沌空间的构造，针对非常规突发事件进行计算实验，从而将免疫基因、非常规突发事件的特质与混沌空间的数值序列有机地结合起来，对学科融合切入点有一个较好的把握，合理地解决了非常规突发事件"无真可仿"

与"无章可循"的问题。基于免疫学的非常规突发事件混沌计算实验框架如图
6.5 所示。

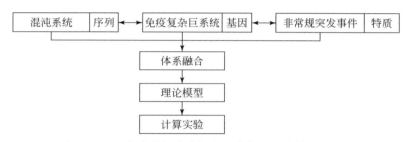

图 6.5　基于免疫学的非常规突发事件混沌计算实验框架

6.2.3　非常规突发事件基因库构建的实现

免疫系统具有混沌性，需要不断吸收和消耗物质与能量，属于耗散系统，在
免疫机理中存在一定的初值敏感与混沌分岔现象。早期的社会系统建模方法主要
是采用数学方程来描述社会规律。社会系统动力学模型利用一系列微分方程来分
析社会系统的动态演化特征。由于社会现象所固有的复杂性，很难构造其精确的
数学表示，因此这类方法只适用于描述极其简单的社会系统。另一种常见的建模
方法是统计建模，常用于社会计量学、经济计量学等领域，如贝叶斯模型、线性
回归模型等。统计建模一般仅能对社会系统的普遍现象进行静态描述，对于事态
的动态预测的功能较弱，很难刻画由于局部差异引起的社会系统动态变化[48]。

在非常规突发事件特质识别方面，混沌能较好的融合与解释免疫学理论与非
常规突发事件的特质。可以从已有的基因库中提取少量基因（经由人工设置或由
系统随机产生），通过混沌映射后，转变为混沌性基因库，进而用该混沌性基因
库模拟非常规突发事件基因库，如图 6.6 所示。

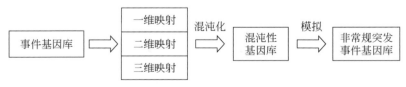

图 6.6　非常规突发事件基因库构造过程

可以将一维、二维、三维的混沌映射算法作为非常规突发事件基因库的混沌
演化算法。

1. 一维混沌映射

混沌是自然界广泛存在的一种非线性现象，具有随机性、遍历性、初始条件敏感性等特点，已被广泛应用于随机优化，Logistic 映射是一种混沌算法，公式如下[49]。

$$x_{n+1} = \mu x_n (1 - x_n), \quad n = 0, 1, 2, \cdots \tag{6.1}$$

式中：μ 为控制参量，由任意初值 x_0 可迭代出一个确定的时间序列。随着 μ 值增加，系统将呈现不同的性质。$0 < \mu \leq 3$ 时，系统形态简单，仅涉及少量不动点，即 0，$1 - 1/\mu$；$3 \leq \mu \leq 4$ 时，系统的形态转变为复杂，系统通向混沌；$\mu < 4$ 时，系统转为混沌系统。

当 μ 接近 4 时，遍历范围远远扩大。Lyapunov 指数为零的点必为分岔点。分岔点即原周期解的失稳点，并在该点产生新的不同周期的周期解。图 6.7 反映 Logistic 序列混沌化过程，当 μ 超过 3 时，系统开始分岔，开始出现混沌现象。

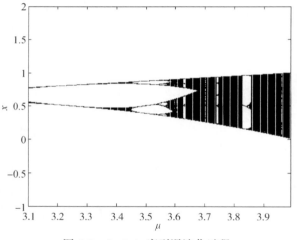

图 6.7　Logistic 序列混沌化过程

Logistic 是一维非线性映射，具有不可逆性，耗散结构较易构造，在非常规突发事件的基因突变以及事件演化的过程中具有较好的遍历性与特异性。

2. 二维混沌映射

Henon[50] 映射是应用较广的二维非线性映射，二维非线性映射可以将一维到高维地衔接起来。二维系统的混沌现象可以在耗散系统中出现，也可以在保守系统中产生。

$$\begin{cases} x_{n+1} = 1 + y_n - ax_n^2 \\ y_{n+1} = bx_n \end{cases} \tag{6.2}$$

式中：(x_n, y_n) 为系统轨迹；a、b 为系统参数。当 $b \neq 0$ 时，轨道变换是可逆的；当 $b = 1$ 时，系统的轨道体积保持不变，是一种保守系统；$b < 1$ 时，系统是耗散结构；$b = 0$ 回到一维映射。图 6.8 是当 $b = 0.25$ 时 Henon 序列混沌化过程，可以发现产生了分岔，最后覆盖的区域远远大于最初的差异。

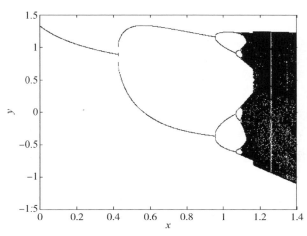

图 6.8　Henon 序列混沌化过程 （$b = 0.25$）

3. 三维混沌映射

在蝴蝶效应下，混沌系统就像一个放大装置，可以将初始条件带进的差异迅速放大，最终将真实状态掩盖，从而实质上导致长期演变轨道的不可预测性。一般的动力系统，最终都会趋向于某种稳定态，这种稳定态是由点（某一状态）或点的集合（某种状态序列）表示的。系统的运动只有到达这个点或点集上才能稳定并保持下去，这种点或点集就是"吸引子"，它表示系统的稳定态，是动力系统的最终归宿。若一个吸引子的点集是有限空间中的一条无限长的线，则是奇怪吸引子。奇怪吸引子是相空间中一类具有无限嵌套层次的自相似几何结构。吸引子具有稳定性、低维性、非周期性和对初始条件的敏感依赖性。Lorenz 引子是动力学系统中最典型的例子，吸引子局限于有限的空间内，系统的轨迹在右侧和左侧随机转圈，它环绕各自中心的方式和圈数也是一个明显的随机数，轨道就像交织起来的一对蝴蝶翅膀，这也是蝴蝶效应的由来[51]。洛伦兹蝴蝶效应演化如图 6.9 所示。

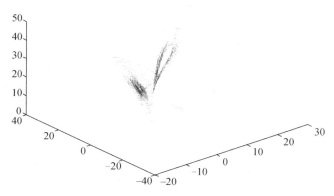

图 6.9　洛伦兹蝴蝶效应（Pr=10，$b=8/3$，Ra=28）

我国学者对蝴蝶效应也有相关研究，乔海曙和张贞乐[52]将引起蝴蝶效应的事件分为内生与外生，并将内生蝴蝶效应分为三个阶段——羊群效应阶段、破窗效应阶段、风险溢出效应阶段。同时，认为外生蝴蝶效应具有随机性、不可预测性和非线性的特点，横断各个专业，渗透各个领域。

4. 混沌系统的验证

混沌系统就像一个放大装置，可以将初始差异迅速放大，最终将真实状态掩盖，从而实质上导致长期演变轨道的不可预测性。一般的动力系统，最终都会趋向于某种稳定态，这种稳定态是由点（某一状态）或点的集合（某种状态序列）表示的，系统的运动只有到达这个点或点集上才能保持稳定。混沌与稳态存在边界，混沌映射在某一参数达到或超越某一阈值时，混沌系统即形成。混沌出现在全局有界、且局部不稳定的非线性动力系统中。要判断系统是否为混沌，常用的方法有：系统对初始值的依赖性、Lyapunov 指数、具有奇异吸引子现象、分岔理论。

混沌空间有多种，洛伦兹演化空间是一类典型的混沌空间，具有较强的代表性，是一种三维的非线性系统，洛伦兹方程如下：

$$\begin{cases} \dfrac{\mathrm{d}x}{\mathrm{d}\tau} = -\mathrm{Pr}(x-y) \\ \dfrac{\mathrm{d}y}{\mathrm{d}\tau} = \mathrm{Ra}x - y - xz \\ \dfrac{\mathrm{d}z}{\mathrm{d}\tau} = -bz + xy \end{cases} \tag{6.3}$$

式中：γ 为迭代用期；Pr，Ra 和 b 分别为控制参数 Prantdl 数、Rayleigh 数、正常

数；(x, y, z) 为三维相空间；$-Pr$，x，$-y$ 和 $-bz$ 项都是耗散力的反映；Rax 项为驱动力的反映；xy 和 xz 两项是非线性项，因此洛伦茨方程含有驱动力、耗散力和非线性因素。随着 Ra 的增加，表示驱动力在逐渐增大，就会出现形态的不断分岔。混沌的伸长和折叠用正的 Lyapunov 指数来测量，设定初始条件的差别在三个方向上分别是 $\delta x(0)$，$\delta y(0)$，$\delta z(0)$，那么 τ 时刻以后就变成

$$\begin{cases} \delta x(\tau) = \delta x(0) \cdot e^{LE_1 \cdot \tau} \\ \delta y(\tau) = \delta y(0) \cdot e^{LE_2 \cdot \tau} \\ \delta z(\tau) = \delta z(0) \cdot e^{LE_3 \cdot \tau} \end{cases} \tag{6.4}$$

式中：LE_1，LE_2，LE_3 分别为三个方向的 Lyapunov 特征指数。

$$\delta v(\tau) = \delta v(0) \cdot e^{(LE_1 + LE_2 + LE_3) \cdot \tau} \tag{6.5}$$

式中：$\delta v(\tau)$ 代表相空间体积的变化率。Lyapunov 指数是衡量系统动力学特性的一个重要定量指标，表征了系统在相空间中相邻轨道间收敛或发散的平均指数率。其中某一维映射 Lyapunov 指数[53]定义为

$$LE_1 = \lim_{n \to \infty} \frac{1}{n} \left| \frac{dx_n}{dx_0} \right| \tag{6.6}$$

可以从最大 Lyapunov 指数是否大于零直观地判断系统是否存在动力学混沌。系统具备正 Lyapunov 指数，意味着在系统相空间中，无论初始两条轨线的间距多么小，其差别都会随着时间的演化而成指数率的增加以致达到无法预测。

对耗散系统而言，特征值是反映平衡点附近轨道性质[54]。整体上讲，耗散就使轨道收缩到有限范围内的吸引子上去。只有混沌吸引子有正的 Lyapunov 特征指数，沿轨道方向 $LE_2 = 0$，伸长方向 $LE_1 > 0$，收缩方向 $LE_3 < 0$，并且 $LE_1 + LE_2 + LE_3 < 0$。针对非常规突发事件，其演化过程应该存在混沌吸引子，满足混沌吸引子的轨道条件。常见的混沌映射、涉及参数、混沌边界见表 6.4。

表 6.4　混沌映射函数

混沌映射	参数	函数	混沌边界
Logistic（一维映射）	μ，x_n	$x_{n+1} = \mu x_n(1 - x_n)$	$\mu > 3.57$
Henon（二维映射）	x_n，y_n，a，b	$\begin{cases} x_{n+1} = 1 + y_n - ax_n^2 \\ y_{n+1} = bx_n \end{cases}$	$b < 1$
Lorenz（三维映射）	x，y，z，Pr，Ra，b	$\begin{cases} \dfrac{dx}{d\tau} = -Pr(x - y) \\ \dfrac{dy}{d\tau} = Rax - y - xz \\ \dfrac{dz}{d\tau} = -bz + xy \end{cases}$	$Ra > 24.74$

利用这些混沌映射边界，结合非常规突发事件基因的假设，将事件的演化与混沌系统的参数模型进行对接，可以较好地打破非常规突发事件"无真可仿"的尴尬局面，避开难以辨析的复杂表象，为探索非常规突发事件的常规应对提供科学的依据，为非常规突发事件的预测与主动防御提供了新的思路与方法。非常规突发事件的研究需要多学科融合作为支撑，对非常规突发事件的起源、发生、发展、结束、恢复与更新全过程进行研究需要一些非常规的方法作为可能的突破口，针对现实世界的真实案例进行模拟仿真是验证理论假设、数理模型科学性的必要工作，这也是后续研究的重点。

5. 全局混沌演化

在非常规突发事件计算实验中，目前大多用伪随机数列作为基因序列，样本分布与真实分布不一致，抽样重复率高且无法展现小概率统计特质，不能科学合理地表示非常规突发事件的特质。一般来说随机数分为均匀随机数和非均匀随机数，均匀随机数的目标分布是均匀分布。Faure 序列是常见的一种序列，常用于计算偏差，尤其在 Monte Carlo 试验中应用较多。混沌系统对初值具有敏感依赖性，将混沌理论应用到通信领域，用以产生数量多、非相关、类随机、可再生的信号，通过 Chebyshev 混沌序列对非常规突发事件混沌效应进行研究。

初始基因序列的构造是一种拟蒙特卡罗模拟，模拟的误差是由模型误差和拟随机数偏差两方面因素所决定的。低偏差序列的原理是产生这些随机数更加均匀的多维空间，不产生大的模拟数据缺口和集聚现象。应用广泛的 Faure 序列可以较好地模拟整个基因库，而 Chebyshev 序列则能产生与初始值极为相关的复杂混沌空间，将 Faure 序列与 Chebyshev 序列结合则能模拟几乎所有混沌空间，再对该空间做体面线的切割，产生 Faure-Chebyshev 混沌序列，作为基因发现的训练集与测试集，从而识别不同阶段不同类型的非常规突发事件的特质基因序列。基于 Faure 序列和 Chebyshev 算法产生的混沌序列，从而模拟非常规突发事件基因库，使其具有特异性与全局性，构造过程如图 6.10 所示。

设 b 不小于 s 的最小素数，s 是一个自然数。构造 $[0, 1)^s$ 中的 s 维 Faure 序列 $\{x_n\}$，设 $Z_b = \{0, 1, \cdots, b-1\}$，$E = 0, 1, 2, \cdots$，对于一个确定的 E，该级数实际上是有限和，所以 Faure 序列可以表现有限能量的事件。Faure 序列如下

$$E = \sum_{r=0}^{m-1} a_r b^r, \ a_r \in Z_b \tag{6.7}$$

式中：m 为 E 的步长[55]；a_r 是 E 以 b 为基底的数字展开式。Faure 序列参数基因映射见表 6.5。

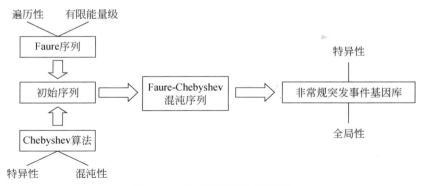

图 6.10　全局混沌演化构造图

表 6.5　Faure 序列参数基因映射表

Faure 序列参数	取值	非常规突发事件内涵	免疫基因内涵
b	5	能量级数	基因外显效度
m	$100 \sim 1000$	事件演化过程	基因片段数
s	3	事件状态	基因类别（VDJ）
E	NA	事件能量	免疫系统混沌程度

b 表示非常规突发事件演化过程中，某一特质的出现会使得能量增强 5 倍，在基因层面便体现为基因外显性效度为 5，也可以取其他素数，为方便计算实验，取值初步设定为 5。m 取值不定，体现为具有一定能量的事件在其演化过程中特质展现的时机，如果 a_r 取值为零，则表示为隐性基因。假设 E 为非常规突发事件爆发的能量，与之对应的则是免疫球蛋白所需的亲合度，能量越大，对亲合度的要求也越高。s 取值为 3，表现为非常规突发事件演化时会呈现的 3 种状态，即蔓延、衍生、耦合，对应的是基因类别 {V，D，J}，Faure 空间记作 faure (v, d, j)。

混沌系统具有初值敏感、非周期、不可预测性。基因序列 Chebyshev 混沌映射算法[56]如下

$$x_{n+1} = \cos[k \cos - 1(x_n)], \ x_n \in [-1, 1] \tag{6.8}$$

x_n 为序列值；k 为控制参数。

表 6.6　Chebyshev 序列参数基因映射表

chebyshev 序列参数	取值	非常规突发事件内涵	免疫内涵
x_0	faure (v, d, j) 某一序列值	事件初始状态	初始抗体
k	4	事件过程复杂	复杂巨系统
n	NA	演化次数	进化次数

在 faure (v, d, j) 某一序列值的基础上, 运用 Chebyshev 进行处理, 以某一混沌集合 (一般以末端) 作为状态转移概率分布, 将训练集混沌化后演变为非常规突发事件的空间。由于 faure (v, d, j) 是低差异序列, 能较好地填满常规突发事件基因的模拟集合, 而 Chebyshev 能产生相关性较强的混沌空间, 经过双重处理后, 能较好地模拟免疫复杂巨系统和非常规突发事件混沌空间。

利用 faure (v, d, j) 初始值经过 Chebyshev 混沌化后的序列作为非常规突发事件模拟状态转移概率分布, 体现出非常规突发事件的复杂性与混沌性。在计算实验方面, 尤其是拟蒙特卡罗模拟, 拟随机数序列比伪随机数更适合做模拟仿真。低偏差随机数序列能更加均匀的填充空间, 在多维情况下不产生大的缺口和集聚现象, 在计算实验时, 能减少盲点并且更好的收敛。图 6.11 和图 6.12 分别是伪随机数与 faure (v, d, j) 模拟填充的空间, 表 6.7 是两者的统计指标对比分析。

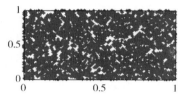

图 6.11　非常规突发事件随机值模拟空间 {rand (1, 3000)}

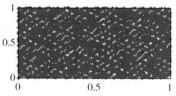

图 6.12　非常规突发事件 Faure 值模拟空间 {faure (3000, 3, 5)}

如图 6.11 和图 6.12 所示, 利用 faure (v, d, j) 产生非常规突发事件初始值, 可以模拟几乎空间所有类型的特征事件, 采用随机数容易产生重复, 遗漏其他点, 造成空间的盲点。

表 6.7　**faure (v, d, j) 在 [0, 1] 上均匀分布性的比较 (N=3000)**

项目	均值	方差	偏度	峰度	最大值	最小值
理论值	0.5000	0.0833	0.0000	−1.2000	1.0000	0.0000
伪随机数	0.5070	0.0844	−0.0471	−1.1782	0.9994	0.00050
Faurey 基底 $b=3$	0.4997	0.0834	0.0001	−1.2001	0.9994	0.00032

作为测试，取 faure (v, d, j) 空间的某一点，经过 Chebyshev 算法产生混沌模拟序列，演化成非常规突发事件的特征序列。图 6.13 和图 6.14 分别是 faure (v, d, j) 常规空间与迭代 100 次的 Chebyshev 混沌空间。

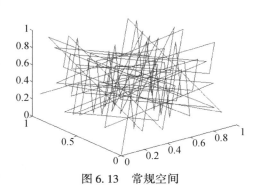
图 6.13　常规空间

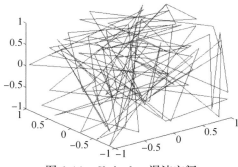
图 6.14　Chebyshev 混沌空间

以 faure (v, d, j) 序列建立初始状态，经过 Chebyshev 处理后产生混沌空间。图 6.13 和图 6.14 进行对比，可见，经过 Chebyshev 处理后模拟空间变得无序。将无序空间集合切割成训练集与测试集，进行训练与识别。

6.3　非常规突发事件基因库的进化

6.3.1　生物免疫系统进化

自从 Forrest 于 1994 年提出阴性选择的思想之后，阴性选择成为人工免疫系统产生异常分类器（成熟检测器）所必经的过程。生成的成熟检测器如果不能检测出实际出现的异常则表示该成熟检测器不是真正有效的检测器。

Castro 和 Timmis 提出了 AIS（artificial immune system）和 EA（evolutionary algorithms）相结合的算法[57]，有效地保持种群的多样性，较好地消除收敛不足及振荡现象，在很多领域得到了广泛的应用与扩展。Kim 和 Bentley 认为，人体免疫系统采用了"抗体"向"抗原"进化的策略，通过小生镜策略以维持抗体的有效性、一般性和多样性，向人工免疫系统引入"小生镜"策略提高阴性选择算法的效率[6]。关于基因库进化，当前人工免疫系统多采用两种策略，一是通过"Baldwin 效应"[58]来指导基因库进化，通过修改个体的适应度来影响进化行为，是一种显性空间的变换，能够增加遗传过程的多态性，有效的自适应可以减轻选择压力。二是依靠基因库的结果反馈来指导进化。Kim 和 Bentley 认为，对免疫细胞运用高突变率进行克隆，以调整当前免疫细胞达到更大的抗原绑定范围，其动态克隆选择扩展算法的策略是对基因实施高突变算子和随机生成未成熟检测器相结合[59]。Gasper 和 Collard[60]；Michaud 等[61]；Hart 和 Ross[62]；Schütt 等[63]分别介绍了使用基因库收集基因片段，继而连接成新的抗体。

6.3.2　混沌进化

生物进化算法是效仿生物学中的进化和遗传过程，借用生物进化的规律，通过繁殖-竞争-再繁殖-再竞争，发展优质解，淘汰劣质解，逐步提高解群体的质量，从而逼近待求问题的最优解，用于解决复杂的工程技术问题。进化算法的不足之处是在实际应用中易于陷入局部极优，从而限制了算法的实用性。

虽然免疫进化算法能迅速将问题的解限制在一个较小的区间内，但小区间内搜索到最优解的效率并不能令人满意。由于免疫系统本身具有混沌特性[64]，并且进化过程中的基因突变则可看作是一个混沌动力学过程。为保证非常规突发事件基因序列的遍历性与特异性，可以将若干混沌算法与免疫策略融合，模拟突发事件的基因进化过程，通过多重识别模式，探索新型的识别方法与标准。利用混沌扰动，产生新的抗原，并使其偏向更为复杂或者新型的状态值，从而提高非常规突发事件基因源的生成效率。

6.3.3　模式进化

在非常规突发事件基因库进化模式上，除了生物进化机理以及混沌扰动外，还可以参考现有人工免疫网络中进化的模式。常见的模式包含以下三类。

模式一：淘汰更新

在检测系统生命周期中，如果"非我"没有完全被检测器覆盖，那么攻击者可能会发现并利用这些漏洞进行攻击。而且检测器集合越久不改变，攻击者就越容易发现这些漏洞。该缺点可以通过动态改变检测器集合来解决。在人体免疫系统中，免疫系统通过动态更新免疫细胞来维持动态多样性。

同样，非常规突发事件的基因库在进化过程中，具有高性能以及高表现率的基因会保留下来，但随着时间偏移，事件基因也会随之转变，若基因库长期不变则可能的漏洞就会愈大，需要对基因库进行动态更新，在一定的周期内采用一种淘汰机制，最常见的淘汰机制包括最近最少使用 LRU（least recently used）、先进先出 FIFO（first in first out）、代价替换算法等。

LRU 算法中将最近最少使用的基因替换出或者突变，缺点是可能把以往一些亲合度高的检测器替换。

FIFO 算法将最先进入基因库的基因替换出，缺点是可能把常用的基本基因替换出。

代价替换算法使用一个代价函数对基因进行评估，最后根据代价值的大小决定替换对象。

模式二：聚合反应

基因库一般是通过对被淘汰的自体进行高频变异或者利用非自体集合样本形成的。抗原的成长也存在集群的情况，抗原集群具备表现伪装、能量循环以及协同变异等功能。抗原集群的表现形式是聚类，当基因库需要分段进行局部协同工作或者基因库存在冗余时，基因库则会产生聚类，形成基因集群。

王保义等采用非自体集合样本对基因库进行初始化，将所有非自体样本输入基因库，基因库的每一行就是一个非自体样本。由于非自体样本比较多，并且出现同一类攻击会有很多个非自体样本，这样造成基因库的冗余比较多，也会产生聚类现象[65]。在生成抗原时，随机从基因库中选出各类基因片段，当基因库中出现聚类时，大簇内的基因就会被以更高的概率选出。这样产生检测器的多样性就会受到影响，使检测器对非自体集合的覆盖范围缩小，进而影响检测效率，同时冗余的基因也会增加算法的空间开销。通常运用 K 均值（K-Means）聚类算法[66,67]来实现对抗体或检测器的聚类，也可以移植到抗原的进化模式中，将聚类所形成的子空间定义为以聚类中心为圆心，以中心和边缘之间的距离为半径所形成的大超球体。把已有非自体样本聚类成多个空间区域，通过比较待检测样本和非自体样本、检测器之间的最小距离可以检测到未被检测器覆盖的非自体空间。

在聚类生成进化算法中最重要的是聚类半径的选择。抗体或抗原聚类算法具有参考意义，算法如下：

步骤 1，随机选择 K 个检测器，将它们的中心作为初始聚类中心。

步骤 2，计算每个检测器到每个聚类中心的距离，将它们分别划分到距离它们最近的聚类中。

步骤 3，重新计算聚类中心，重复步骤 2、步骤 3 直到聚类中心变化范围小于给定值。

步骤 4，计算每个检测器聚类的半径。

模式三：人工反馈

对事件演化的解析是定性与定量结合的过程，人工参与是必要的。大多数灾害的监测预警都需要人工参与，甚至是全过程参与，包括信息采集与分析、资源部署与调配、人员安排与调动、事后恢复与总结。当前，在现有条件下，灾害应急难以达到全过程完全智能化。对于事件基因库的更新也需要人工参与，当事件出现新的特征或者新的现象时，需要人工录入与测试数据，维护基因库的有效性，这种人为发掘行为就是基因库的人工反馈。算法如下：

步骤1，根据现有知识与信息，人为发掘基因变化。

步骤2，对基因进行免疫测试，测试基因在现有系统中运作情况。

步骤3，若是新型有效基因，则保留；若是旧基因或无效基因，则备案后剔除。

6.3.4　进化流程

一个完整的非常规突发事件基因库进化流程应该包括生物免疫进化、混沌进化以及模式进化，将这些进化机理有效融合，形成特定的新型免疫混沌进化模式。在该模式下，生物免疫系统进化机理主导进化过程，混沌演变突出进化特异性与遍历性，而模式的融合则使得进化过程动态更新且可以人为干预。具体的进化流程如图6.15所示。

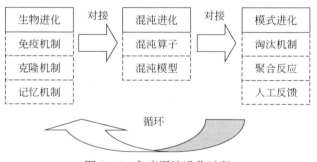

图6.15　免疫混沌进化过程

参 考 文 献

［1］ Jerne N K. Towards the network theory of the immune system. Analysis Immunologies, 1974, 125（1）：373-389

［2］ Sieburg H B, McCutchan J A, Clay O K, et al. Simulation of HIV infection in artificial immune systems. Physica D: Nonlinear Phenomena, 1990, 45（1）：208-227

［3］ Perelson A S, Hightower R, Forrest S. Evolution and somatic learning in V- region genes. Research in Immunology, 1996, 147（4）：202-208

［4］ Varela F J, Stewart J. Dynamics of a class of immune networks I. Global stability of idiotype inter-actions. Journal of Theoretical Biology, 1990, 144（1）：93-101

［5］ Forrest S, Perelson A, Cherukuri R. Self- nonself discrimination in acomputer. Proceedings of 1994 IEEE Computer Society Symposium on Research in Security and Privacy. Los Almitos, CA, 1994: 202-212

［6］ Kim J, Bentley P J. Immune memory and gene library evolution in the dynamic clonal selection algorithm. Journal of Genetic Programming and Evolvable Machines, 2004, 5（4）: 361-391

［7］ Dasgupta D. An overview of artificial immune systems and their applications. Berlin Heidelberg: Springer, 1999

［8］ Kim J, Bentley P. An artificial immune model for network intrusion detection. 7th European Conference on Intelligent Techniques and Soft Computing（EUFIT' 99）, Aachen, Germany, 1999: 13-19

［9］ Kim J, Bentley P. An evaluation of negative selection in an artificial immune system for network intrusion detection. Proceedings of the Genetic and Evolutionary Computation Conference（GECCO-2001）, 2001: 1330-1337

［10］ 葛丽娜, 钟诚. 基于人工免疫入侵检测检测器生成算法. 计算机工程与应用, 2005, 41（23）: 149-152

［11］ 王保义, 王玮, 王蓝婧. 人工免疫中一种新的基因库初始化方法. 计算机工程与应用, 2007, 43（21）: 126-128

［12］ 肖军弼, 黄波涛. 基于改进基因库的检测器生成算法. 计算机系统应用, 2011, 20（4）: 251-253

［13］ 吴佳楠, 周春光, 刘桂霞, 等. 基于元分析的差异表达基因识别. 吉林大学学报（工学版）, 2012, 42（5）: 1262-1266

［14］ Huang Z, Li J X, Su H, et al. Watts, Hsinchun Chen. Large-scale regulatory network analysis from microarray data: modified Bayesian network learning and association rule mining. Decision Support Systems, 2007, 43（4）: 1207-1225

［15］ Atlan H, Cohen I R. Immune information, self- organization and meaning. International Immunology, 1998, 10（6）: 711-717

［16］ Cohen I R. The cognitive paradigm and the immunological homunculus. Immunology Today, 1992, 13（12）: 490-494

［17］ 韩智勇, 翁文国, 张维, 等. 重大研究计划"非常规突发事件应急管理研究"的科学背景、目标与组织管理. 中国科学基金, 2009, 23（4）: 215-220

［18］ 闪淳昌, 薛澜. 应急管理概论——理论与实践. 北京: 高等教育出版社, 2012

［19］ 刘霞, 严晓, 刘世宏. 非常规突发事件的性质和特征探析. 北京航空航天大学学报（社会科学版）, 2011, 24（3）: 13-18

［20］ 唐攀. 非常规突发事件应急响应管理方法与技术. 广州: 暨南大学出版社, 2012: 11

［21］ Zhang Z Y, Lei X, Li Shiming. How to build a preparedness system of unconventional emergency: A case study on Wenchuan earthquake. IEEE International Conference on Emergency Management and Management Sciences（ICEMMS）, USA: IEEE Press, 2010: 269-272

［22］张一文，齐佳音，方滨兴，等．非常规突发事件及其社会影响分析——基于引致因素耦合协调度模型．运筹与管理，2012，21（2）：202-211

［23］Hu Z H. Relief demand forecasting in emergency logistics based on tolerance model. IEEE Third International Joint Conference on Computational Science and Optimization（CSO），New York：IEEE Press，2010：451-455

［24］华国伟，余乐安，汪寿阳．非常规突发事件特征刻画与应急决策研究．电子科技大学学报（社科版），2011，13（2）：33-36

［25］李明磊，王红卫，祁超等．非常规突发事件应急决策方法研究．中国安全科学学报，2012，22（3）：158-163

［26］张成福，杨兴坤．非常规突发事件应急管理经验与教训–基于H1N1甲型流感为例．重庆行政（公共论坛），2010，12（2）：42-44

［27］唐攀．非常规突发事件应急响应管理方法与技术．广州：暨南大学出版社，2012

［28］马慧敏．基于免疫理论的非常规突发事件应急管理主动免疫系统研究．武汉：武汉理工大学博士学位论文，2010

［29］刘铁民．应急预案重大突发事件情景构建木——基于“情景一任务一能力”应急预案编制技术研究之一．中国安全生产科学技术，2012，8（4）：5-12

［30］王宏伟．公共安全管理研究非常规突发事件及其应对．北京：人民出版社，2013

［31］方志耕，杨保华，陆志鹏．基于Bayes推理的灾害演化GERT网络模型研究．中国管理科学，2009，17（2）：102-107

［32］Kahn H，Wiener A J. The year 2000：a framework for speculation on the next thirty- three years. New York：Macmillan，1967

［33］温有奎，徐国华，赖百年，等．知识元挖掘．西安：西安电子科技大学出版社，2005

［34］姜永常，杨宏治，张丽波．基于知识元的知识组织及其系统服务功能研究．理论与探索，2007，30（1）：37-40

［35］席运江，党延忠．基于加权知识网络的个人及群体知识结构分析方法．管理工程学报，2008，22（3）：1-4

［36］陈雪龙，董恩超，王延章．非常规突发事件应急管理的知识元模型．情报杂志，2012，30（12）：22-26

［37］杨德宽，王雪华，裘江南．基于知识元网络的突发事件模型组合调用．系统工程，2012，9（9）：87-93

［38］仲秋雁，郭艳敏，王宁．基于知识元的情景生成中承灾体实体化约束模型．系统工程，2012，30（5）：5-80

［39］莫宏伟，左兴权．人工免疫系统．北京：科学出版社，2009

［40］Louzoun Y，Friedman T，Luning Prak E，et al. Analysis of B cell receptor production and rearrangement：Part I Light chain rearrangement. Seminars in immunology. New York：Academic Press，2002：169-190

［41］Kim J，Bentley P. Negative selection and niching by an artificial immune system for network intrusion detection. Late Breaking Papers at the 1999 Genetic and Evolutionary Computation Conference. Orlando, Florida, 1999: 149-158

[42] Holland J H. Emergence: from chaos to order. New Jersey: Addison-Wesley, 1988

[43] 钱学森. 再谈开放的复杂巨系统. 模式识别与人工智能, 1991, 4 (1): 1-4

[44] Vargas P A, de Castro L N, Von Zuben F J. Mapping artificial immune systems into learning classifier systems. Learning Classifier Systems. Berlin Heidelberg: Springer, 2003: 163-186

[45] 陈钰. 免疫系统——一个开放的复杂巨系统. 复杂系统与复杂性科学, 2004, 1 (2): 70-73

[46] De Boer R J, Perelson A S, Kevrekidis I G. Immune network behavior—II. From oscillations to chaos and stationary states. Bulletin of mathematical biology, 1993, 55 (4): 781-816

[47] Lorenz, E. N. Deterministic nonperiodic flow. Journal of the Atmospheric Sciences, 1963, 20 (3): 130-141

[48] 盛昭瀚, 张军, 杜建国, 等. 社会科学计算实验理论与应. 上海: 上海三联出版社, 2009

[49] 赵志刚, 常成. 自适应混沌粒子群优化算法. 计算机工程, 2011, 37 (15): 128-130

[50] Henon M A. Two-dimensional mapping with a strange attractor. Communications in Mathematical Physics, 1978, 50 (1): 69-77

[51] 刘铁驹, 宋立平. 蝴蝶效应及其应用. 现代物理知识, 2006, 18 (6): 10-12

[52] 乔海曙, 张贞乐. 银行危机的蝴蝶效应、负外部性及其防治. 金融论坛, 2006, 11 (11): 48-52

[53] 罗利军, 李银山, 李彤, 等. 李雅普诺夫指数谱的研究与仿真. 计算机仿真, 2005, 22 (12): 285-288

[54] 梁福明, 刘式适, 辛国君. 自然科学中的混沌和分形. 北京: 北京大学出版社, 2003.

[55] 黄旭东, 胡丽莹. 无乘法运算的 Faure 序列构造. 厦门大学学报 (自然科学版), 2003, 42 (4): 428-430

[56] 刘严, 付冲. 基于 Chebyshev 映射的快速伪随机序列发生器. 控制工程, 2006, 13 (4): 377-380

[57] De Castro L N, Timmis J. Artificial immune system: A novel computational intelligence approach. London: Apinger, 2002

[58] Baldwin M J. A new factor in evolution. The American Naturalist, 1896, 30 (354): 441-451

[59] Kim J, Bentley P J. Towards an artificial immune system for network intrusion detection: An investigation of dynamic clonal selection. Congress on Evolutionary Computation (CEC-2002), Honolulu, May 2002. 1015-1020

[60] Gasper A, Collard P. From GAs to artificial immune systems: improving adaptation in time dependent optimization. Evolutionary Computation, 1999. CEC 99. Proceedings of the 1999 Congress on. IEEE, 1999, 3

[61] Michaud S R, Lemont G, Zydallis J B. Protein structure prediction with EA immunological

computation. Proceeding of Genetic and Evolutionary Computation Conference （GECCO 2001），2001：1367-1374

［62］ Hart E，Ross P. Exploiting the analogy between the immune system and sparse distributed memories. Genetic Programming and Evolvable Machines，2003，4 （4）：333-358

［63］ Schütt T，Schintke F，Reinefeld A. Efficient synchronization of replicated data in distributed systems. Computational Science—ICCS 2003. Heidelberg：Springer Berlin，2003：274-283

［64］ 漆安慎，杜婵英．免疫的非线性模型．上海：上海科技教育出版社，1998

［65］ 王保义，王玮，王蓝婧．人工免疫中一种新的基因库初始化方法．计算机工程与应用，2007，43 （21）：126-128

［66］ 吴景岚，朱文兴．基于 K 均值的迭代局部搜索聚类算法．计算机工程与应用，2004，40 （22）：37-41

［67］ 袁方，孟增辉，于戈．对 k- means 聚类算法的改进．计算机工程与应用，2004，40 （36）：177-178，232

第7章 基于免疫学的非常规突发事件风险识别

7.1 基于免疫学的非常规突发事件风险识别原理

7.1.1 非常规突发事件基因表达类型

根据遗传假说，生物世代间所传递的是遗传物质——基因，而不是性状本身。对生物个体而言存在基因组成和性状表现两方面特征。基因型（genotype）是指生物个体基因组合，表示生物个体的遗传物质组成，又称遗传型；基因型是生物性状表现的内在决定因素，基因型决定表现型。表现型（phenotype）指生物个体的性状表现。表现型是基因型与环境条件共同作用下的外在表现，往往可以直接观察、测定，而基因型往往只能根据生物性状表现来进行推断。

在数据的表达方式上，也存在基因型表达和表现型表达两种方式。基因型表达采用二进制编码，由多个基因连接组合而成，基因中的每一位对应一个属性值，如果为1，则表示满足某属性值，如果为0，则不满足；同一个基因内位与位之间关系为"或"关系，而不同基因之间的关系为"与"关系。这种基因型表达由De Jong等于1993年在概念学习中首先提出[1]。表现型的分类规则的条件通常是由一系列"或"关系的规则通过"与"连接而成，例如抗体所能识别的非己集可以用IF-THEN来描述。这种表现型的表示方法，有利于对具有多个分离特征区间的基因进行匹配程度的判定、知识的表达、抽象及异常情况的分析研究[2]。

非常规突发事件基因常常混杂于一般基因中，表现形式也往往具有深层的隐藏因子在其中，难以辨析事件的等级真伪，故事件基因往往是一种隐藏状态，表达方式也属于基因型，即基因表达方式属于二进制编码。

7.1.2 非常规突发事件九种基因和三类演化原理

非常规突发事件的难以预测性说明基因可测性较低，某些事件具备一定征兆，即部分基因显现，而大多数非常规事件的征兆显性程度很低。如果遗传因子是完全基因型，则不可直接观测；如果遗传因子是表现型，说明可观测。非常规突发事件演化过程与其事件本质特点存在一定的关联关系，具有突发事件的某些特质，才能逐步演化成为非常规突发事件，正如生命遗传主要在于基因的重组变异，事件特质就如同生命体先天的基因，通过观察显隐性了解生命体的基因类型。我们可以通过观测显现事件的演化过程，分析事件的本质。

非常规突发事件本身是一个复杂系统，系统行为模式主要取决于其内部的动态结构与反馈机制，系统在内外刺激因素和制约因素的作用下按一定规律演化，而因其在极短时间内快速扩散的特点，其规律往往无法按常规方法探寻。就非常规突发事件而言，其致灾因子必然具备一定的特质才能成为推动事件演化的根源，如2003年SARS病毒本身具备易扩散、致命性的特征；2008年1月中旬，一场罕见的雨雪冰冻灾害，袭击中国南方19个省份，造成南方部分地区电网垮塌，铁路运输系统面临严峻困难和挑战，这场南方雨雪冰冻灾害本身历史罕见，并且波及面广，交通电力遭受重创，这样的致灾因子显现后经过蔓延、衍生、耦合而不断扩散与变化，导致非常规突发事件最终形成。在非常规突发事件演化过程中，致灾因子的状态及特征在随时间变迁，从而使非常规突发事件演化过程呈现灾害链。在灾害链中，前一时态的非常规突发事件特征往往不同于后一时态的非常规突发事件特征，满足贝叶斯推断的一般原理。

非常规突发事件的演化必然引起一系列情景变化。在针对情景的应急管理方面，主要约束因素包括环境变化、时间控制、组织协调、物资调配、信息管理，约束限制越苛刻，往往越能激发事态迅速发生发展，不断促进事件以各种形式扩散。非常规突发事件的自然环境恶劣或社会环境经常动态、随机变化。非常规突发事件内外环境变动急剧，发展过程速度很快，在短时间内迅速扩大或升级，需要决策者在时间控制方面能快速反应、审时度势、权衡利弊。在突发情景下，管理模式和组织结构存在一定的刚性，需要应急决策团队组织灵活、管理创新。非常规突发事件应急管理对物资、资金、技术等资源的调配要求极高，物资调配需要快速反应、及时到位。非常规突发事件决策往往无经验模式可遵循，为尽量达到决策的准确度与及时性，构建信息管理特殊通道尤为重要。非常规突发事件的发生发展规律复杂，但演变规律基本上是蔓延、衍生、耦合的排列组合，该演变规律的排列组合与非常规突发事件的特质形成某种正反馈环，具备自我强化作用。非常规突发事件应急管理是"情景依赖"型的，具有很大的原始创新潜力，自然、社会、经济、政治等所构成的"情景"都会影响应急管理决策的制定和执行。图7.1阐释了非常规突发事件双层框架。

致灾因子在一定约束下不断演变，最终发展为非常规突发事件，犹如基因的遗传、变异与表达，最终成长为一个完整的生命体。致灾因子演化成非常规突发事件所需经历的蔓延、衍生、耦合次数是模糊的，但依据统计经验判断，同一类型事件的演化过程必然呈现出一定的规律，每一次机理的作用都可能会对事件特质产生影响，特质与机理之间的函数关系是动态和非线性的，即非常规突发事件九种特质的组合是构成 V、D、J 三类型基因片段的基因粒，但由于上述动态非线性的函数关系使得具体的特质组合难以测算。我们可以通过界定非常规突发事件 V、D、J 基因条件，从而探究该事件 V、D、J 中三种类型基因中九种特质的含量。这种 V、D、J 机理基因片段与九种基因粒结构能较好地解释与识别非常规突发事件，通过多次模糊观测进行精确识别，也可以称之为"三九"双层结构，其中"三"通过模糊观测容易采集数据；而"九"作为事件特质难以直接观测，只能通过对"三"的多次观测达到识别"九"的目的。

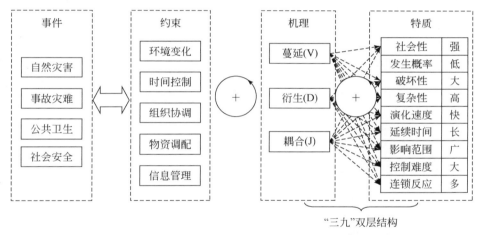

图 7.1　非常规突发事件"三九"双层框架示意图

7.1.3　风险识别器抗体向非常规突发事件抗原进化原理

风险识别器如同抗体，其基因来自基因库的基因重组与突变，产生重链，基因片段以严格的顺序拼接，将可变区与恒定区结合在一起，从而产生多样抗体，以识别各类抗原。本书通过风险识别器建模与平行计算，构建具备多样性与遗传性的风险识别器，模拟抗原进化的情景推演过程，并依据计算试验构建识别标准，从而与事件分类标准对接，达到事件分类识别的目的。假设非常规突发事件的识别过程是抗体向抗原进化的过程。Kim 和 Bentley 认为人体免疫系统采用了

"抗体"向"抗原"进化的策略[3]。运用免疫复杂巨系统的免疫原理，结合信息熵理论，构建非常规突发事件风险识别器模型，通过平行计算，实现风险识别器抗体向非常规突发事件抗原进化。

假设非常规突发事件为抗原，其进化过程如图 7.2 所示。事件作为抗原，其致灾因子或基因则来自于自然灾害、事故灾难、公共卫生、社会安全等各类事件，通过基因提取后形成该事件的特质基因，经过蔓延、衍生、耦合不断扩散与变化等演化机理将情景推演为各类复杂事件。其中，特质基因一般指能表达非常规突发事件一定特质的基因片段，非常规突发事件的风险识别则依靠特质基因片段识别来实现[4]。

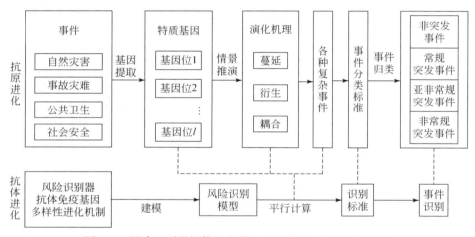

图 7.2　风险识别器抗体向非常规突发事件抗原进化示意图

根据事件分类标准，可将事件重新分为非突发事件、常规突发事件、亚（准）非常规突发事件和非常规突发事件，其中亚（准）非常规突发事件是介于非常规突发事件与常规突发事件之间、发生频率低、缺乏应急管理经验与预案、常规应对方法效果不理想的事件。

当前新形势下的非常规突发事件应急管理问题异常复杂，非常规突发事件往往受多种影响要素综合作用，其发生、发展、转化与演化方式多变且难以准确界定。非常规突发事件情景具有涌现性，而涌现性是一个系统作为一个整体而表现的性质，不能由任何系统的组成部分来单独描述其特征。非常规突发事件难以预测，目前较为可行的研究方法是通过识别亚非常规突发事件和各类事件非线性组合关系以及它们的涌现来无限接近地认识非常规突发事件。

为研究免疫复杂巨系统的行为，通常以免疫分子或细胞的浓度或数量来描述系统的状态[5,6]。免疫过程中的浓度主要表现为抗原（非常规突发事件特质）与抗体（风险识别器）的单位体积数量，而抗体与抗原的亲合度是调控浓度的主要因素，也是系统自适应特性的基础，故此处我们采用抗体与抗原亲合度、抗原清除效果、风险识别器数量作为风险识别指标。但风险识别模型缺乏一个对系统状态的直观描述，故我们引入"能量"[7]作为描述系统状态的指标。这样就形成了包括亲合度、抗原清除效果、风险识别器数量及风险能量的科学体系。

我们基于免疫原理，结合信息熵理论，构建非常规突发事件风险识别模型，通过平行计算，实现风险识别器抗体向非常规突发事件抗原进化。一是要识别抗原的特质基因，发现事件抗原的演化规律，还原各种复杂事件情景；二是要建立识别指标，主要包括以下四个。

（1）亲合度。亲合度是基于抗体与抗原之间的结构相似性、通过距离与匹配模式等算法获得，亲合度越高说明抗体的识别效果越好。

（2）抗原清除效果。突发事件抗原是动态变化的、会产生突变，每周期都会产生一定数量的新抗原。风险识别器抗体，在亲合度满足一定阈值的情况下，会消除抗原。抗原灭失的越快，波动的范围与频率越少，说明系统清除的效果越好，突发事件得到了有效的控制。

（3）风险识别器数量。风险识别器是识别抗原的有效抗体，其数量表示在某一亲合度下，系统拥有的抗体数量。一般情况下，抗体数量越多说明事件越严重、抗原风险越大、需要动用更多的应急资源。

（4）能量。突发事件的内在原因是内部能量的积聚，演化过程是能量的传递、积累直至突然大规模释放的过程。通过计算演化，模拟某一时段的突发事件系统能量波动，将系统的能量值及其演化曲线作为判断事件风险的主要依据。

非常规突发事件的难以预测性说明其基因型可测性低，表现型不明显。要探究非常规突发事件外在表现的深层原因，必须探索决定其表现的基因，认识其特质基因与演化规律。从多学科融合角度，用免疫复杂巨系统模拟非常规突发事件应急管理，可以将免疫基因位串每一位置设为各个事件对应的指标。

复杂系统的实现可以通过某些要素或子系统的设置，自下而上地涌现出高层次复杂性[8]。本书采取系统归纳的方法，总结出非常规突发事件的共同特征，作为非常规突发事件的特质基因，主要包括社会性、发生概率、破坏性、过程复杂性、演化速度、延续时间、影响范围、控制难度、连锁反应等[9,10]。特质基因的提取即是突发事件信息监测与处理，根据统计数据与概率分布，设置基因位串的每一位对应着不同类型的事件的识别指标，通过情景假设，进行平行演化，发现演化规律，从而"涌现"出非常规突发事件的特点与本质。

由于非常规突发事件具有罕见性、复杂性以及难以预测性等特点，对其的情景构造实质上是风险分析和识别过程[11]，可以将非常规突发事件风险识别与免疫系统反应指标进行映射，发掘突发事件的免疫反应特点，将其作为风险识别的参照系（表7.1）。

表7.1　基于免疫系统的非常规突发事件风险识别指标内涵

免疫系统反应指标	事件风险识别内涵
亲合度	预控方案有效性和可行性
抗原清除效果	事件灾害防御效果
风险识别器数量	应急的资源需求量
能量	事件灾害级别和应急管理紧迫性

值得指出的是，当前的免疫系统反应指标不局限于亲合度、抗原清除效果、风险识别器数量和能量四类，随着免疫系统参考体与非常规突发事件应急管理系统的深入映射与关联，识别指标会逐步扩展，风险识别的内涵也会相应地得到完善。同时，也可与其他非常规突发事件应急管理理论对接，如与知识元体系[12]的对接，主要包括特质基因及变异与知识元属性规律集对接、免疫遗传算法与知识元属性间作用关系对接等。

7.2　基于免疫学的非常规突发事件风险识别器

7.2.1　非常规突发事件风险识别模型框架

非常规突发事件的孕灾环境复杂多变，其应对目标的多元化以及联动机制的高效化，使得其应急管理模式正逐步转变为基于建模与计算实验的"情景–应对"型，以满足非常规突发事件应急管理需求。非常规突发事件的演化呈现混沌系统，是一种复杂巨系统，可以从非常规突发事件的特质基因入手，将事件演化转化为基因突变，在归纳总结出非常规突发事件的特质基础上，构建免疫学构建基因库框架，建立基于多Agent的风险识别模式。运用免疫学基因理论研究非常规突发事件识别问题，建立免疫基因与非常规突发事件的映射关系，剖析非常规突发事件九种特质与三类演化机理，在"三九"双层非常规突发事件框架下，借鉴非常规突发事件风险识别器抗体向抗原进化的基本原理，通过设置事件的主要指标与平行系统的参数，运用平行计算，将模糊的统计数据与难测的概率分布转化为显性的免疫反应特性，从而构建非常规突发事件风险识别体系。图7.3展示了非常规突发事件风险识别器抗体基因在生成抗体后与抗原之间的免疫反应过程。

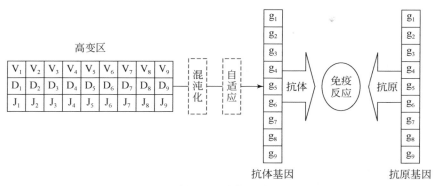

图 7.3　非常规突发事件风险识别模式

　　图中虚线框内的操作是非必选或不确定操作。混沌化属于非必选操作,混沌化与免疫算法结合方式有多种,如在初始基因库中提取部分基因进行混沌操作、在遗传过程中提取部分基因进行混沌操作、在记忆库中提取部分基因进行混沌操作。自适应是不确定操作,自适应调整是为便于实现抗体向抗原进化过程,但若将针对某一抗原基因的识别适应性强化,会出现对其他类抗原的敏感性降低,故在依据实际目标而设置适应性操作,存在不确定性。

　　基于免疫学理论和上述分析,可以将风险识别器理解为一个具有风险识别功能的人工免疫系统。自体集是风险识别的训练集,自体集必然随时空而转变。由于自体知识元以及训练合格自体集的时间往往不足,也存在诸多限制与约束,能够得到的抽样难以有效地代表所有自体知识元,故自体集是非完备训练集。如果抽样分布接近实际分布,则可以计算由非完备训练集引起的漏报错误和误报错误的近似值,以此对非常规突发事件的抗原与抗体进行初始化设置。运用概率论、集合论、混沌学、免疫学、信息理论等基础理论,将非常规突发事件的识别转变为一般性判定表,形成可供决策的依据,而后通过人为经验做出决策。

7.2.2　非常规突发事件免疫系统算法

　　风险识别器的构建可以参考网络安全风险检测的相关研究。目前入侵检测技术领域的研究主要集中在大规模分布式和智能化检测这两个方向。在智能化研究方面,主要有专家系统、神经网络、数据挖掘以及人工免疫系统等。Jonsson 和 Olovsson 利用 Markov 模型对攻击者行为进行了分析,并以系统被攻破的概率来评估系统的可靠性[13]。Chu 等提出了一种介于静态评估和实时检测之间的网络安全评估方法[14]。Kepler 和 Perelson 拓展了高频变异学说，高频变异是克隆选择扩增期间产生的重要变异形式[15]。Forrest 等提出了阴性选择算法（negative selection algorithm）[16]。之后，Hofmeyr 和 Forrest 为人工免疫系统（artificial immune system，AIS）提出了一种通用的实现架构 ARTIS（architecture for an artificial immune system），并基于 ARTIS 设计了 LISYS（lightweight intrusion detection system），该系统的组织原则包括分布式、多层、多样化、自治、自适应、自安全、动态、相互识别、异常检测以及不完全匹配检测[17]。Dasgupta[18] 和 Harmer 等[19]在 ARTIS 的基础上，利用移动 Agent 仿真免疫细胞对网络活动进行监控，从而提出了一种基于移动 Agent 的实现框架。Kim 和 Bentley 提出了的入侵检测模型在物理结构上由中枢 IDS（intrusion detect system）及周围 IDS 两部分组成，逻辑结构是由基因进化、阴性选择和克隆选择三部分组成。在中枢 IDS 上存储着一个基因库，用于生成未成熟检测器，根据有关入侵的先验知识建立，然后再利用相关信息来进化。存在于基因库中的基因通过重组和连接的方式形成未成熟检测器，通过基于遗传算法中检测器的否定选择过程排除与自体反应的部分，最后生成能特异性结合非自体抗原的成熟的检测器，并将此传到周围 IDS[20]。

1. 免疫算法

免疫算法研究方向大致可以分为基于群体的免疫算法和基于网络的免疫算法。在用免疫算法解决具体问题时，首先需要将问题的有关元素及关联与生物免疫系统的有关概念及机理对应起来，定义免疫元素与过程的数学表达，再设计相应的免疫算法。一般免疫算法如下：

（1）定义与产生初始抗原。将需要解决的问题抽象成为符合免疫系统处理的抗原形式，抗原识别则是对应问题的求解。

（2）定义与产生初始抗体。抗体与抗原之间的亲合度对应问题解的评估，经历免疫耐受（即否定选择算法）。

（3）免疫反应。通过各种算法计算抗原与抗体的亲合度。

（4）克隆选择。通过亲合度判断，亲合度较高（一般设有阈值）的抗体优先克隆并记忆遗传，同时抑制同种抗体浓度过高以避免局部最佳解，淘汰低亲合度的抗体。抗体克隆时，会伴随着突变，包括变异与交叉等算法。

（5）评估系统风险。若不能满足终止条件，则转向第（3）步。

2. 遗传算法

遗传算法（genetic algorithm，GA）是首先由 Holland 教授根据达尔文进化学说、遗传学理论等提出的一类基于种群搜索的全局优化算法。遗传算法是一种自适应方法，能够用来解决搜索和优化的问题。GA 特别适合解决一系列复杂的、难以进行数学建模的问题，得到了较广泛的成功应用。但是，对于规模较大或较复杂的问题，GA 在全局收敛、寻优效率、求解精度以及对进化环境的适应能力等方面仍无法满足要求[21]。

遗传算法一般步骤如下：

（1）随机产生初始群体。

（2）计算适应度。适应度的衡量可以依据亲合度算法、初始群体的分离粒度等算法与参数设定。检测群体适应度收敛效果，若某一子群体的适应度较高，则进行繁殖。

（3）重组。将繁殖的群体插入新一代群体，共同作为新一代群体。

（4）终止。计算适应度，达到最优值或收敛时，终止运行。否则，转向（2）。

3. 免疫遗传算法

将免疫算法与遗传算法融合，构建混合的免疫遗传算法，更好地体现免疫系统的自适应性。一般步骤如下：

（1）随机生成抗体与抗原群体。

（2）免疫反应。抗体与抗原匹配，根据亲合度等算法评价抗体群体。

（3）遗传算法进化。选取抗体子集与抗原子集匹配，提取高亲合度抗体，使用高频变异提高抗体多样性。消除已识别的抗原。

（4）克隆选择。

（5）终止。达到终止条件，终止运行。否则，转向（3）。

目前发展了一些针对优化算法的稳定性、收敛效果、自适应性的技术，例如小生境技术、粒子群优化算法、蚁群算法、混沌算法等。下面的案例所引用的免疫系统算法主要采用免疫遗传算法。

7.2.3　非常规突发事件风险识别模型

1. 亲合度

假设抗体（ab）和抗原（ag）同构，用二进制位串表示基因，包括自体（表示系统本身的元素）、识别器（抗体）和非自体（抗原），均为长度为 l 的二进制位串组合。抗体和抗原的亲合度与它们之间的距离相关，可以采用 Hamming

距离计算。亲合度 D_t 计算如式（7.1）。

$$D_t = \sum_{i=1}^{l} \delta_i, \quad \begin{cases} \delta_i = 1, & ab_i \neq ag_i \\ \delta_i = 0, & \text{otherwise} \end{cases} \tag{7.1}$$

式中：D_t 为第 t 周期的亲合度，每周期亲合度的计算采取转轮算法，首先设定初始亲合度 Q_0，而后以上一周期最优亲合度作为基数，本周期亲合度大于上一周期时，则当前值设为最优亲合度，否则保留上一周期值；ab_i 和 ag_i 分别为抗体基因和抗原基因位串第 i 位的取值；δ_i 为 ab_i 和 ag_i 的距离。

2. 抗原清除效果

$$N(ag)_t = N(ag)_{t-1} - M(ag)_{t-1} + A(ag)_t \tag{7.2}$$

式中：$N(ag)_t$ 为第 t 周期抗原数量；$M(ag)_{t-1}$ 为 $t-1$ 周期消除的抗原数量，若抗体与抗原结合的亲合度高于阈值 λ，则消除该抗原；$A(ag)_t$ 为每周期新产生的抗原，在此为常数 C_1。

3. 风险识别器数量

风险识别器通过自体耐受检验后，与抗原结合，消灭抗原，而后进行克隆选择，将具有高亲合度的风险识别器克隆，并遗传到下一周期。低亲合度的风险识别器则灭失，下一周期产生固定数量的随机风险识别器。

$$N(ab)_t = N(ab)_{t-1} - M(ab)_{t-1} + A(ab)_t \tag{7.3}$$

式中：$N(ab)_t$ 为第 t 周期抗体数量；$M(ab)_{t-1}$ 为 $t-1$ 周期内每周期亲合度小于阈值 λ 的抗体数量，这些抗体将被淘汰，λ 值可依据每周期最亲合度动态变化；$A(ab)_t$ 为每周期新产生的抗体。

$$A(ab)_t = \sigma \cdot [m - M(ab)_{t-1}] + C_2 \tag{7.4}$$

式中：m 为周期内抗体的数量；σ 为克隆系数；C_2 为每周期抗体增长数，在此模拟免疫系统的抗体多样性，新型抗体的产生主要来于淘汰抗体的突变，故不产生新的随机抗体。

4. 风险能量

为表达基因序列的风险识别作用，我们引入信息熵，说明免疫风险识别器的信息量。一个系统越是有序，熵就越低，而系统中变量的不确定性越大，熵也就越大。Varela 等认为可以利用抗体浓度和 B 细胞数（主要的抗体细胞）等免疫系统参数的波动性建立一个稳定网络[22]。我们在 Li 建立的免疫网络风险模型上[23]，融合信息熵理论，将抗体浓度转变为基因序列的信息熵，基于免疫信息熵的系统风险能量模型如公式（7.5）所示。

$$E_t = \frac{2}{1 + e^{-\sum\limits_{k=1}^{N_s}(I_k - I_T)}} - 1 \tag{7.5}$$

式中：E_t 为第 t 周期具有最优亲合度的抗体所具有的能量；N_s 为基因分类数；I_k 为 N_s 中第 k 个位串的信息熵，表征事件基因的混沌程度［式（7.6）］；I_T 为 T 周期内平均信息熵［式（7.7）］；T 为已模拟周期数。

$$I_k = -\frac{1}{\ln l}\sum_{i=1}^{l} p_i \ln p_i \quad (k = 1,\ \cdots,\ N_s;\ i = 1,\ 2,\ \cdots,\ l) \tag{7.6}$$

$$I_T = \sum_{t=1}^{T} I_k / T \tag{7.7}$$

当 l 大于 e（自然对数）时，I_k 的值域随 l 增长而扩大。p_i 是第 i 个基因的表征值的数量在整个事件中同位置基因值总数量中所占的比值，表示该类基因出现的概率，计算公式如下：

$$p_i = \frac{\sum\limits_{j=1}^{n} g_{0,i}{}' \wedge g_{j,i}}{n} \quad (i = 1,\ \cdots,\ l;\ j = 1,\ \cdots,\ n) \tag{7.8}$$

式中：$'$ 为非运算；$\wedge$ 为异或运算；$g_{j,i}$ 为第 j 个抗原中第 i 位基因取值；$g_{0,i}$ 为当前抗原第 i 位的基因值。当 p_i 为零时，表明出现检测盲点。

为展现能量演化趋势，采用系统周期平均能量作为衡量因素，如式（7.9）所示。

$$E_A = \sum_{t=1}^{T} E_t / T \tag{7.9}$$

式中：E_A 表示距当前周期系统运作过程中平均能量。基于多 Agent 建模的人工社会系统模拟仿真是一种解决复杂社会系统的有效方法，非常适合用于突发事件的动态模拟仿真[24]。我们通过对突发事件的模拟，探究上述理论假设和模型的科学性和可行性。

一般免疫算法分为信息熵免疫算法与距离免疫算法[25]，我们以距离作为免疫反应机理，信息熵作为系统能量运算机理，将二者融合，共同反映系统状态，体现出更为科学的特点。本书提出的模型所采用的指标输入数据是以二进制位串表示，在实际应用中可以根据不同危害，设置不同的临界状态作为阈值，通过对每一位串指标分层细化为粒度更小的信息单元，使得指标输入数据更为全面的反应实际情况，而通过平行计算的方法可以为的复杂社会问题研究提供完整解决方案[26]，体现出了本模型的可拓展性与完备性。

借鉴"人工社会+计算实验+平行执行"（ACP）思想，在虚拟环境下，数据计算同步运行，以免疫系统作为平行执行的体系，以模糊的统计数据（漏报率

q、基因分类数 N_s、基因长度 l 等）计算出事件的免疫反应特性，得到各个识别指标的演化图谱，从而转变为综合识别标准。本模拟实验以混合的免疫遗传算法为基础，具体模拟过程伪代码如下：

```
Procedure 突发事件免疫风险识别模拟
Begin
  t=0;
  初始化:随机产生一定数量的一般性抗原,通过变异与交叉,转变为具有特性的抗原;
Whilet<模拟总周期 do
  Begin
  产生少量随机抗原并发生突变;
  产生固定数量随机抗体;
  转轮算法,抗体与抗原结合,亲合度计算;
  If(抗体亲合度<上一周期最优亲合度)Then 该抗体灭失 Else 克隆选择该抗体并遗
传,清除抗原;
  获取残留抗原数量、保存抗体数量、保存最优亲合度、计算能量 E 和 E_A;
  t=t+1;
  End
End
```

7.2.4　非常规突发事件风险识别模拟工具

与传统的利用计算机和数值建模技术基于微分方程的自然过程模拟不同，人工社会系统方法主要基于对底层个体的规定，利用计算机和智能体技术实现自下而上的主动培育，它不以逼近现实社会系统为唯一目的，追求的是逻辑自洽，更多地关注实验过程中涌现的各种情景。总体而言，采用多智能体技术构建人工社会以实现模拟仿真的方法已成为非常规突发事件模拟仿真研究的重要途径，在复杂社会系统、复杂生态系统、反恐与国防安全、群体性事件等方面已取得较大研究进展，并开始应用于实际。多 Agent 系统是由多个可计算的 Agent 组成的集合，多 Agent 系统不同于一般的动力学模型，多 Agent 不需要通过严格的物理方程确定系统变化，而是通过构造一系列模型的演化规则来实现状态转换，这恰恰增强了其表达复杂关系的能力，为其在复杂性领域的应用奠定了基础。多 Agent 系统能作用于自身和环境，并与其他 Agent 通信，协调一组自治或半自治的 Agent 的智能行为，研究多个 Agent 为解决各自问题如何协调各自的知识、目标和策略规划。多 Agent 系统优于仅由单个 Agent 能力和智能的简单相加，可以完成和解决复杂的博弈与规划问题。多 Agent 技术要求设定活动准则，根据环境信息进行判断、交流、学习与决策。

运用多 Agent 的建模和仿真技术以及 Swarm 仿真平台研究非常规突发事件多 Agent 风险识别器，通过计算实验测算风险识别器 Agent 的效率。构建非常规突发事件多 Agent 风险识别器要素如下：

（1）建立仿真 Agent 类。包括事件 Agent、风险识别器 Agent、预控方案 Agent、应急资源 Agent。

（2）建立 Model Swarm 类。设置仿真参数变量，包括风险识别器 Agent 的数量，预控方案 Agent 的数量，免疫操作和遗传操作的各种参数等。设置时间进度表。

（3）建立 Observer Swarm 类。输入输出数据，模拟数据图表的输出。

事件 Agent、识别 Agent、预控方案 Agent、资源 Agent 通过 Swarm 平台进行交互，通过简单的结构设计，将每个 Agent 的输入与输出的对应关系构造在 Swarm 平台内形成交互规则并通过监测器输出监测指标的数值与演化图谱。王飞跃提出"人工社会（artificial societies）—计算实验（computational experiments）—平行执行（parallel execution）"（ACP 方法），将此运用于非常规突发事件应急管理，综合利用多种数据感知与同化手段，实现人工社会与真实社会的平行演化，利用计算实验方法对可能的未来现实情境进行各种试验，分析和评估预控方案，平行执行以达到动态优化管理与控制的目的[27]。图 7.4 是 Swarm 平台下实现非常规突发事件风险识别的多 Agent 体系。

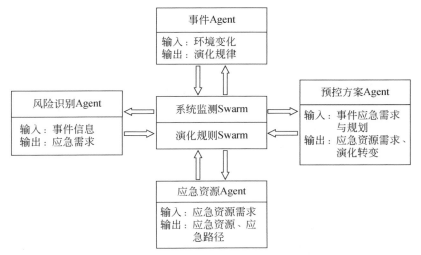

图 7.4　Swarm 平台下突发事件应急管理多 Agent 体系

7.2.5 非常规突发事件风险识别器计算实验

根据免疫基因原理，由于基因识别区主要由 V、D、J 三类基因片段组成，故 N_s 设为 3；二进制位串长度 l 暂设置为 9，漏报率 q 统一取值为 0.01，表示基于现有技术水平与管理手段，仍有 1% 的事件未能识别是难以避免的。l 取值长度变化与位串指标以及指标仿真长度呈正向关系，其中位串的某一位值为 0 则表示该位串所表征的指标未达到阈值，为 1 则表示该位串所表征的指标已达到阈值。本文所提出的模型与框架具有可拓展性，其中漏报率 q、基因分类数 N_s、位串长度 l 以及初始化与突变概率均可以根据现实需求进行动态设置。

为表征各类事件的演化特点、发生概率、识别范围等特点以及计算实验的可对比性，将各类事件的初始模拟抗原数量与抗体数量均设为 100，表示应急管理时动态处理积累事件的要求，初始抗体是值全为 1 的位串，每周期产生 2 个抗原，表示应急管理时动态增加的事件。

1. 非突发事件模拟

因为非突发事件发生转变的概率极小，该类事件容易认识，信息复杂度低，很少发生改变，故可假设抗原基因位串编码全为 0，表示事件没有指标达到阈值，即事件处于正常可控状态，变异概率设为 0.1。计算实验结果如图 7.5 所示。

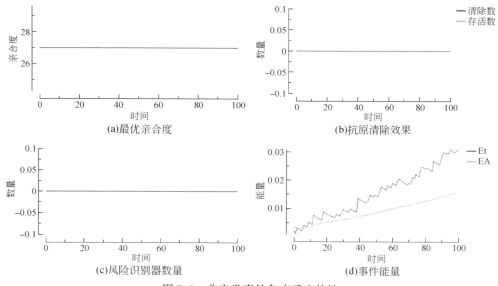

图 7.5 非突发事件免疫反应特性

由计算实验结果图 7.5 可知，亲合度一直维持在最高水平，非突发事件抗原在很短时间内就被清除，没有异常的跳跃情况，拟合度较高。免疫系统对风险识别器的数量要求为零。事件能量极小，趋近于 0。总体上看，非突发事件完全处于可控范围之内，认识度高，容易应对，短期可以被消减。

2. 常规突发事件模拟

因为常规突发事件以一定的概率变化，事件容易认识，信息复杂度较低，较少发生改变。故可假设抗原基因位串编码为 1 的概率为 0.2，表示事件有少部分指标达到阈值，需要应急处理，变异概率设为 0.1。计算实验结果如图 7.6 所示。

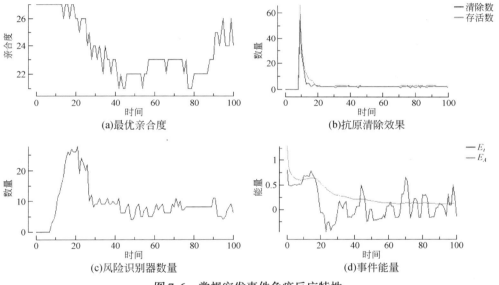

图 7.6　常规突发事件免疫反应特性

计算实验结果图 7.6 显示，每周期的亲合度波动较大，但整体水平依然维持在较高水平。抗原容易清除，后期可能存在小波动，但不影响总体趋势。识别器存在波动，增长后随着抗原灭失，经历一段时间后，保存的数量较多，表明系统最终保留的有效抗体较多，对二次免疫的防御准备较好。事件能量波动后，能量值较大，E_t 在 E_A 周围波动。E_t 存在小于零的情况，即当期信息熵 I_k 之和低于周期平均 I_T 之和，表明事件处于可控范围，系统能量正在被消磨。总体上分析，常规突发事件基本上可以控制，即使产生少量变化，但影响力不大。

3. 亚非常规突发事件

因为亚非常规突发事件发生变化的概率较大，该类事件为小概率事件，会发生难以预知的改变。故可假设抗原基因位串编码为 1 的概率为 0.8，表示事件监测的大部分指标已经达到阈值，需要应急处理，变异概率为 0.5。计算实验结果如图 7.7 所示。

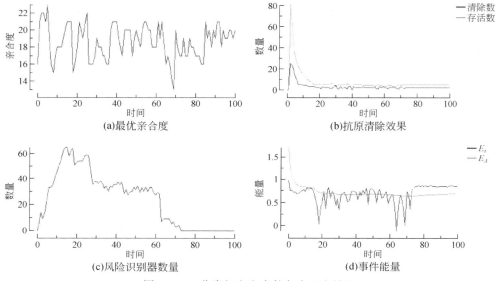

(a)最优亲合度　　　　(b)抗原清除效果

(c)风险识别器数量　　　　(d)事件能量

图 7.7　亚非常规突发事件免疫反应特性

计算实验结果图 7.7 表明，亲合度在一个较大的区间震荡，总体水平比常规突发事件的低。抗原最初清除效果不佳，后期抗原仍有残留，难以完全清除。识别器数量初期增长较快，总量高于常规突发事件，说明系统需要更多的识别器用于应对，经历一段时间后，随着抗原灭失，最终保存的数量较少。由于亚非常规突发事件重复发生的可能性较小，所以系统最终保留的有效抗体较少，进行二次免疫防御的可能性较小。事件能量部分周期波动幅度极大，E_A 处于较高水平。综合分析，亚非常规突发事件的应对没有经验可供借鉴，主要采用试错法，容易出现反复，后期危害难以全部清除，没有稳定的应对处置措施，需要不断提升监测与识别力度。

4. 非常规突发事件

由于非常规突发事件的孕灾环境复杂多变，存在很多非线性演化的致灾因子。在非常规突发事件形成的过程中，这些致灾因子则隐藏于非突发事件、常规突发事件、亚非常规突发事件中，而这些事件动态组合形成灾害链，诸多灾害链共同构成非常规突发事件。而在非常规突发事件研究中，难以从灾害链整体入手，往往以分类事件研究为基础，初始化各类事件的基因假设，平行推演出事件演化某一时点的免疫反应特性，从而将显性或者模糊的数据转化为显性而清晰的识别指标。

非常规突发事件受多种影响要素综合作用，其演化多变且难以准确界定，运用复杂系统建模也难以整体性地再现非常规突发事件情景演变，故笔者认为将非常规突发事件的定性认识转变为定量计算的方法可以借助各类突发事件的计算模拟。

5. 综合分析

采用识别亚非常规突发事件和各类事件组合关系以及它们的涌现来无限接近地认识非常规突发事件是一种新的研究思路。通过以上模拟，将免疫学、应急管理、信息理论进行多学科融合，挖掘出各类事件在免疫系统运作机理下呈现的特点，综合归纳如表 7.2 所示。

表 7.2　各类事件免疫反应特性比较

事件类别	亲合度	抗原清除效果	识别器数量	能量
非突发事件	较高且稳定	能迅速、持久、全部被消除	—	—
常规突发事件	较高，不稳定	能迅速被消除大部分，后期有少量波动	数量较多，快速上升，留存较多	较大，短期波动幅度小
亚非常规突发事件	较低，不稳定	能被消除一部分，后期有残留	数量多，快速上升，留存较少	大，部分短期波动幅度大
非常规突发事件的涌现	不稳定性更大	难以达到理想状态	数量要求更多，上升快，最终保留数量少	波动更快且数值更大

6. 敏感性模拟

通过对风险识别器的初始抗原位串全为 1 的概率（以下简称初始显性概率）与突变概率进行系统测试（以 0.1 为模拟粒度），发现如下规律。

（1）初始显性概率越小，抗原清除效果越差，反之则越好。突变概率的提升会促进整体抗原清除效果，但会增强清除曲线的波动性。说明事件复杂度会导致应急管理难以应对，但如果事件变化的可能性较大，则可能会促进应对。例如，舆论事件爆发时，影响很快扩散但扩散过程中如果产生重大变化，可能产生完全不同的反应。

（2）在突变概率较小时，识别器数量敏感度较高。当突变概率为0.1时，识别器数量为初始抗体总量的20%左右，且需经过较长周期达到峰值，当突变概率为0.2或更高时，则识别器数量范围则在45%左右，较快达到峰值。说明对于事件的微小变化，识别模型具有较好的敏感性。例如，由于季节变化，普通感冒流感可能覆盖范围很广，对人们造成诸多困扰，但破坏力有限，该类流感与甲型流感前期病征一致，但随着时间推移，甲型流感可能产生不同的病征，此时如果没有快速的识别，容易产生扩散，甚至造成社会恐慌。

（3）初始显性概率与事件能量呈正向关系。突变概率会增强事件能量的波动率与波动范围。初始显性概率一般反映的是事件预警监测指标达到阈值的情况，指标值达到阈值越多，初始显性概率越高，事件能量越高，当事件发生微小变化时，能量波动较小，与实际情况相符。对于事件的风险识别需要考量多项参数演化，才能正确评估未来情景。例如，甲型流感在初期的能量可能很低，但系统需要的识别器数量增长较快，说明事件虽然在前期潜伏阶段，但需要积极应对，否则能量会加速爆发。

非常规突发事件在复杂演化后，难以真正识别事件最初的系统参数，但通过上述分析以及测试数据统计，得出突发事件和系统参数之间的关系（表7.3），作为事件风险识别参考。

表7.3　各类事件免疫反应敏感性比较

类型	非突发事件	常规突发事件	亚非常规突发事件
初始显性概率	0.01～0.1	0.1～0.5	0.5以上
基因突变概率	0～0.1	0.1～0.4，0.6～0.99	0.4～0.6

综上所述，识别器数量和事件能量对突变概率前段敏感度较高，能量整体水平与初始显性概率相关性较高。通过以上对比分析，可以推断出非常规突发事件风险识别的标准是：亲合度不稳定性更大；抗原清除效果难以达到理想状态；识别器数量要求更多，上升快，最终保留数量少；能量波动更快且数值更大。

7.3　基于免疫学的非常规突发事件风险识别器优化

7.3.1　风险识别器调节模式

1. 协同刺激模式

协同刺激由免疫系统自体耐受机制的 T 细胞作用主导，是调节免疫敏感性和 B 细胞激活阈值的重要机制。在抗原识别过程中，除 B 细胞免疫应答机制外，免疫系统需要凭借第二个信号决定是否应自体耐受。一般情况下，免疫系统具有鲁棒性，自我完善以避免发生误检的发生。

在生物免疫系统中，当一个区域发生免疫识别，该区域会发送刺激信息到邻近区域，则邻近的区域的敏感性会提升，从而提高免疫系统的反应速度，防止短时间内抗原连续攻击。在某些场合中，决策者作出决策时要咨询周围的其他参与者，相当于免疫反应中的协同刺激机制。

在机体免疫系统中，B 细胞的激活除了需达到阈值要求外，还必须得到 T 细胞发出的信号。协同刺激就是模仿这种双重条件。当一个检测字符串检测到异常时，必须有另外的检测字符串也认为是异常，系统才认为确实发生了入侵。传统的基于免疫系统的检测模型中，一个检测器只包含一个检测字符串，当检测器发现异常时，必须与其他检测器通信才能确定是否有入侵。这一具体流程见图 7.8。

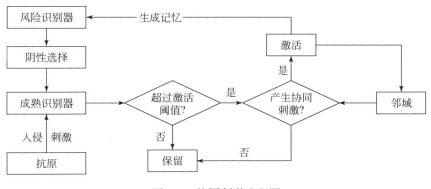

图 7.8　协同刺激流程图

2. 记忆更新模式

生物免疫系统的抗原检测可以是一种基于记忆的检测。适应性免疫系统能够学习识别特异性的病原体，并保留记忆，用以加速未来的免疫应答。免疫系统在遭遇新型病原体时发生初次应答，初次应答是缓慢的，只有随机生成的少量淋巴细胞能成功结合抗原，在初次应答清除感染后，免疫系统通过克隆选择获得记忆细胞，即对该特异性病原体保留了记忆。一旦生物体再次遭遇同样病原体的感染，由于记忆细胞的存在，就能迅速产生高效的二次应答。适应性免疫系统又称作获得性免疫系统，因为它是生物体在一生中动态获得的免疫功能。

检测器如果不能更新，无限期地存下去，会造成系统拥挤，浪费系统资源，难以识别新抗原。在生物免疫系统中，淋巴细胞的生命周期比较短，一般只有几天时间，人体全身的淋巴细胞会在几周内全部更新。记忆更新模式有多种，如随机淘汰机制、LRU（least recently used）机制、代价函数机制。随机淘汰机制容易导致高亲合度或新产生的检测器被淘汰。LRU 是根据未被激活的时间长短作为淘汰参数，只要最近一次激活的时间间隔大于某一阈值则淘汰该记忆细胞。具体流程见图 7.9。

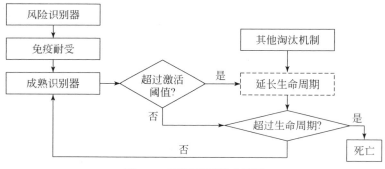

图 7.9　记忆更新模式简图

图 7.9 中虚线框内的延长生命周期是非必然操作，记忆更新模式中除延长生命周期以外，还有其他方法以延长成熟识别器的作用，如细胞分裂与繁殖。同时延长生命周期可能还受到其他淘汰机制的作用，例如当成熟识别器的浓度较高时，免疫系统会减负，消减识别器的数量。

7.3.2　风险识别器优化模型

1. 多层免疫

免疫系统的结构本质上是多层次的，包括物理屏障、生理屏障、固有免疫系统、适应性免疫系统。一旦病原体进入身体，由固有免疫系统和自适应免疫系统合作处理病原体。许多学者都从这两个层次的免疫系统入手，研究人工免疫与免疫网络等。

Multi-Layered 免疫模型是由 Knight 和 Timmis 提出的一种可用于数据压缩、数据聚合、数据挖掘的免疫工程模型，具有持续学习、动态调节以及特性记忆等特性，可以将数据分类、压缩[28]。将免疫系统分为 3 层，即自由抗体层、B 细胞层、记忆细胞层，各层内部细胞（或分子）相互作用，层与层之间相互作用。抗原进入系统，首先与自由抗体层发生作用，自由抗体由 B 细胞分泌产生，达到亲合度阈值的抗体数量作为进入下一层的刺激程度的衡量。

而后，进入 B 细胞层发生作用。B 细胞可随机产生，也可通过一定的诱导机制产生。如果所有 B 细胞无法识别抗原，则产生新 B 细胞与抗原匹配，匹配成功后，B 细胞分泌一些抗体进入自由抗体层。如果能够识别抗原但不能触发免疫应答，则 B 细胞分泌一些具有识别能力的抗体反馈到自由抗体层。类似的抗原再次进入系统时，自由抗体层的刺激程度会提升，B 细胞的激活阈值设定可以保证系统能够对抗原做出应答，但又不至于过于敏感。如果抗原能够触发免疫应答，激活的 B 细胞经历一个免疫调节过程。B 细胞层免疫应答后产生记忆细胞。

最后，新记忆细胞进入记忆细胞层后，在记忆细胞内部发生免疫耐受反应，保留与抗原亲合度更好的记忆细胞，以备二次免疫应答。

2. 多值免疫

Tang 等提出了一种多值免疫网络模型并将其应用到字符辨识方面，模拟了 T 细胞与 B 细胞之间的关系[29]。他们认为免疫系统具有许多独特性（或者抗独特性）的抗体，从而形成各种免疫细胞之间的相互刺激和制约关系。生物免疫系统的运作涉及了多种免疫细胞和免疫分子，包括抗体、抗原、巨噬细胞、B 细胞、辅助 T 细胞（TH）和抑制 T 细胞（TS）。

抗原被 B 细胞识别，抗原提呈后被绑定在细胞表面，提呈后的抗原被 T 细胞发现，T 细胞分泌白细胞介素（IL+）以刺激 B 细胞，激活免疫应答，从而 B 细胞产生抗体，清除抗原。在抗原被清除的同时，抗体浓度与免疫细胞数必须受到控制，主要通过抑制 T 细胞分泌白细胞介素（IL-），抑制免疫应答。细胞免疫系统与多值免疫系统对比如图 7.10 所示。

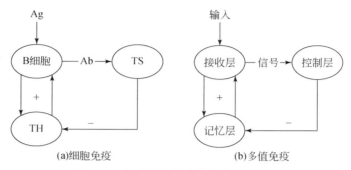

图 7.10　细胞免疫与多值免疫系统对比

如图 7.10 所示，多值免疫与细胞免疫是类似的，存在正向与反向的反馈环、输入/输出数据、控制环节。多值免疫将免疫反应的输入输出划分为接收层、控制层、记忆层。

3. 疫苗接种

用灭活的病原微生物或者其组分对机体进行疫苗接种（vaccination）可以人为地诱导免疫记忆，起到预防传染性疾病的作用。人类利用疫苗控制传染性疾病最为成功的例子就是通过全球性长期的牛痘接种在 20 世纪 90 年代初彻底消灭了天花。

疫苗指依据现有对所求问题所具备的先验知识，从中提取出的一种基本的特征信息，而抗体则是根据这种特征信息得出的一类解。

运用局部特征信息以一定的强度干预全局并行的搜索进程，抑制或避免求解过程中的一些重复和无效的工作，以克服原进化策略算法中交叉和变异的盲目性，有针对性地抑制群体进化过程中出现的退化现象，从而使群体适应度相对稳定地提高。

接种疫苗后，经过免疫检测，对接种疫苗后的个体进行检测，若其适应度仍不如父代，说明在变异、交叉的过程中出现了严重的退化现象，不吸取该子代个体加入父代。若该子代个体的适应度优于父代，则进行选择进入父代。免疫选择在加强接种疫苗的积极作用，消除免疫大规模伤害方面具有鲁棒性。

7.4　算　　例

根据国家自然科学基金重大研究计划"非常规突发事件应急管理研究" 2012

年度检查交流会的研究成果统计，我国 2001～2010 年特别重大的自然灾害中，重大森林火灾高居首位，严重破坏了人类社会的发展，对国民经济造成了重大损失。

本书以近年来世界各国重大森林火灾为例（主要包括 2009 年 2 月 7 日澳大利亚维多利亚州重大森林火灾、2009 年美国加利福尼亚州重大森林火灾等以及 2010 年的俄罗斯南部伏尔加格勒州和萨拉托夫州爆发的重大山林大火），凝练森林火灾基因，通过情景应对和样本训练，构建初级识别器。然后，对 2013 年 1 月的澳大利亚的维多利亚州森林火灾进行仿真，以验证非常规突发事件免疫风险识别模型的科学性和实用性。

关于森林火灾预测，有许多专家提出了监测的人为和自然两类指标。人为指标包括未熄灭的烟头、枪灰、未扑灭的火、交通工具产生的火星、油气管爆炸、钻探设备引火等；自然指标包括雷电、空气中的含烃量、地势、气温、干燥物密度与分布等[30]。本书凝练出这些重大森林火灾基因指标如表 7.4 所示。

表 7.4　重大森林火灾位串指标

层次	位串指标	取值为 1 的指标表征	取值为 0 的指标表征	取值
人为	民众情绪	蓄意纵火	协同灭火	10
	领导不当	高官逃脱责任	领导团队协力	10
	救援资源	物资短缺	物资调配及时	1
	信息不畅	瞒报漏报	信息发布及时	10
	经济支持	经济复苏减缓	经济复苏	1
	军事事件	战略军事活动暂停	军事活动继续	1
联合	地理位置	靠近重要设施	无重要设施	11 100
	政治事件	火势蔓延至别国	火势在区域内	1100
自然	气象	气温高	气温低	1
		风力大	风力小	10
		风向不稳	风向稳定	11
		空气含烃量高	空气含烃低且有露水	1
		无降雨	降雨	10
	地理环境	火源附近短缺水源	附近有水源	1

通过底层简单指标值设置，自下而上涌现出高层次复杂性。表 7.4 中取值 0 与 1 表示指标表征所占的比例。联合指标指包含人为与自然双重影响。根据新华网新闻报导情况，将基因集合测算为 {101011011，111001100，110111101}，每

层指标有 50% 达到表征（每层位串有 50% 以上为 1），漏报概率根据实际情况报导与专家预测设为 0.02，突变概率（事件发生重大转变的概率）设为 0.3。

基于以往公认的 2010 年俄罗斯南部伏尔加格勒州森林火灾数据分析[31] 及 2009 年 2 月 7 日澳大利亚维多利亚州重大森林火灾的专家经验[32]，采用样本数据和专家经验模糊集成的训练方法，针对发生在 2013 年 1 月的澳大利亚的维多利亚州森林火灾进行仿真，通过现有的信息将基因集合测算为 {010101001，110001100，110011010}，每层指标有 40% 达到阈值，则初始抗原位串全为 0 的概率为 0.6，漏报概率根据当前情况，设为 0.01，突变概率为 0.25，平行模拟长度设为 100，模拟结果如图 7.11 所示。

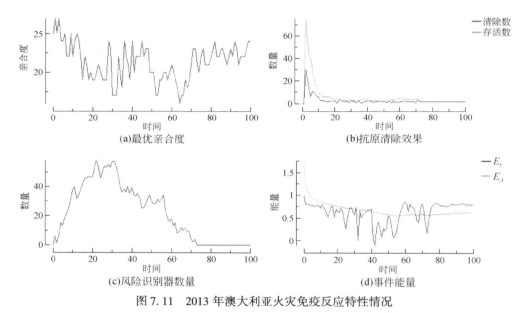

图 7.11 2013 年澳大利亚火灾免疫反应特性情况

图 7.11 的模拟结果表明，亲合度在中等水平上下波动，可见缺乏有效的应对措施。抗原灭失较慢，但后期可以基本消除。识别器的数量快速增长，后期保留的有效识别器数量较少，说明事件应对方案在二次免疫防御的作用较小，但事件的发展需要更为密切的监测。事件能量演化不稳定，处于较高水平，存在快速跳跃的周期。通过计算演化，可判定 2013 年澳大利亚森林火灾属于亚非常规突发事件。模拟结果还显示出，该火灾需要较多的应对资源（识别器数量增长快）且应对效果有待进一步提升（亲合度为 10～25，未达到最优值 27），事件能量演化图中 E_t 存在若干极小值，说明事件可能存在快速消减的措施，应及时建立相应应对策略。

实际上，澳大利亚历史上最严重的火灾发生于 2009 年 2 月 7 日维多利亚州，2 月 7 日也被称为"黑色星期六"，英国"*Nature*"杂志网络版也剖析了这次灾难性火灾的根源[32]。从针对 2013 年 1 月维多利亚州火灾的新闻报道中不难看出，此次火灾相比 2009 年 2 月的特别重大森林火灾（危险等级极端高）仅能作为亚非常规突发事件，这一结论与本书的试验结果是一致的，也进一步验证了我们所提出模型的科学性和可行性。

参 考 文 献

[1] Jong K D. Using genetic algorithms for concept learning. Machine Learning, 1993, 13 (3): 161-188

[2] Dipankar Dasgupta, Fabio González. An immunity-based technique to characterize intrusions in computer networks. IEEE Transactions on Evolutionary Computation, 2002, 6 (3): 281-291

[3] Kim J, Bentley P J. Immune memory and gene library evolution in the dynamic clonal selection algorithm. Journal of Genetic Programming and Evolvable Machines, 2004, 5 (4): 361-391

[4] 刘星星，杨青. 基于免疫学的非常规突发事件基因研究. 工业工程，2013，16 (2): 134-140

[5] 莫宏伟，左兴权，毕晓君. 人工免疫系统研究进展. 智能系统学报，2009，4 (1): 21-28

[6] Vargas P A, de Castro L N, von Zuben F J. Mapping artificial immune systems into learning classifier systems. Learning Classifier Systems. Berlin Heidelberg: Springer, 2003: 163-186

[7] Yang Q, Yang F. Multi-agent computational experiment on twice-linked model of unconventional emergencies evolution mechanism. Journal of Computers, 2013, 8 (4): 1035-1042.

[8] 盛昭瀚，张维. 管理科学研究中的计算实验方法. 管理科学学报，2011，14 (5): 1-10

[9] 邱晓刚，樊宗臣，陈彬. 非常规突发事件应急管理仿真的需求与挑战. 系统仿真技术，2011，7 (3): 169-176

[10] 刘霞，严晓，刘世宏. 非常规突发事件的性质和特征探析. 北京航空航天大学学报（社会科学版），2011，24 (3): 13-18

[11] 刘铁民. 重大突发事件情景规划与构建研究. 中国应急管理，2012，6 (4): 18-23

[12] 张承伟，李建伟，陈雪龙. 基于知识元的突发事件情景建模. 情报杂志，2012，31 (7): 11-15

[13] Jonsson E, Olovsson T. A quantitative model of the security intrusion process based on attacker behavior. IEEE Trans on Software Engineering, 1997, 23 (4): 235-245

[14] Chu C K, Chu M. An integrated framework for the assessment of network operations, reliability, and security. Bell Labs Technical Journal, 2004, 8 (4): 133-152

[15] Kepler T B, Perelson A S. Somatic hypermutation in B cells: an optimal control treatment. Journal of theoretical biology, 1993, 164 (1): 37-64.

[16] Forrest S, Perelson A S, Allen L, et al. Self-nonself discrimination in a computer. IEEE

Computer Society Symposium on Research in Security and Privacy, 1994: 202-213.

[17] Hofmeyr S, Forrest S. Architecture for an artificial immune system. Evolutionary Computation, 2000, 8 (4): 443-473

[18] Dasgupta D. Immunity- based intrusion detection system: A general framework. The 22nd National Information Systems Security Conference, 1999. 147-160

[19] Harmer P K, Williams P D, Gunsch G H, et al. An artificial immune system architecture for computer security applications. IEEE Transaction on Evolutionary Computation, 2002, 6 (3): 252-280

[20] Kim J, Bentley P J. Towards an artificial immune system for network intrusion detection: an investigation of clonal selection with a negative selection operator. Proceedings of the 2001 IEEE Congress on Evolutionary Computation, vol 2, 2001: 1244-1252

[21] Srinivas M, Patnaik L M. Adaptive probabilities of crossover and mutation in genetic algorithms. IEEE Transactions on Systems, Man and Cybernetics, 1994, 24 (4): 656-667

[22] Varela F J, Coutinbo A. Second generation immue net work. lmmunology Today. 1991, 12 (5): 159-166

[23] Li T. An immunity based network security risk estimation . Science in China Ser F: Information Sciences, 2005, 48 (5): 557-578

[24] 段伟, 曹志冬, 邱晓刚, 等. 平行应急管理系统中人工社会的语义建模. 系统工程理论与实践, 2012, 35 (5): 1010-1017

[25] 莫宏伟, 左兴权. 人工免疫系统. 北京: 科学出版社, 2009

[26] 王飞跃, 邱晓刚, 曾大军, 等. 基于平行系统的非常规突发事件计算实验平台研究. 复杂系统与复杂性科学, 2010, 7 (4): 1-10

[27] 陈彬, 邱晓刚, 郭刚. 多范式人工社会建模与多智能体仿真平台框架. 系统仿真学报, 2011, 23 (8): 1702-1707

[28] Knight T, Timmis J. A multi-layered immune inspired approach to data mining. Proceedings of the 4th International Conference on Recent Advances in Soft Computing. 2003: 195-201

[29] Tang Z, Yamaguchi T, Tashima K, et al. Multiple-valued immune network model and its simulations. IEEE Proceedings 27th International Symposium on Multiple- Valued Logic, 1997: 233-238

[30] Grishin A M, Filkov A I. A deterministic- probabilistic system for predicting forest fire hazard. Fire Safety Journal, 2011, 46 (1-2): 56-62

[31] 凤凰资讯. 俄罗斯发生森林火灾. http: //news. ifeng. com/world/special/eluosihuozai, 2014-10-2

[32] Schiermeier Q. Australian bushfires rage. Nature News, 2009, 2 (9): 89

第 8 章　非常规单一突发事件演化与预控

8.1　非常规单一突发事件演化模型

8.1.1　模型设计思路

目前非常规单一突发事件演化模型可分为描述模型和数学模型，其中描述模型是基础，数学模型多是基于描述模型进行构建。例如，突发传染病事件的经典理论有 SIR（事件中个体具有 susceptible-infected-recovered 三种状态，即易感–被感染–恢复）描述模型和 SEIR（susceptible-exposed-infected-recovered 四种状态，即易感–暴露–被感染–恢复）描述模型等[1,2]。与之对应的数学模型有 SIR 和 SEIR 等微分方程模型。这类微分方程大多是基于不同状态个体数量的变化率，进行数学推导用以分析不同状态个体数量的变化情况及其相互依赖关系，是一种宏观的分析方法。而由于事件的复杂性，常常会导致复杂的微分方程无法求解，或由于复杂的依赖关系而使得模型与现实不相符[3,4]。

随着计算机技术的发展，某些具体的非常规单一突发事件，如甲型 H1N1 流感等，有了新的求解思路，即用多 Agent 技术与元胞自动机（cellular automaton，简称 CA）模拟疾病传播的演化过程[5-7]。元胞自动机是一种时间和空间都离散的动力系统，是多 Agent 技术的实现载体之一，对于复杂的离散事件表达更具优势，可以从系统的微观局部开始构建元胞个体，大量元胞通过简单的相互作用而构成动态系统的演化[3,8]，从而克服微分方程与现实偏离过大或无法求解的问题。例如，Sirakoulis 等建立了基于 CA 的 SIR 模型，研究人群移动及免疫群体的存在对疾病传播的影响[9]。除了传染病事件外，其他事件也可用元胞自动机构建模型。例如，Yassemia 等设计并实现了基于地理信息系统的森林火灾 CA 模型，综合考虑了地质特征和火灾的致灾因素[10]。王根生等依据网民关系网络拓扑的小世界效应特性，提出网民观点的倾向度转换规则，在网络舆情网民关系小世界网络矩阵表示的基础上，构建基于小世界效应的网络舆情演化迁移元胞模型；而后又通过实证分析网络舆情演化的无标度特性，将网络舆情演化分成两个阶段：观点形成阶段和观点交互阶段，构建 BA（Barabass-Albert，巴拉巴斯和阿尔波特）无标度网络模型，提出无标度特性下的网络舆情演化迁移元胞模型[11,12]。

综上所述，由于多 Agent 技术和元胞自动机的结合对于非常规单一突发事件的建模有着明显优势[13-16]。故本书在总结其他学者研究的基础上，提出一种综合式的非常规单一突发事件演化模型，将不同事件中的演化个体抽象成智能体元胞，通过综合分析元胞邻域、元胞间传递概率、元胞间传递量、系统内部能量等多因素，凝练出影响突发事件爆发内在成因，通过计算实验再现突发事件情景，寻找其演化规律，为非常规单一突发事件应急管理提供预控策略。

8.1.2　模型构建

1. 系统组成

设系统是二维网格空间。任意元胞 A_i 的坐标为 (x_α, y_β)，$\alpha = 1, 2, \cdots, m$；$\beta = 1, 2, \cdots, n$；$i = 1, 2, \cdots, M$，$M = m \times n$，为元胞总数。每个网格空间单元有且只有一个元胞，初始状态（$t = 0$）为某一随机点处于潜伏态而其他元胞均处于稳态。

假定每个元胞既是传播者也是被传播者，在传播的过程中相邻元胞的能量被逐个激活，系统的总能量也随之逐步积累并达到临界状态。大量元胞在某一点集中爆发时，由临界状态转为无序状态，产生突发事件。

2. 状态参量

某元胞 A_i 是具有一定能量的动力学子系统，其状态参量有元胞基因 $N_{(A_i)}$ 以及当前状态 $\text{state}_{(A_i)}$。$N_{(A)}$ 为具特定长度 $L_{(A)}$ 的二进制数串，位置值 0 和 1 分别表示稳定和无序，其形式为

$$N_{(A_i)} = \begin{cases} 00000\cdots000 & \text{稳态}(\text{state} = 1) \\ 11110\cdots000 & \text{潜伏}(\text{state} = 2) \\ 11111\cdots111 & \text{爆发}(\text{state} = 3) \end{cases} \quad (8.1)$$

其中，随着演化时间 t 的变化，元胞基因 $N_{(A_i)}$ 中的位置值按照演化规则变化。

3. 演化规则

元胞个体有两种演化方式，一种为自身演化，当个体已处于潜伏态后，自身会向爆发状态演进，即基因 $N_{(A_i)}$ 的位置值每周期多前 k 位由 0 转为 1；另一种为

相邻两个元胞之间发生传递作用，其条件为处于潜伏态和爆发状态的个体可传递作用于稳态个体，作用发生后基因 $N_{(A_j)}$ 的位置值前 m_0 位由 0 转为 1，状态由稳态转为潜伏，其演化结构描述如图 8.1 所示：

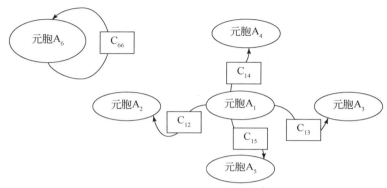

图 8.1　元胞演化规则

图 8.1 中元胞 A_1 的状态为潜伏或爆发，元胞 A_6 的状态为潜伏，其余为稳态，C_{ij} 为传递算子，按照邻域表产生作用（表 8.1）。

表 8.1　邻域表

		A_2	
	A_3	$A_i\ (x_\alpha,\ y_\beta)$	A_1
		A_4	

与元胞 A_i 直接相邻的元胞构成的子集定义为其邻域，元胞只对其邻域发生直接作用，某元胞 A_i 的邻域表如表 8.1 所示。

潜伏状态的元胞 A_i 自身演化可表示为

$$C_{ii} = 元胞基因 N_{(A_i)} 增加前 k 位变为 1，若 \mathrm{state}_{(A_i)} = 2 \tag{8.2}$$

为了方便讨论，在后面的计算实验中假设 $k=1$。

处于潜伏态或爆发状态的元胞 A_i 与处于稳态的元胞 A_j 可能会实现传递，传递算子记为 C_{ij}，无逆算子（即假定单次的关联是单向的）。

$$C_{ij} = \begin{cases} 元胞基因 N_{(A_j)} 中按 p_0 新增前 m_0 位的 0 变为 1 & 若 \mathrm{state}_{(A_j)} = 1 \\ 无变化 & 若 \mathrm{state}_{(A_j)} = 2,\ 3 \end{cases}$$

$$\tag{8.3}$$

式中：p_0 为元胞间能量传递的可能性，$p_0 \in [0, 1]$。以 $p_0 = 0.5$ 为例，若与 A_j 相邻的符合传递条件的元胞只有一个，则平均每 2 次传递才能成功；若与 A_j 相邻的符合传递条件的元胞有两个和两个以上，则 1 次传递就能成功。余类推。

4. 演化结果

在整个演化周期（T）某时刻 t（$t \in [0, T]$）的演化结果有：潜伏状态的元胞总数（$D_t = $ state 为 2 的元胞总数）、爆发状态的元胞总数（$Q_t = $ state 为 3 的元胞总数）、以及系统累计总能量（G_t）。

单个元胞的能量值 $E_{(A_i)}$ 由属性 $N_{(A_i)}$ 中 1 的个数决定，假设每一位的能量值为 0.1，在整个演化周期（T）某时刻 t（$t \in [0, T]$）的能量值 $E_{(A_{it})}$ 为

$$E_{(A_{it})} = 0.1 \sum_{k=1}^{L_{(A_t)}} n_{ik} \qquad n_{ik} = 0 \text{ 或者 } 1 \qquad (8.4)$$

式中：n_{ik} 为 $N_{(A_i)}$ 的每一位的取值；$L_{(A_t)}$ 为 t 时刻元胞 A_i 基因位取 1 的长度，$L_{(A_t)} \leqslant L_{(A)}$。当元胞 A_i 为稳态时，$L_{(A_t)} = 0$，能量值最小，为零；当元胞 A_i 为爆发时，$L_{(A_t)} = L_{(A)}$，能量值最大，为 $0.1 L_{(A)}$。

t 时刻系统总能量（G_t）为

$$G_t = \sum_{i=1}^{M_t} E_{(A_{it})} = 0.1 \sum_{i=1}^{M_t} \sum_{k=1}^{L_{(A_t)}} n_{ik} \qquad (8.5)$$

式中：M_t 为 t 时刻潜伏和爆发的元胞数，$M_t \leqslant M$。当所有元胞都爆发时，$M_t = M$，$L_{(A_t)} = L_{(A)}$，系统总能量值最大，为 $0.1 M L_{(A)}$。

8.1.3　计算实验模型构建

本章的计算实验模型采用 Swarm2.2 的多 Agent 仿真平台构建，Agent 的概念在 "The society of mind"（智力社会）一书中由美国的 Minsky 最早提出来，指的是一种具有自适应和自治能力的实体，以期认识和模拟人类的智能行为，其形式化定义为 Agent = $\{S_m, Ag_i\}$，S_m 表示 Agent 的内部状态，Ag_i 表示其功能或与外部交互的行为[17]。

本模型建立了四种 Agent：元胞 A、仿真模型（Agent-model swarm）、仿真环境（Agent-environment swarm）、监测（Agent-observer swarm）。基本参数值设置如下：

$$M = 21 \times 21 = 441, \quad L_{(A)} = 15$$

其中，M 的取值是经过多次测算修正得到的，如果 M 太小则不能反映演化的实质，M 过大则难以改变模拟演化的变化趋势，只是耗费更多模拟时间，故选

取一个适中的值作为模拟实验的依据。$L_{(A)}$ 的长度反映的是个体演化的时长，单位长度为一周期。后面所有的模拟实验均以此为依据。

　　按照模型中的传递算子构建仿真算法，使元胞 A 自身以及内部之间发生能量传递，并模拟突发事件的爆发过程。其模拟的计算实验流程如图 8.2 所示。

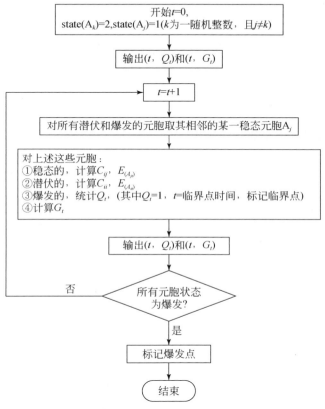

图 8.2　演化模型计算实验流程图

　　单一事件计算实验模型程序由 5 个 Agent 构成，包括对象元胞 A，模型对象（model swarm），观测对象（observer swarm），主程序（start trans），辅助程序（swarm utils），另外还有一个输入参数文件 transmission. scm。

　　主体元胞 A 的关键代码如下：

```
//元胞 Ai 被其他元胞激发后的状态迁移程序
public void transed(double probabilityoftrans,int m)
    {
    if(state==1 & m>0)//状态为 1 的才变异
```

```
    {
        if(Globals.env.uniformDblRand.getDoubleWithMin $ withMax
            (0.0,1.5)<= probabilityoftrans)
            {
            for(int i =0;i<m;i++)
            D[i]=1;

            f=1;//本周期被传染,不再执行 setD 了,本周期也不能传染其他抗原
            state=2;
            }
        }
    }
    //作用传递后每周期自动一位由 0 变 1,如果都变为 1 则不发生变化
    public int setD(){
        int i=0;
        if(state==2 & f==0)
            {
                for(i=0;i<N;i++)//找到最后 1 位状态由 0 变为 1 的位置
                {
                if(D[i]==0)
                    break;
                }
                D[i]=1;}
        if(i==N-1)state=3;
        return i;
    }
    //计算当前周期的积聚能量
    public double getE()
    {
        E=0;
        for(int i =0;i<N;i++)//根据基因 N 中 1 的个数确定
        {if(D[i]==1)
            E=E+0.1;
        }
        return E;
    }
    //周期末使所有抗原的 f 值为 0
```

```
public void setf()
{
  f=0;
}
```

//当状态改变时,元胞的视图颜色也发生改变

```
public Object drawSelfOn(Raster r)
{
byte bugColor =(byte)state;//获取当前状态的颜色
r.drawPointX $ Y $ Color(xPos,yPos,bugColor);
return this;
}
```

模型对象 model Swarm 的关键代码如下:

//元胞 A 进行初始化过程

```
num = 0;
  for(y = 0; y < worldYSize; y++)
    for(x = 0; x < worldXSize; x++)
      {
      ag = new Ag(Globals. env. globalZone,x,y,++num);
      agSpace. putObject $ atX $ Y(ag,x,y);
      agList. addLast(ag);
      }
      // System. out. println("抗原产生点:"+x* y/2);
      ag=(Ag)agSpace. getObjectAtX $ Y(x/2+1,y/2+1);
      ag. state=2;
      ag. D[0]=1;
```

//元胞 A 的相互传递作用

```
public void trans()
    {
      Ag ag;
      int i =0;
      for(i =0;i<agList. getCount();i++)
        {
          ag=(Ag)agList. atOffset(i);
        if(ag. state==2 & ag. f==0)
          {
```

```
            int x =ag. xPos;
            int y =ag. yPos;
            Ag ag1,ag2,ag3,ag4;
    ag1 =(Ag)agSpace. getObjectAtX $ Y((x-1+worldXSize)% worldXSize,y);
    ag2 =(Ag)agSpace. getObjectAtX $ Y((x+1+worldXSize)% worldXSize,y);
    ag3 =(Ag)agSpace. getObjectAtX $ Y(x,(y-1+worldYSize)% worldYSize);
    ag4 =(Ag)agSpace. getObjectAtX $ Y(x,(y+1+worldYSize)% worldYSize);
            ag1. transed( ag. getE()* p0,m);
            ag2. transed( ag. getE()* p0,m);
            ag3. transed( ag. getE()* p0,m);
            ag4. transed( ag. getE()* p0,m);


        }
      }
   }
//计算多个观测变量
public double runPE()
   {
     int num=0;
     int num1 =0;
     totalE=0;
     for( int i =0;i<agList. getCount();i++)
       {
         Ag ag =(Ag)agList. atOffset(i);
         totalE =totalE+ag. getE();
       if( ag. state ==2)
         num++;
       if( ag. state ==3)
         num1 ++;
       }
     //System. out. println(num1);
     // System. out. println(totalE);
     Qt =num1; //观测变量 1 爆发值
     Gt =totalE; //观测变量 2 破坏力
      return d;
   }
```

8.1.4　计算实验结果及其分析

本模型设置了两个输入值：元胞间传递量 m_0（$0 \leqslant m_0 \leqslant 15$，且为正整数）；元胞间能量传递可能性 p_0（$0 \leqslant p_0 \leqslant 1$），$p_0$ 越大发生作用传递的可能性就越大。另外模型设置了二个观测值 Q_t 和 G_t，分别表示爆发值和总能量（或总破坏力）。

除了观测值外，还可观测事件的演化图（图 8.3），设元胞 A 的状态为稳态（$state_{(A)} = 1$）时，元胞图形为 ▨，潜伏（$state_{(A)} = 2$）时为 □，爆发（$state_{(A)} = 3$）时为 ■。

模型的初始状态为某一位置上的元胞处于潜伏状态（state=2），基因 $N_{(A)}$ 的第一位为 1，以此为基点开始演化。

1. 实验 1：基准实验，$m_0 = 1$ 和 $p_0 = 1$

考虑到实验的一般性以及非常规突发事件的高强度传递能力，设定能量传递可能性为 $p_0 = 1$，即 100% 发生传递作用；元胞间传递量为 $m_0 = 1$，即每次的传递使处于稳态（state=1）的元胞基因 N 中的前 $m_0 = 1$ 位由 0 变为 1。事件演化如图8.3 所示。

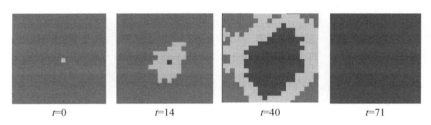

图 8.3　突发事件演化网格变化图

变量 t 表示当前运行的周期，由状态变化可知，14 周期时有 1 个元胞处于爆发状态，而此时处于潜伏状态的元胞数量较少，大部分还处于稳态。运行到 40 周期时，处于潜伏状态的元胞数量达到最大值，且处于爆发状态的元胞明显变多，只有少数元胞还处于稳态。到达第 71 周期时，全部元胞都处于爆发态。

爆发值和总能量的变化曲线如图 8.4 所示，设定出现第 1 个爆发个体的时点为临界点，爆发个体数达到峰值的时点为爆发点。由图 8.4 可知，临界点为第 14 周期，爆发点为第 71 周期，爆发点的爆发值和破坏力分别为 441 和 661.5。

此次模拟结果说明突发事件的爆发主要源于系统内部能量的传递作用，并在传递过程中能量得以积累，当能量积累到一定程度时，就会爆发突发事件。

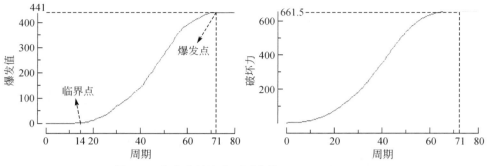

图 8.4　突发事件演化观测曲线（$m_0 = 1$ 和 $p_0 = 1$）

2. 实验 2：极端取值 $m_0 = 15$ 和 $p_0 = 1$

本实验的目的是测试在输入值为极大值时事件的演化态势。将输入值 m_0 和 p_0 的值均设置为极大状态，而且设置系统的初始状态为某一任意位置元胞 A_i 的状态 state $= 2$，$N_{(A)} = 111111111111110$，即系统初始元胞已到达极限状态，并以 100% 的可能性和极限的速度向周围进行作用传递。演化结果如图 8.5 所示。

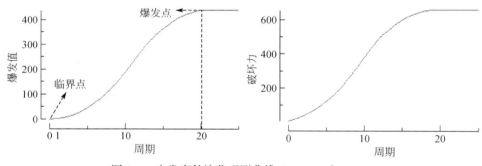

图 8.5　突发事件演化观测曲线（$m_0 = 15$ 和 $p_0 = 1$）

与实验 1 比较，实验 2 爆发点由 71 周期缩短到 20 周期，表现为爆破式突发事件的特征。

3. 实验 3：极端取值 $m_0 = 0$ 和（或）$p_0 = 0$

与实验 2 相反，本实验的目的是测试输入值为极小值时的事件演化规律。当 $m_0 = 0$ 或 $p_0 = 0$ 时，元胞 A 的传递为空，传递的可能性为零（不传递），其演化结果如图 8.6 所示。

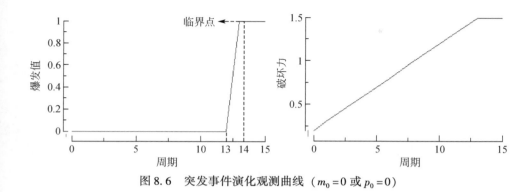

图 8.6　突发事件演化观测曲线（$m_0 = 0$ 或 $p_0 = 0$）

图 8.6 显示系统中自始至终都只有一个元胞，即被初始化的元胞的个体演化，并没有发生系统的突发事件，该元胞由开始的潜伏状态，共持续了 14 周期（临界点），破坏力也只有 1.5，这与模型中设定的单个元胞基因 N 的长度为 15 吻合，每周期有 1 位的值 0 变为 1，经历 14 周期即基因 N 的序列全为 1，且能量值达到 $15 \times 0.1 = 1.5$。

演化结果表明，在内部作用和能量传递率极小的情况，突发事件不可能爆发，此时的系统几乎处于静止状态，这样的系统简单、结构稳定。

4. 实验 4：系列实验 $m_0 = 1$ 和 $p_0 \in (0, 1)$

相较于实验 1，本系列实验的目的是在 $m_0 = 1$ 保持不变的情况下，考察 p_0 的变化对演化结果的影响，以 $p_0 = 0.25$，0.5，0.75 为例（图 8.7 至图 8.9）进行分析。

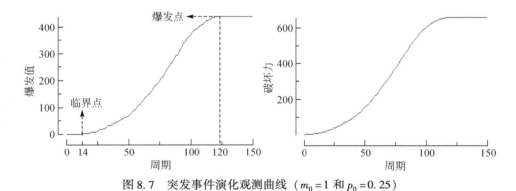

图 8.7　突发事件演化观测曲线（$m_0 = 1$ 和 $p_0 = 0.25$）

由图 8.7 至图 8.9 可看出，当 $p_0 = 0.25$ 时，爆发点由实验 1 中的第 71 周期

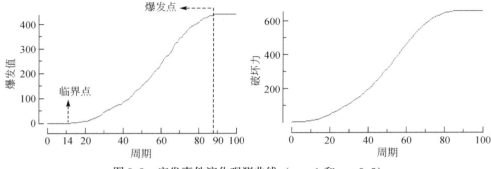

图 8.8　突发事件演化观测曲线（$m_0=1$ 和 $p_0=0.5$）

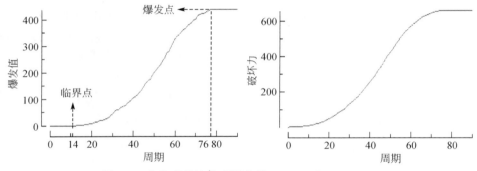

图 8.9　突发事件演化观测曲线（$m_0=1$ 和 $p_0=0.75$）

延后至第 120 周期；当 $p_0=0.5$ 时，爆发点延后至第 90 周期；当 $p_0=0.75$ 时，爆发点延后至第 76 周期。本系列实验结果表明：元胞间能量传递可能性 p_0 的变化对突发事件演化结果有较大的影响，p_0 越小，事件的爆发点越晚。

5. 实验 5：系列实验 $m_0=2$ 和 $p_0 \in （0，1]$

将输入值 m_0 扩大一倍，p_0 取值与实验 4 相同。本系列实验的目的是在设定 m_0 为 2 时，观察 p_0 的变化对演化结果的作用。下面以 $p_0=0.25$，0.5，0.75 和 $p_0=1$ 为例（图 8.10 至图 8.13）进行分析。

将图 8.10 至图 8.12 分别与实验 4 中的图 8.7 至图 8.9 比较、图 8.13 与实验 1 中的图 8.4 比较，容易发现在 p_0 相同时，m_0 扩大一倍，爆发点均有所提前，说明 m_0 越大，爆发点越早。

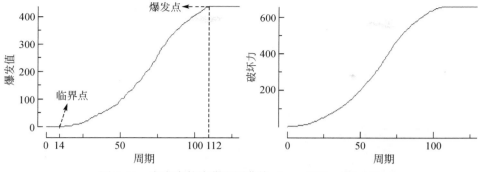

图 8.10　突发事件演化观测曲线（$m_0 = 2$ 和 $p_0 = 0.25$）

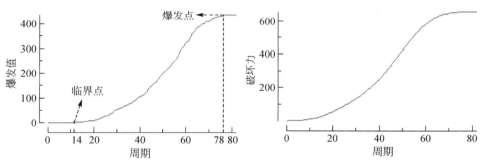

图 8.11　突发事件演化观测曲线（$m_0 = 2$ 和 $p_0 = 0.5$）

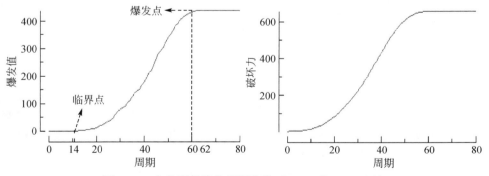

图 8.12　突发事件演化观测曲线（$m_0 = 2$ 和 $p_0 = 0.75$）

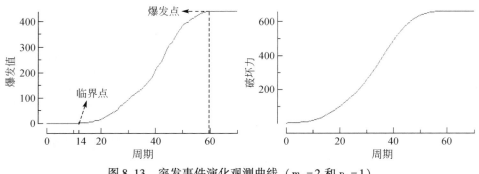

图 8.13　突发事件演化观测曲线（$m_0 = 2$ 和 $p_0 = 1$）

6. 实验 6：m_0 和 p_0 的变化对爆发点的影响规律

综合上述实验和其他实验的数据可知：m_0 和 p_0 的变化对爆发点时间 T 的影响规律如图 8.14 所示。

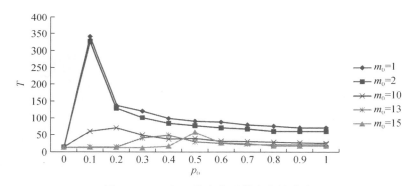

图 8.14　m_0 和 p_0 的变化对爆发点的影响

计算实验表明：元胞间传递量 m_0 和元胞间能量传递可能性 p_0 这两个关键因素的变化对突发事件的演化有着重要影响，爆发点会随着这两个关键因素的改变而提前或延后。总体演化规律是：m_0 越大，爆发点越早；p_0 越大，爆发点越早。但当 $m_0 \geq 13$，$p_0 \in (0.3, 0.6)$ 时，事件的爆发点相对较晚。

7. 基于计算实验的结论

（1）对于单一突发事件，当能量积累到足够大时就必然爆发，爆发的时间点与系统内部的传递作用和可能性有关。传递作用（m_0）越大，爆发点越早；传递可能性（p_0）越小，爆发点越晚。

（2）内部的传递作用是普遍存在的，其速度如果可控应尽量控制，如果不能控制（如地震、海啸等），则可采取降低传递可能性（比如隔离）等方式来防止突发事件的产生。

（3）能量的积聚最终导致突发事件爆发，如果能在事前适当释放能量，也有助于控制事件的爆发。比如森林火灾，如果适当放火，让森林内部的能量释放一些，将有助于预防和控制特大火灾。

8.2　基于免疫接种的非常规单一突发事件多 Agent 计算实验模型

8.2.1　计算实验模型设计

免疫接种模型的设计思路来源于免疫学说。二次免疫应答无论是速度还是效率都比初次应答为高。借鉴二次免疫应答的机理进行非常规突发事件的识别与预防，就能对具有类似特质的非常规突发事件采取二次应答策略，而不用经历相对低效的初次应答过程。免疫机理在非常规突发事件的应用不仅仅是指给生物机体注射疫苗免疫，也可以是指系统内部个体对抗非常规突发事件中传播作用的抵抗能力。例如，对于公共卫生事件，可以对传染个体（人或动物）实施免疫措施，以有效的阻碍其传播；而对地震灾害，可以采用先进的技术，使建筑物对外力的传递作用较小，以减少地震灾害的损失。

本模型中通过设计免疫接种算法，在事件发生的不同阶段，给元胞个体进行接种，使其具有抵抗传递作用的能力，以观测各种免疫方案对突发事件演化的影响，寻求最佳免疫方案。

8.2.2　计算实验模型实现

1. 模型实现思路

本模型的系统构成、演化规则、邻域定义等与前述模型基本一致，不同之处为：在原有的状态参量之外新增一个状态参量 y_m，代表疫苗接种状态。$y_m = 0$，表示未接种或接种不成功；$y_m = 1$，表示疫苗接种成功，元胞获得免疫力。在系统元胞进化的不同阶段对元胞实施免疫接种，免疫效率为 p_z，$p_z = 1$ 时效率最高，完全免疫，不受传递作用影响；$p_z = 0$ 时没有效率，所有的元胞 A 都等同于没有接种。系统的演化流程如图 8.15。

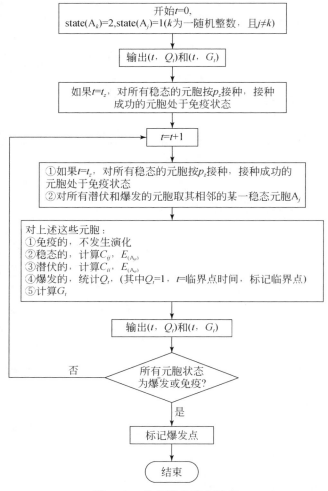

图 8.15　免疫接种演化流程

2. 元胞 A 免疫接种程序

程序的构成与前述非常规单一突发事件演化模型基本一致，只是加入了对元胞 A 的免疫接种。在特定时间点（t_z），对处于稳态的元胞以一定效率（p_z）进行接种，接种成功的元胞不受传递作用，状态参量 $N_{(A)}$ 的位置值全为 0 并保持到系统演化结束。相关的接种算法如下程序所示。

```
public void runJz()  //接种算法
```

```
{
    for(int i=0;i<agList.getCount();i++)
    {
        Ag ag=(Ag)agList.atOffset(i);

        if(Globals.env.uniformDblRand.getDoubleWithMin$withMax(
            0.0,1.0)<=pz)
        ag.ym=1;
    }
}
```

8.2.3 计算实验结果分析

以上一节的实验 1（基准实验）（M = $21 \times 21 = 441$，$L_{(A)} = 15$，$m_0 = 1$，$p_0 = 1$）为基础，在演化的不同阶段进行免疫接种，接种效率 $p_z \in （0, 1]$，据此进行系列实验。

1. 系列实验 1：在初始就进行免疫接种，即：$t_z = 0$，$p_z \in （0, 1]$

由本系列实验结果，容易看出：当接种效率较低，即 $p_z \in （0, 0.4）$ 时，对突发事件的控制效果不太明显（图 8.16 和图 8.17）；当 $p_z \in [0.4, 0.6）$ 时，对突发事件的控制效果比较明显（图 8.18 和图 8.19）；当 $p_z \in [0.6, 1]$ 时，对突发事件的控制效果非常显著（图 8.20 和图 8.21）。

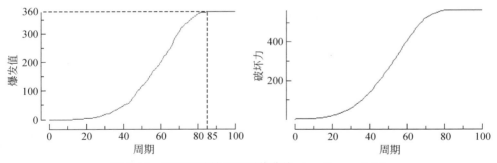

图 8.16　免疫接种效果观测值曲线（$t_z = 0$，$p_z = 0.1$）

图 8.16 显示了免疫接种的效率较低（$p_z = 0.1$）时对突发事件的控制效果。实验结果表明此时免疫接种对突发事件演化的影响较小。与未进行免疫接种的实

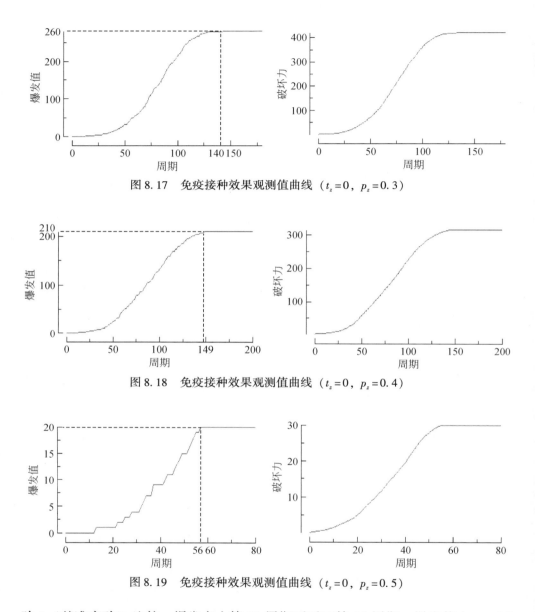

图 8.17　免疫接种效果观测值曲线（$t_z = 0$，$p_z = 0.3$）

图 8.18　免疫接种效果观测值曲线（$t_z = 0$，$p_z = 0.4$）

图 8.19　免疫接种效果观测值曲线（$t_z = 0$，$p_z = 0.5$）

验 1（基准实验）比较，爆发点由第 71 周期延后至第 85 周期，爆发值由 441 减少到 360，破坏力由 661.5 减少到 524。本实验表明，尽管免疫接种效率较低，对突发事件的预控作用有限，但可以延长演化时间，以使我们有更多的时间去考虑其他方式进行预防和控制。

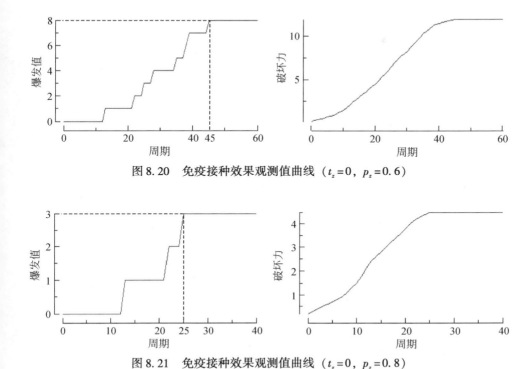

图 8.20　免疫接种效果观测值曲线（$t_z = 0$，$p_z = 0.6$）

图 8.21　免疫接种效果观测值曲线（$t_z = 0$，$p_z = 0.8$）

图 8.20 显示了免疫接种的效率较高（$p_z = 0.6$）时对突发事件的控制效果。实验结果表明此时免疫接种对突发事件的控制效果非常显著。与实验 1（基准实验）比较，爆发点虽由第 71 周期提前至第 45 周期，但考虑到爆发值由 441 减少到 8，爆发率仅为 1.81%，可以认为没有发生不可控的非常规突发事件。并且爆发值的曲线形状为折线式，即某些持续的时间段内，爆发值的数量是相对稳定的，其增长方式为间歇式增长，速度也比较缓慢，突发事件总体的发展情况得到了有效的控制。另外，破坏力曲线表明突发事件的破坏力显著减小，其最大值也只有 12，仅为原来的 1.81%。本实验表明，虽然免疫接种的效率只有 60%，但显示出来的结果却十分理想，也就是说不需要有 100% 的接种效率，就可以得到比较满意的事态控制效果。

图 8.21 显示了免疫接种的效率很高（$p_z = 0.8$）时对突发事件的控制效果，实验结果表明此时爆发值进一步由 8 下降为 3，爆发率由 1.81% 下降为 0.68%，进一步的改善并不十分显著。这种变化相对于为了提高免疫接种效率所多花费的成本来说，可能不一定合算。而将接种效率控制在 0.6 可能是比较合理的。

2. 系列实验 2：在临界点之前进行接种，即 $t_z = 10$，$p_z \in (0, 1]$

本系列实验所得观测值远高于系列实验 1 中相同接种率下的观测值，说明接种时间推迟会造成控制效果的减弱和突发事件危害的加倍。

当免疫接种的效率较高（0.6）时，从图 8.22 与基准实验（图 8.4）对比发现，爆发点的爆发值由 441 下降为 52，爆发率为 11.79%，远低于没有进行接种的情形，免疫接种的效果比较理想。

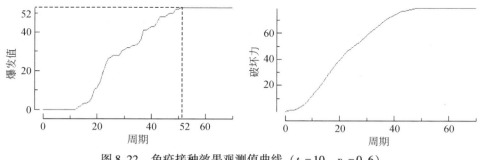

图 8.22　免疫接种效果观测值曲线（$t_z = 10$，$p_z = 0.6$）

系列实验 2 的总体情况是随着 p_z 的逐渐变大，免疫接种效果越来越好。但是当接种率达到 0.7 后，提高接种效率几乎不会对突发事件进一步产生影响，接种率 0.7~1.0 的演化图基本保持与 0.7 时的图 8.23 一致，说明推迟接种时间对接种以前已经发生的演化无法改变。

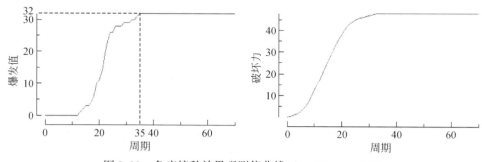

图 8.23　免疫接种效果观测值曲线（$t_z = 10$，$p_z = 0.7$）

3. 系列实验 3：在临界点与爆发点之间的较早时点进行接种，即：$t_z = 20$，$p_z \in (0, 1]$

系列实验 3 的预控效果比系列实验 2 更差，但仍然是有效果的。从图 8.24 可以看出此时进行免疫接种比未接种的情况略好，而总体演化时间明显变长，说明此时虽然预控效果降低，但更长的演化时间有助于转而寻求其他的效果更好的预控方案。

与系列实验 2 不同的是接种率达到 0.8 后才出现提高接种效率而对突发事件无影响的情况，具体结果见图 8.25。

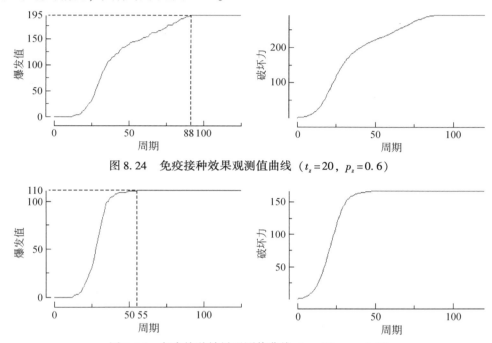

图 8.24　免疫接种效果观测值曲线（$t_z=20$，$p_z=0.6$）

图 8.25　免疫接种效果观测值曲线（$t_z=20$，$p_z=0.8$）

4. 系列实验 4：在临界点与爆发点之间的较晚时点进行接种，即：$t_z=50$，$p_z\in(0,1]$

本系列实验结果显示，无论怎样提高接种效率都无法弥补由于接种延后而带来的不利影响，即使接种效率提高为 100%，对事件的控制效果仍是微乎其微，具体情况如图 8.26 所示。因此，为了有效进行主动防御，免疫接种越早越好。

5. 基于计算实验的结论

免疫接种是一种十分有效的应急管理主动防御模式，事前进行免疫接种，其接种的效率达到 60% 就可以有效的控制突发事件的发生，其控制率可高达 98%；如果进一步提高接种效率，其成本可能会高于成效而得不偿失。如果免疫接种的效率较低，也不要放弃免疫接种，因为它可以有效地延长突发事件爆发的时间，以争取更多时间来采取其他的应急管理措施。但是免疫接种是有条件的，因为这种免疫接种有赖于是否能有效地预见非常规突发事件将要爆发，并能研发出这种免疫接种疫苗或者免疫接种方法（也可能是一种解决方案，这里的免疫接种是广义的），才能在系统状态发生改变以前就针对可能发生的非常规突发事件进行免疫。所以对于已经识别的危机，要进行有效的免疫接种，而无法识别的危机只能用其他方式进行预控。另外，免疫接种的时间对非常规突发事件有很大影响，接种时间应越早越好。

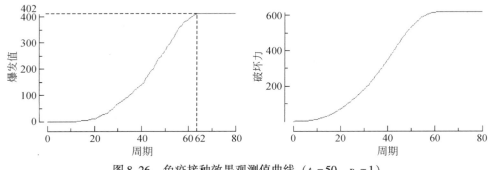

图 8.26　免疫接种效果观测值曲线（$t_z = 50$，$p_z = 1$）

8.3　基于隔离的非常规单一
突发事件多 Agent 计算实验模型

8.3.1　计算实验模型设计

隔离模型的设计思路可以概括为对元胞 A 进行监控，引入免疫识别机制，识别系统 A 的风险情况，而后捕捉表现出异常状态的元胞并进行隔离，不使其产生传递作用。

隔离模型主要是将隔离干预程序模块增加到突发事件演化模型中，设隔离的时点为第 t_g 周期，$t_g \in (1，T]$，隔离的效率为 p_g，$p_g = 1$ 表明状态已发生改变的元胞 A 能 100% 被隔离，即发现一个隔离一个。通过不同隔离时点和隔离效率的系列实验，分析隔离措施对非常规单一突发事件的预控效果。

8.3.2　计算实验模型实现

1. 模型实现思路

非常规单一突发事件隔离模型的构建仍然基于元胞自动机机制，在前述基准模型基础上增加了隔离模块，对处于潜伏和爆发状态的元胞按照一定比率（p_g）进行隔离。一旦元胞被隔离，其状态就变为隔离状态，所有演化都将停止，既不发生其自身演化也不发生对相邻元胞的传递作用。

在非常规单一突发事件模型基础上增加隔离状态（state = 0）。隔离状态的元胞 A 能量不会增加也不会减少，系统的演化流程如图 8.27 所示。

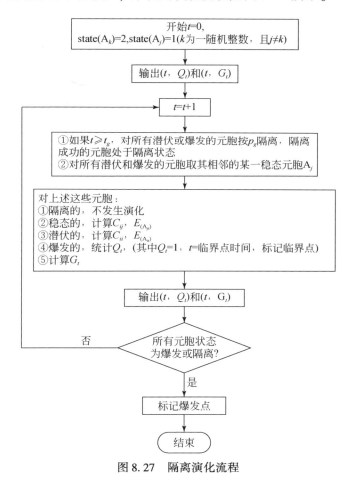

图 8.27　隔离演化流程

2. 隔离模块程序

程序的构成与第一节的非常规单一突发事件演化模型基本一致，只是增加了元胞 A 的隔离状态（state = 0），相关的隔离算法程序如下。

```
//隔离算法
  public void runGL()
    {
      if(Globals.env.getCurrentTime()>=Tg)    //在特定的时间点进行隔离
措施
      {
        for(int i=0;i<agList.getCount();i++)
        {
          Ag ag=(Ag)agList.atOffset(i);
          if(ag.state>1)
          {
            if ( Globals.env.uniformDblRand.getDoubleWithMin  $withMax
                (0.0, 1.0) <= pg)
            ag.state=0;
          }
        }
      }
      else System.out.print("ok");
    }
```

隔离算法的作用主要是遍历所有的元胞,当发现元胞的状态由稳态 state=1 转为其他状态(state=2,3)时,就按照一定比率或可能性对其进行隔离状态设定(state= 0),处于隔离状态的元胞将不能继续演化。

8.3.3 计算实验结果分析

以第一节的实验1(基准实验)($M = 21 \times 21 = 441, L_{(A)} = 15, m_0 = 1, p_0 = 1,$)为基础,在演化的不同阶段进行隔离,隔离的效率为 $p_g \in (0,1]$,进行系列实验。

1. 系列实验1:在临界点之前进行隔离,即 $t_g = 10, p_g \in (0,1]$

本系列实验结果表明,当隔离效率达到 0.3 以上,就可以非常有效地控制突发事件演化,不会发生爆发,其情形如图 8.28 所示。

图 8.28 显示,系统的破坏力在 20 周期后就一直保持在 21 的水平,破坏力仅为未加隔离状态下的 3.18%(21/661.5),并且爆发值始终为零,没有一个个体转为爆发状态,突发事件得到全面的控制。这说明,对突发事件的早发现和早隔离,即使隔离效率较低,也能达到很好的控制效果。

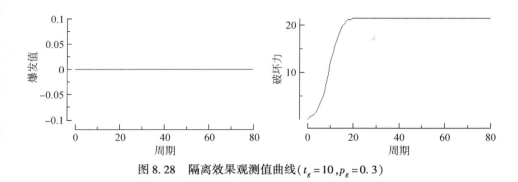

图 8.28　隔离效果观测值曲线($t_g = 10, p_g = 0.3$)

与没有隔离时(图 8.4)的演化效果比较,在临界点之前能进行隔离,可以有效阻止事件演变为非常规突发事件。与免疫接种(图 8.22 和图 8.23)的演化效果比较,在临界点之前隔离的效果优于免疫接种。

2. 系列实验 2:在临界点与爆发点之间的较早时点进行隔离,即 $t_g = 20, p_g \in (0, 1]$

本系列实验的隔离效果如图 8.29 至图 8.32 所示。

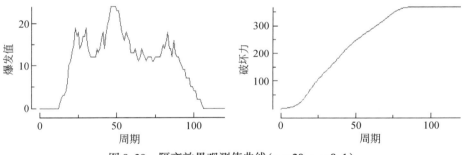

图 8.29　隔离效果观测值曲线($t_g = 20, p_g = 0.1$)

图 8.29 至图 8.32 显示,隔离效率越高,则控制效果越好。如果隔离效率较低(如 0.1),则爆发值会出现多个峰值,由此说明隔离效率对事件爆发值的控制是非线性的。如果隔离效率较高(如 0.8),则能够迅速控制事态的发展,有效阻止事件演变为非常规突发事件。与免疫接种的控制效果比较,在临界点与爆发点之间的较早时点进行隔离的效果更为显著。

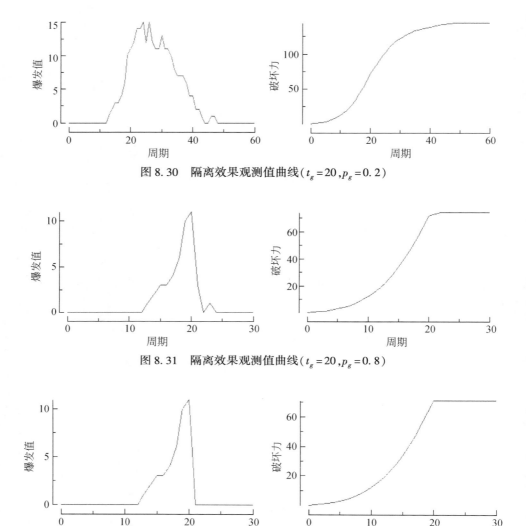

图 8.30　隔离效果观测值曲线($t_g=20$,$p_g=0.2$)

图 8.31　隔离效果观测值曲线($t_g=20$,$p_g=0.8$)

图 8.32　隔离效果观测值曲线($t_g=20$,$p_g=1$)

3. 系列实验 3：在临界点与爆发点之间的较晚时点进行隔离，即 $t_g=50$, $p_g \in (0,1]$

本系列实验的隔离效果如图 8.33 至图 8.34 所示。

系列隔离实验的效果显示，在临界点与爆发点之间的较晚时点进行隔离的效果较差，但是比免疫接种的效果略好。

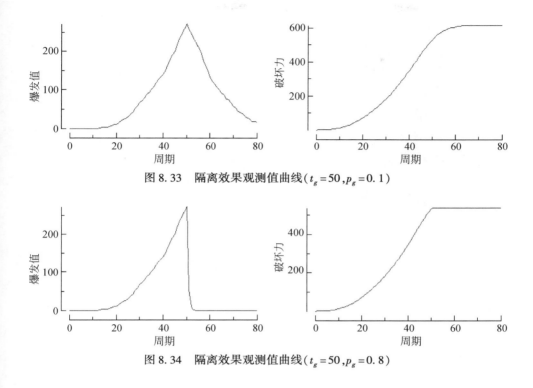

图 8.33　隔离效果观测值曲线（$t_g = 50, p_g = 0.1$）

图 8.34　隔离效果观测值曲线（$t_g = 50, p_g = 0.8$）

4. 基于计算实验的结论

通过以上的系列实验说明,隔离是非常有效的控制突发事件的方法,其效果要优于免疫接种。隔离的时间点比隔离的效率更为重要,隔离的时间越早,效果越好,成本越低。因此,要有效地控制非常规突发事件,就必须做到早发现,早隔离。

8.4　基于能量释放的非常规单一突发事件多 Agent 计算实验模型

8.4.1　计算实验模型设计

当突发事件复杂系统内部能量积聚到一定程度时,系统处于不稳定的平衡状态,随时会由于某种诱因而爆发非常规突发事件。因此,如果此刻能够释放掉系统集聚的一部分能量,使得系统远离不稳定的平衡态,从无序进入有序状态,就有可能避免非常规突发事件发生。例如,大规模森林火灾的爆发,主要原因是森林系统内部积聚了大量的能量(干燥的枯叶、树枝、杂草等)。如果能主动地有计划地多次放火,并严格控制火势规模,森林系统内部的能量将得到有效的释放,就不会产生重大森林火灾。这种做法已经被一些国家所采用,取得了较好的预控效果。

在前述非常规单一突发事件演化模型的基础之上,嵌入能量释放算法,以分析其对突发事件的预控效果。设演化 t 时刻的总能量为 G_t,若该能量占爆发点能量的比例达到或超过能量限制值比率 p_s,则开始释放部分能量,在这些有能量的元胞中按概率 p_{s2} 释放能量,成功释放能量的元胞其状态变为稳态。

8.4.2　计算实验模型实现

1. 模型实现思路

基于能量释放的非常规单一突发事件演化流程如图 8.35。

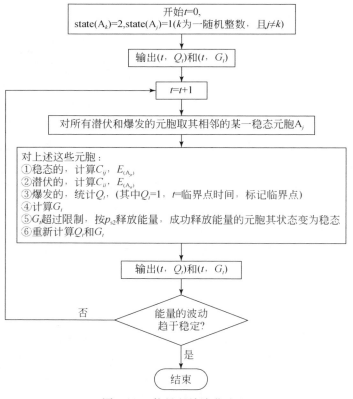

图 8.35　能量释放演化流程

2. 能量释放模块程序

程序的构成与第一节的非常规单一突发事件演化模型基本一致,只是在系统 A 演化的过程中须时时监测当前能量总值,一旦能量总值达到或超过限定值,则按照一定比例释放能量,相关的能量释放算法程序如下。

```
public double runSf()  //能量释放,释放后的元胞 A 转为稳态 state=1
   {if(totalE>(agList.getCount()* 1.5* p_{s2}))
      {for(int i=0;i<agList.getCount();i++)
        {Ag ag=(Ag)agList.atOffset(i);
     if (Globals.env.uniformDblRand.getDoubleWithMin $withMax (0.0,
         1.0) <= p_{s})
            {
               ag.state=1;
               for(int j =0;j<ag.N;j++)
                 ag.D[j]=0;}  }}
               totalE=0;
               for(int i=0;i<agList.getCount();i++)
                  {
                    Ag ag=(Ag)agList.atOffset(i);
                    totalE=totalE+ag.getE();}
                    return totalE;
               }
```

8.4.3　计算实验结果分析

以第一节的实验 1(基准实验)($M = 21×21 = 441$,$L_{(A)} = 15$,$m_0 = 1$,$p_0 = 1$)为基础,在演化的过程中进行能量释放系列系列实验。

1. 系列实验 1:一开始有能量就释放(即一发现问题,就开始处理),即 $p_s = 0$,$p_{s2} \in (0,1]$

系列实验的能量释放效果如图 8.36 至图 8.38 所示。

本系列实验的结果显示,在一开始有能量就释放的情况下,如果能量释放的概率 p_{s2} 较小(如 $p_{s2} = 0.05$),则由于每次释放的能量过小,而无法起到有效的对事件爆发的抑制作用,爆发值在 200 上下波动,破坏力也是保持在 400 左右,预控效果较差。

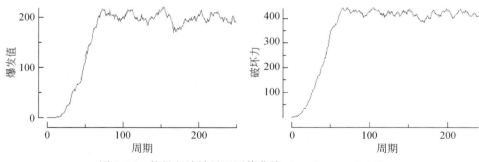

图 8.36　能量释放效果观测值曲线（$p_s = 0$，$p_{s2} = 0.05$）

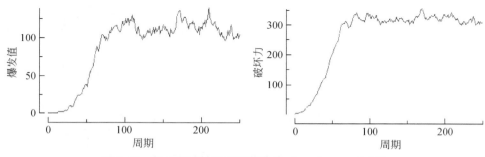

图 8.37　能量释放效果观测值曲线（$p_s = 0$，$p_{s2} = 0.09$）

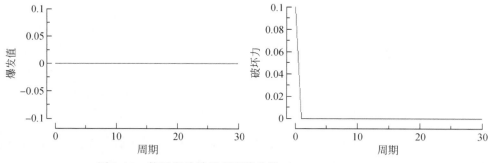

图 8.38　能量释放效果观测值曲线（$p_s = 0$，$p_{s2} = 0.0997$）

　　预控效果随着能量释放概率的提高逐步改善，当能量释放概率提高到 0.0997 时，发生突变，爆发值一直为 0，破坏力最大为 0.1，演化到第 2 周期下降到 0，除了初始的第一个潜伏态元胞外，其他元胞均没有发生状态改变。预控效果十分理想。

与免疫接种的系列实验 1（$t_z = 0$，$p_z \in （0，1]$）比较，能量释放的预控效果较好。

2. 系列实验 2：当集聚的能量值较小时就开始释放（即当问题还不太严重时，就开始处理），即 $p_s \in （0，0.5]$，$p_{s2} \in （0，1]$

为了与免疫接种和隔离的预控效果进行比较，对照基准实验（图 8.4），当 $t = 10$ 和 $t = 20$ 时，破坏力分别为 $G_t = 12.2$ 和 $G_t = 71.4$。对应的能量比率分别为 $p_s = 0.0184$（12.2/661.5）和 $p_s = 0.1079$（71.4/661.5）。

本系列实验对事件的预控效果如图 8.39 至图 8.42 所示。

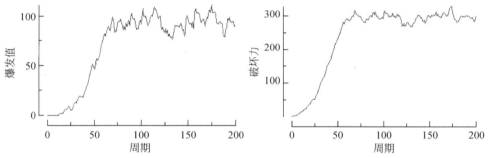

图 8.39　能量释放效果观测值曲线（$p_s = 0.0184$，$p_{s2} = 0.1$）

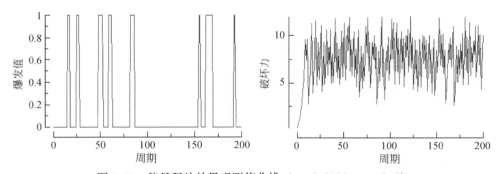

图 8.40　能量释放效果观测值曲线（$p_s = 0.0184$，$p_{s2} = 0.6$）

本系列实验的结果显示，当 $p_s = 0.0184$（相当于 $t = 10$）时，如果能量释放的概率较小（如 $p_{s2} = 0.1$，图 8.39），爆发值将在 100 上下波动，破坏力则保持在 300 左右，预控效果不理想；如果能量释放的概率较大（如 $p_{s2} = 0.6$，图 8.40），爆发值就能控制在 1 以下，破坏力也能控制在 3 ~ 14 的范围，预控效果非常好。与免疫接种和隔离比较，能量释放的预控效果好于免疫接种但稍逊于

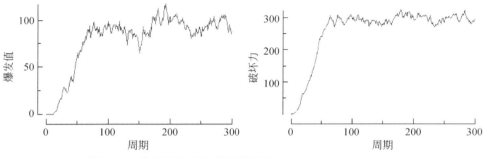

图 8.41　能量释放效果观测值曲线（$p_s = 0.1079$，$p_{s2} = 0.1$）

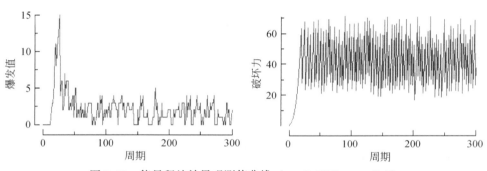

图 8.42　能量释放效果观测值曲线（$p_s = 0.1079$，$p_{s2} = 0.7$）

隔离。

当 $p_s = 0.1079$（相当于 $t = 20$）时，如果能量释放的概率较小（如 $p_{s2} = 0.1$，图 8.41），爆发值将在 100 上下波动，破坏力也是保持在 300 左右，预控效果较差；如果能量释放的概率较大（如 $p_{s2} = 0.7$，图 8.42），爆发值则能控制在 4 以下，破坏力也能控制在 20～70，预控效果较好。随着 p_s 的提高（相当于能量释放时间推后），预控效果逐渐变差。与免疫接种和隔离比较，能量释放的预控效果好于免疫接种但稍逊于隔离。

3. 系列实验 3：当集聚的能量值较大时才开始释放（即当问题比较严重时，才开始处理），即 $p_s \in (0.5, 1]$，$p_{s2} \in (0, 1]$

为了与免疫接种和隔离的预控效果进行比较，对照基准实验（图 8.4），当 $t = 50$ 时，破坏力为 $G_t = 534$。对应的能量比率为 $p_s = 0.8073$。

本系列实验的预控效果如图 8.43 至图 8.44 所示。

本系列实验的结果显示，当 p_s 提高到 0.8073（相当于 $t = 50$）时，事件爆发

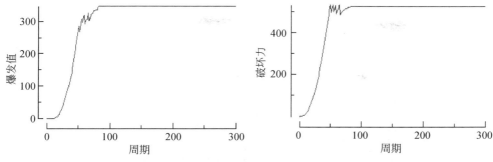

图 8.43 小规模能量释放效果观测值曲线（$p_s = 0.8073$，$p_{s2} = 0.1$）

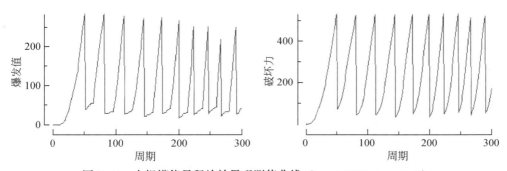

图 8.44 小规模能量释放效果观测值曲线（$p_s = 0.8073$，$p_{s2} = 0.9$）

风险大大增加。此时若能量释放的概率较小（如 $p_{s2} = 0.1$），爆发值将为 349，破坏力则达到 523.5，预控效果很差；如果能量释放的概率较大（如 $p_{s2} = 0.9$），爆发值可以控制在 261 以下，破坏力则在 533.6 以下，但两者的数值波动很大，预控效果不好。与免疫接种和隔离比较，能量释放的预控效果好于免疫接种，而与隔离大致相当，但总体来看预控效果都很差。

4. 基于计算实验的结论

通过上述能量释放系列实验可知，越早进行能量释放，预控效果越好。也就是说越早发现问题，就开始处理，只要力度恰当，其预控效果越好，不至于爆发非常规突发事件。

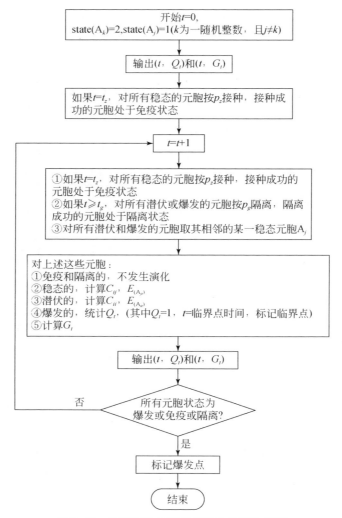

图 8.45 免疫接种与隔离相结合的演化流程

8.5 多种预控方案相结合的多 Agent 计算实验模型

8.5.1 计算实验模型设计

多种预控方案结合是将前述的免疫接种、隔离和能量释放三种方案两两结合或三者结合，这里我们讨论免疫接种与隔离结合，以及三方案结合的情况。

免疫接种与隔离结合模型的设计思路主要是将两种预控方式结合，共同作用于非常规单一突发事件的演化过程，通过计算实验，分析免疫接种与隔离预控方案相结合的预控效果。

三方案结合模型的设计思路与两方案结合的基本一致，即在上述两方案的基础上再增加能量释放预控措施，通过计算实验，分析免疫接种、隔离以及能量释放三种预控方案相结合的预控效果。

8.5.2　计算实验模型实现

模型实验思路：以第一节的实验 1（基准实验）（$M = 21 \times 21 = 441$，$L_{(A)} = 15$，$m_0 = 1$，$p_0 = 1$）为基础，在临界点之前进行免疫接种，在临界点与爆发点之间的较早时点进行隔离，并在系统积聚能量占爆发点能量的比例达到或超过限制值（p_s）时，以 p_{s2} 的概率释放部分元胞能量，进行系列实验。两方案结合下的系统演化流程如图 8.45 所示；三方案相结合的系统演化流程如图 8.46 所示。

8.5.3　计算实验结果分析

1. 免疫接种与隔离结合模式

为了与免疫接种或隔离单方案的预控效果进行比较，选择 $t_z = 10$，$p_z \in (0, 1]$ 和 $t_g = 20$，$p_g \in (0, 1]$ 两种情况进行系列计算实验。部分主要实验的预控效果如图 8.47 至 8.54 所示。

对照免疫接种方案的图 8.22（$t_z = 10$，$p_z = 0.6$）和图 8.23（$t_z = 10$，$p_z = 0.7$）以及隔离方案的图 8.29 至 8.32（$t_g = 20$ 和 $p_g = 0.1$，$p_g = 0.2$，$p_g = 0.8$，$p_g = 1$）可知，免疫接种与隔离相结合的预控效果要优于他们各自单独的预控效果，能够非常有效地控制突发事件的演化和爆发。

另外，只要能尽早进行免疫接种，并能实施及时的隔离，即便接种和隔离效率都不高，也能较好地预防和控制突发事件的爆发，如图 8.55 和图 8.56 所示。

2. 免疫接种、隔离和能量释放结合模式

为了与免疫接种和隔离两者结合的预控效果进行比较，选择 $t_z = 10$，$p_z \in (0, 1]$；$t_g = 20$，$p_g \in (0, 1]$；$p_s \in (0, 0.5]$，$p_{s2} \in (0, 1]$ 进行系列计算实验。部分主要实验的预控效果如图 8.57 至图 8.66 所示。

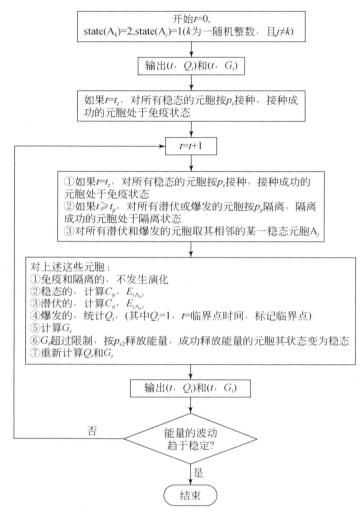

图 8.46 免疫接种、隔离以及能量释放三种预控方案相结合的演化流程

将图 8.57 至图 8.58 与图 8.47、图 8.59 至图 8.60 与图 8.48、图 8.61 至图 8.62 与图 8.53、图 8.63 至图 8.64 与图 8.54、图 8.65 与图 8.55、图 8.66 与图 8.56 分别进行对照比较，可知免疫接种、隔离和能量释放三方案结合的预控效果明显优于前两者结合的预控效果。图 8.61 至图 8.64 等四图的预控效果没有差异，说明在这种情况下能量释放的概率不需要很高（$p_{s2} \leqslant 10\%$），就能完全控制住突发事件的演化和爆发。图 8.65 至图 8.66 的计算实验则显示，只要能尽早进行免疫接种、隔离和能量释放，即便接种效率、隔离效率和释放概率都不高（p_z

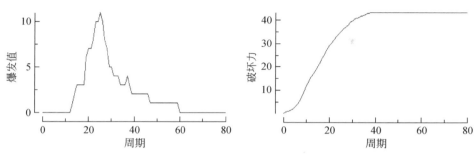

图 8.47 免疫接种与隔离相结合的效果（$t_z = 10$，$p_z = 0.6$；$t_g = 20$，$p_g = 0.1$）

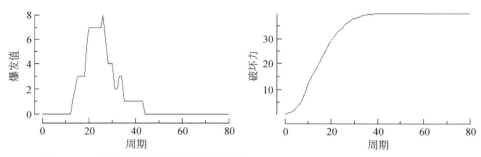

图 8.48 免疫接种与隔离相结合的效果（$t_z = 10$，$p_z = 0.6$；$t_g = 20$，$p_g = 0.2$）

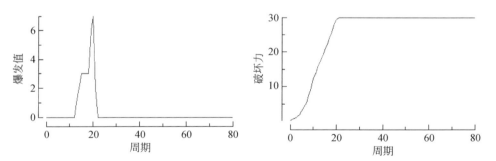

图 8.49 免疫接种与隔离相结合的效果（$t_z = 10$，$p_z = 0.6$；$t_g = 20$，$p_g = 0.8$）

$= 0.2$，$p_g = 0.2$，$p_{s2} = 0.2$），也能很好地预防和控制突发事件的演化和爆发。

运用免疫接种、隔离和能量释放结合模式时要注意，小规模能量释放的参数要与接种和隔离的参数匹配，才能获得良好的预控效果。例如，如果能量限制比率 p_s 过大，如 p_s 大于 10%，说明能量 G_t 超过 66.15 才会释放，也才会有预控效果。当免疫接种和隔离相结合的预控方案已经将破坏力控制在 66.15 以下，再采

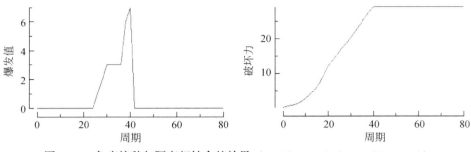

图 8.50　免疫接种与隔离相结合的效果（$t_z = 10$，$p_z = 0.6$；$t_g = 20$，$p_g = 1$）

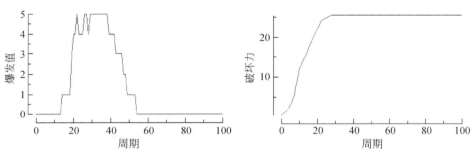

图 8.51　免疫接种与隔离相结合的效果（$t_z = 10$，$p_z = 0.7$；$t_g = 20$，$p_g = 0.1$）

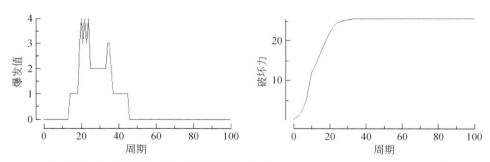

图 8.52　免疫接种与隔离相结合的效果（$t_z = 10$，$p_z = 0.7$；$t_g = 20$，$p_g = 0.2$）

取上述能量释放方案不会有效果。

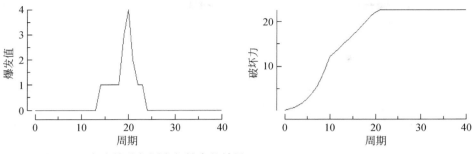

图 8.53　免疫接种与隔离相结合的效果（$t_z=10$，$p_z=0.7$；$t_g=20$，$p_g=0.8$）

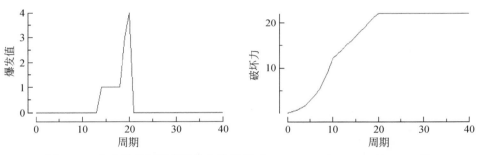

图 8.54　免疫接种与隔离相结合的效果（$t_z=10$，$p_z=0.7$；$t_g=20$，$p_g=1$）

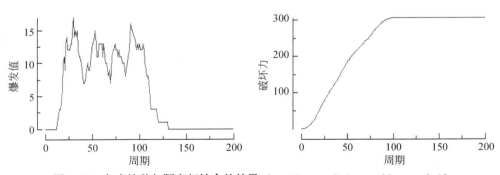

图 8.55　免疫接种与隔离相结合的效果（$t_z=10$，$p_z=0.1$；$t_g=20$，$p_g=0.1$）

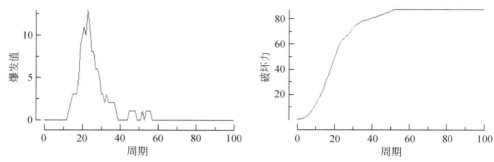

图 8.56　免疫接种与隔离相结合的效果
（$t_z=10$，$p_z=0.2$；$t_g=20$，$p_g=0.2$）

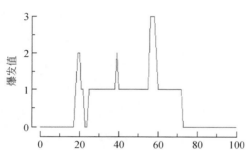 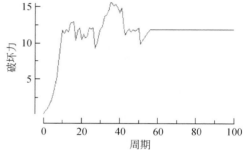

图 8.57　免疫接种、隔离和能量释放结合的效果
（$t_z=10$，$p_z=0.6$；$t_g=20$，$p_g=0.1$；$p_s=0.0184$，$p_{s2}=0.1$）

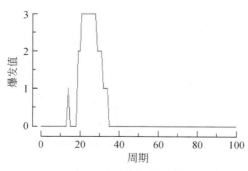 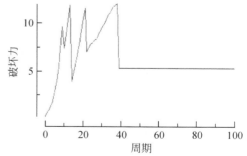

图 8.58　免疫接种、隔离和能量释放结合的效果
（$t_z=10$，$p_z=0.6$；$t_g=20$，$p_g=0.1$；$p_s=0.0184$，$p_{s2}=0.6$）

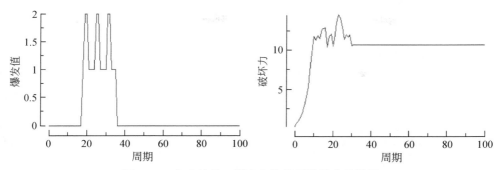

图 8.59　免疫接种、隔离和能量释放结合的效果

($t_z = 10$，$p_z = 0.6$；$t_g = 20$，$p_g = 0.2$；$p_s = 0.0184$，$p_{s2} = 0.1$)

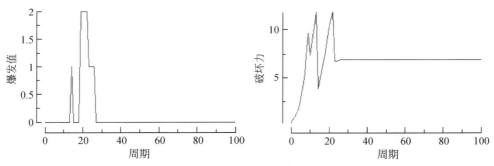

图 8.60　免疫接种、隔离和能量释放结合的效果

($t_z = 10$，$p_z = 0.6$；$t_g = 20$，$p_g = 0.2$；$p_s = 0.0184$，$p_{s2} = 0.6$)

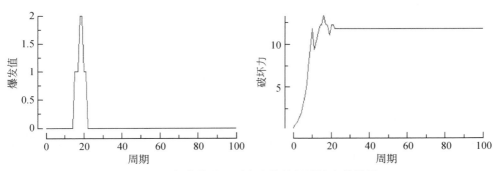

图 8.61　免疫接种、隔离和能量释放结合的效果

($t_z = 10$，$p_z = 0.7$；$t_g = 20$，$p_g = 0.8$；$p_s = 0.0184$，$p_{s2} = 0.1$)

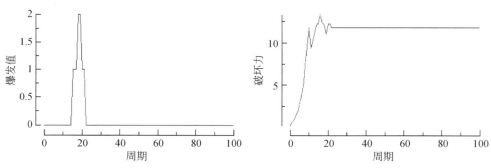

图 8.62 免疫接种、隔离和能量释放结合的效果

$(t_z = 10,\ p_z = 0.7;\ t_g = 20,\ p_g = 0.8;\ p_s = 0.0184,\ p_{s2} = 0.6)$

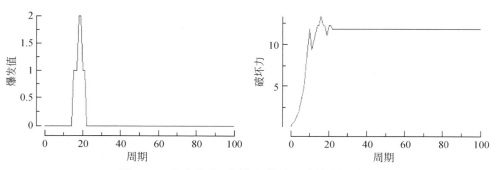

图 8.63 免疫接种、隔离和能量释放结合的效果

$(t_z = 10,\ p_z = 0.7;\ t_g = 20,\ p_g = 1;\ p_s = 0.0184,\ p_{s2} = 0.1)$

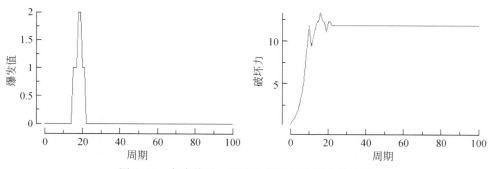

图 8.64 免疫接种、隔离和能量释放结合的效果

$(t_z = 10,\ p_z = 0.7;\ t_g = 20,\ p_g = 0.1;\ p_s = 0.0184,\ p_{s2} = 0.6)$

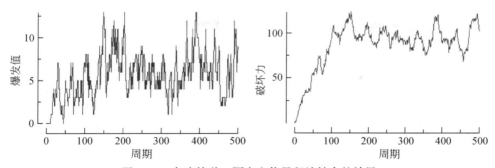

图 8.65　免疫接种、隔离和能量释放结合的效果

$(t_z=10$, $p_z=0.1$; $t_g=20$, $p_g=0.1$; $p_s=0.0184$, $p_{s2}=0.1)$

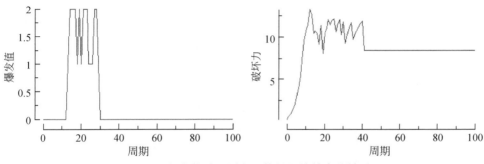

图 8.66　免疫接种、隔离和能量释放结合的效果

$(t_z=10$, $p_z=0.2$; $t_g=20$, $p_g=0.2$; $p_s=0.0184$, $p_{s2}=0.2)$

8.6　非常规单一突发事件预控方案效果分析

8.6.1　单一方案的预控效果

通过前面的一系列计算实验，对于非常规突发事件的预控而言，可以得到以下结论：

1. 免疫接种是很有效的手段

免疫接种的效果越早越好。如果事前接种，其接种的效率达到 60% 就可以有效的控制非常规突发事件的发生，不一定要追求过高的效率，以节省成本；如果免疫接种的效率较低，也不要放弃免疫接种，因为它可以有效地延长突发事件爆发的时间，以争取更多时间来采取其他的应急管理措施。

2. 隔离是极其有效的方法

隔离的时间点比隔离的效率更为重要。如果能在临界点之前进行隔离，其隔离率达到30%就可以有效的控制非常规突发事件的发生，不一定要追求过高的隔离率，以节省成本；如果在临界点与爆发点之间的较早时点进行隔离，则必须要有高的隔离率；如果在临界点与爆发点之间的较晚时点进行隔离，即便百分之百进行隔离，也很难奏效。总之，隔离的时间越早，效果越好，成本越低。因此，要有效地控制非常规突发事件，就必须做到早发现，早隔离。

3. 能量释放的效果显著

越早进行能量释放，预控效果越好。如果一开始有能量就释放，预控效果随着能量释放概率的提高逐步改善，当能量释放概率提高到0.0997时，能完全控制非常规突发事件的发生；如果当集聚的能量值较小（能量限制比率 p_s 在0.1以下）时开始释放，则必须要有高的能量释放比率（p_{s2} 要大于0.7）；如果当集聚的能量值较大时开始释放，无法控制非常规突发事件的爆发。总之，越早发现问题，就开始处理，只要力度恰当，其预控效果越好，不至于爆发非常规突发事件。

4. 单一方案的预控效果比较

免疫接种、隔离以及能量释放的单一方案的预控效果比较如表8.2所示。

表 8.2　预控效果比较分析

项目		预控时间				效果分析
		0	10	20	50	
免疫接种	p_z	0.6	0.7	0.8	1	越早免疫接种效果越好
	爆发值	8	32	110	402	
	破坏力	12	48	165	603	
隔离	p_g	—	0.3	0.8	0.8	早发现，早隔离，效果好
	爆发值	—	0	0	0	
	破坏力	—	21	72	520	
能量释放	p_s	0	0.0184	0.1079	0.8073	越早能量释放效果越好
	p_{s2}	0.0997	0.6	0.7	0.9	
	爆发值	0	1	4~0	261~29	
	破坏力	0	14~3	70~20	533.6~25	

续表

项目	预控时间				效果分析
	0	10	20	50	
单方案预控效果由优到劣排序：①、②、③	①释放 ②免疫	①隔离 ②释放 ③免疫	①隔离 ②释放 ③免疫	①隔离 ②释放 ③免疫	隔离与释放的效果比较接近

注：表中临界点时间为 14，爆发点时间为 71，最大爆发值为 441，最大破坏力为 661.5

8.6.2　多方案结合的预控效果

就免疫接种、隔离和能量释放等方案相互结合的预控效果来看，可得到如下结论：

1）免疫接种与隔离相结合的效果要优于他们各自单独的效果

免疫接种与隔离相结合能够非常有效地控制非常规突发事件的爆发。如果能尽早进行免疫接种，并能及时进行隔离，即便接种和隔离效率都不高，也能较好地预防和控制突发事件的爆发。

2）免疫接种、隔离和能量释放三方案结合的效果明显优于前两者相结合的效果

免疫接种、隔离和能量释放三方案结合能够更加有效地控制非常规突发事件的爆发。如果能尽早进行免疫接种、隔离和能量释放，即便接种率、隔离效率和释放比率都不高，也能很好地预防和控制非常规突发事件的爆发。

3）多种预控方案结合应注意的事项

两种或三种方案的结合并不是简单将这些方案进行叠加，因为不同的方案在模型中运用的条件和时机都不尽相同，方案的实施顺序，实施时点都会对控制效果有影响。比如免疫接种与隔离结合，可将免疫接种实施先于隔离，因为隔离是发现个体潜伏和爆发后采取的措施。所以多方案结合在实际的运用中，除了要了解这种结合模式对事件的影响效果以外，还要更多地考虑结合的方式、结合的条件等诸多因素，这样才能使得多方案结合措施达到更好的预控效果。

总之，多方案结合是最理想的预控方式，要结合实际的情形，具体情况具体分析，考虑结合方式以及限制条件，进行最优组合，以期获得完美的预控效果。

参 考 文 献

[1] Satsuma J, Willox R, Ramani A, et al. Extending the SIR epidemic model. Physica A, 2004, 336（3）：369-375

［2］ 杨青，杨帆．基于元胞自动机的突发传染病事件演化模型．系统工程学报，2012，27（6）：727-738

［3］ 李明强，张凯，岳晓．突发事件的复杂性理论研究．中国财经政法大学学报，2005，50（6）：23-26

［4］ 宣慧玉，张发．复杂系统仿真及应用．北京：清华大学出版社，2008

［5］ Yang Q, Shi Y, Wang Z. Multi-Agentresearch on immunology-based emergency preplan. lisa O'Conner. Proceedings of 2010 International Conference on e-Education, e-Business, e-Management and e-Learning（IC4E 2010）. USA：Published by the IEEE Computer Society, 2010：407-410

［6］ Khalil, Khaled M, et al. Multi-Agentcrisis response systems-design requirements and analysis of current systems. Working Paper, 2009

［7］ Chaczko Z, Moses P. Neuro-Immune-Endocrine（NIE）models for emergency services interoperatibility. International Conference on Computer Aided Systems Theory- EUROCAST 2007. Berlin Heidelberg Springer, 2007：105-112

［8］ 齐欢，王小平．系统建模与仿真．北京：清华大学出版社，2004

［9］ Sirakoulis G C, Karafylidis I, Thanailakis A. A cellular automaton model for the effects of population movement and vaccination on epidemic propagation. Ecological Modelling, 2000, 133（3）：209-223

［10］ Yassemia S, Dragicevic S, Schmidt M. Design and implementation of an integrated GIS-based cellular automata model to characterize forest fire behaviour. Ecological Modelling, 2008, 210：71-84

［11］ Wang G S, Le Z J. Internet public opinion evolutionmigrant cellular model based on small world effect. Journal of Chinese Computer Systems, 2011, 32（12）：2523-2528

［12］ Wang G A. Tow-stages model for the evolution of network public opinion on scale-free characteristics. Journal of Chinese Computer Systems, 2013, 34（5）：1085-1090

［13］ Yang F, Yang Q. Multi-agents model of active defense mode with immunization vaccination in unconventional emergencies management. International Journal of Advancements in Computing Technology. 2012, 4（19）：607-616

［14］ Yang F, Yang Q. Multi-agents model of prevention and control emergencies with isolation measure. Journal of Convergence Information Technology, 2012, 7（22）：492-499

［15］ Yang Q, Yang F. Multi-agents simulation on unconventional emergencies evolution mechanism in public health. Advances in Intelligent and Soft Computing, 2011, 129（2）：509-514

［16］ Yang Q, Yang F. Multi-agent computational experiment on twice-linked model of unconventional emergencies evolution mechanism. Journal of Computers, 2013. 8（4）：1035-1042

［17］ Minsky M L. The society of mind. New York：Touchstone Press, 1988

第 9 章　非常规突发事件的多次联动演化与预控

9.1　多次联动演化与二次联动演化模型

9.1.1　模型设计思路

非常规突发事件的联动演化过程是指某一突发事件的发生不仅对自身产生影响，而且还引起其他次生与衍生突发事件。许多自然灾害，特别是等级高、强度大的自然灾害发生以后，常常诱发出一连串的其他灾害接连发生，形成了灾害链。灾害链中最早发生的起主导作用的灾害称为原生灾害；而由原生灾害所诱导出来的灾害则称为次生灾害。例如，地震为原生灾害，滑坡与海啸则为次生灾害。重大自然灾害发生之后，破坏了人类生存的和谐条件，由此还可以引发一系列其他灾害，这些灾害泛称为衍生灾害。如大地震的发生使社会秩序混乱，出现烧、杀、抢等犯罪行为，使人民生命财产再度遭受损失；再如吉化双苯厂爆炸事件不仅是一个安全生产事件，还引发了社会、生态、安全、国际关系等一系列突发事件。

有时候次生灾害与衍生灾害比原生灾害的危害还大，防止次生灾害、衍生灾害的发生与蔓延是防灾减灾的重要内容之一。因此，非常规突发事件的多次联动演化与预控研究具有显著的理论价值和实践指导意义。

目前这一领域中研究得较多的是大地震引发的次生灾害与衍生灾害。地震的次生灾害一般是指强地震发生后，因震动的破坏性后果而引发的一系列其他灾害。从历史经验来看，最主要的地震次生灾害有：火灾、水灾、毒气污染、细菌污染、放射性污染、滑坡、海啸、瘟疫、生命线工程被破坏（通讯、交通、供水、供电等）、社会恐慌和动乱（大规模逃亡、抢劫、哄抢）等。例如，1995 年阪神地震中，供水、供电等生命线工程遭严重破坏，使得电器短路、煤气泄漏引发火灾，烧毁了大量建筑物，许多人葬身火海；2003 年的印尼地震引发了严重的海啸，其破坏范围几乎波及整个东南亚；2008 年的汶川大地震除了引发崩塌、滑坡、泥石流、堰塞湖等次生灾害外，绵竹、什邡、都江堰等市还遭受了严重的城市地震次生灾害，如什邡市的化工厂液氨泄漏。

从国内外诸多震例可知，大多数破坏性地震都会引发次生灾害，而且地震次生灾害造成的损失有时甚至超过了地震造成的直接损失[1]。为此，国内外一些学者分别对不同类型的地震次生灾害进行了研究[2-7]。

由于城市具有空间的集中性、人口的密集性及经济的多样性等特征，使城市地震次生灾害具有连锁性。然而，现有研究主要针对单一类型的城市地震次生灾害发生和发展过程及机理，缺乏对城市地震及其次生灾害之间关系的深入分析。为此，谢自莉和马祖军分析了城市地震次生灾害发生机理，绘制了地震次生灾害演化的因果回路图和存量流量图，基于系统动力学理论方法对城市地震及其次生灾害之间的演化机理进行了分析和仿真[8]。

马祖军和谢自莉从系统论的角度，将城市地震次生灾害演化过程可看成一个由输入要素、状态要素和输出要素组成的系统。该系统可描述为：在地震烈度、地震时间等环境输入因素的作用下，发生建筑物倒塌、生命线系统破坏等次生灾害事件（状态要素），并引起人员死亡、疫情（输出要素）等灾害；震后政府部门采取相应的应急管理措施（输入要素），以控制各类次生灾害的恶化，这些要素相互影响共同形成了城市地震次生灾害的整体行为。城市地震次生灾害演化系统的贝叶斯网络由若干子网络构成，每个子网络都有特定的输入变量、输出变量和状态变量，将输入变量和输出变量相同的子网络进行合并，即得到整个网络。通过对城市地震有关资料和文献的分析，确定出城市地震次生灾害演化系统贝叶斯网络的节点变量及取值范围，并根据节点变量之间的因果关系构建出贝叶斯网络结构图。通过对国内外典型震例中的 16 个受灾城市相关数据进行统计，分析获得网络结构各个变量的条件概率。结合贝叶斯网络推理知识，利用贝叶斯网络工具箱分析了在相同的地震输入变量、不同的控制输入变量取值条件下，各类城市地震次生灾害的发生概率。算例分析结果表明不同的应急管理水平对城市地震各类次生灾害的发生概率有显著影响[9]。

周愉峰和马祖军在传统的 GERT 网络模型的基础上，建立了一个基于情景推演的地震灾害演化的动态 GERT 网络模型，较好地解决了地震灾害相互耦合关系的定性和定量描述问题以及网络模型的动态修正和优化问题，为地震灾害演化的预测与分析提供了一种新的研究思路[10]。

除了地震次生和衍生灾害的研究以外，一些学者研究了突发事件联动演化的原理和方法。方志耕等对灾害的动态演化过程进行了描述，建立了综合考虑灾害的自然演化与抢险救灾行动的基于 Bayes 推理的灾害演化 GERT（graph evaluation and review technique）网络模型；把 GERT 网络方法和贝叶斯推理工具相结合，根据获得的新信息，对 GERT 网络中活动参数进行动态修正，对灾害的演化路径，各种主要状态的演化概率和时间进行动态预测、预警与评价；对衍生与次生灾害、抢险救灾行动等外界行为对系统演化的影响进行定性与定量分析，并给出定量评价结论[11]。荣莉莉和张继永从系统的角度出发，研究了各类突发事件之间的不同关联，分析了突发事件演化的不同模式，提出了突发事件点、链、网、超网间的四层演化模式框架，并针对突发事件的不同演化模式进行了分析；最后通过实例说明了突发事件的四种演化模式[12]。

还有一些学者研究了重特大灾害的社会风险演化机理问题，认为基于建模与仿真构建"情景–应对"型非常规突发事件应对的方法、技术与平台是非常规突发事件的研究趋势[13]，也是重特大灾害社会风险演化的研究趋势。"情景"（scenario）最早出现于 1967 年 Herman 和 Wiener 合著的"The year 2000"（2000年）一书中，他们认为"情景"就是对未来情形以及事态由初始状态向未来状态发展的一系列事实的描述[14]。"情景分析"（scenario analysis）是在推测的基础上，对可能的未来一系列情景加以描述后，获得一系列情景下未来状态的预测集并形成一个总体的综合评价。赵思健等认为由于人们对"风险"的认识不全面与不系统，导致了灾害风险分析理论与技术水平的停滞不前。他们指出风险是与某种不利事件有关的一种未来情景，提出了情景驱动的区域自然灾害风险分析方法[15]。庞西磊等指出模糊分析和动态分析是自然灾害风险研究值得关注的重要方向，地理信息系统、元胞自动机和多智能体等是值得关注的重要技术[16]。刘彬提出了应力—应变曲线模型，对突发性事件、社会风险和公共危机的逻辑演进进行研究，得出对于突发性事件不加以控制就会演变为社会危机乃至社会革命[17]。范春梅等从不同的情景视角，构建演化模型，如构建了重大灾害情境下的感知风险与消费者信心关系模型、对重大灾害事件的媒体传播路径、公共危机状态下群体抢购行为的演化机理等[18-20]。

综上所述，基于情景设置的非常规突发事件研究正逐步开展，但由于非常规突发事件多次联动演化与预控问题本身所固有的复杂性，目前相关研究尚处于摸索阶段。本书通过学科交叉与融合，综合集成复杂系统理论、计算技术和演化原理等，提炼出非常规突发事件多次联动演化与预控的多 Agent 模型构建及计算实验的研究思路，在 Swarm 平台之上构建非常规突发事件的二次联动多 Agent 演化模型并进行相关计算实验，为非常规突发事件的联动演化与预控问题提供决策支持。

9.1.2　二次联动演化模型构建

非常规突发事件的二次联动演化系统由 A 和 B 两个子系统构成。子系统自身的演化遵循非常规单一突发事件的演化规则；另外，两个子系统之间存在交互行为，其交互条件设定为存在处于不同网格空间而坐标位置相同的元胞 A_l 和 B_l，当 A_l 爆发时可能会激发 B_l，引发 B_l 的演化。在交互过程中，激发系统 A 的一部分能量传递给其联动系统 B，另一部分能量则保留在系统 A 中。

1. 系统组成

二次联动演化系统包括 A 和 B 两个子系统，各子系统均为二维网格空间。子系统 A 为激发系统，其任意元胞 A_i 的坐标为 (x_α, y_β)，$\alpha = 1, 2, \cdots, m$；$\beta = 1, 2, \cdots, n$；$i = 1, 2, \cdots, M$，$M = m \times n$，为元胞总数。每个网格空间单元有且只有一个元胞，初始状态（$t = 0$）为某一随机点处于潜伏态而其他元胞均处于稳态。

子系统 B 为联动系统，其任意元胞 B_i 的坐标为 $(x_{B_\alpha}, y_{B_\beta})$，$i = 1, 2, \cdots, M_2$，$M_2$ 为元胞总数。假设联动系统规模没有超过促发系统，$M_2 = \rho M$，M_2 由系统 B 的空间密度 ρ 决定，ρ 为输入值，范围在 0 到 1 之间，$M_2 \leqslant M$。子系统 B 的初始状态为元胞 B_i 均处于稳态。

2. 状态参量

元胞 A_i 的状态参量与其在非常规单一突发事件的完全相同（参见第 8 章）。元胞 B_i 的状态参量与元胞 A_i 基本相同，但元胞 B_i 基因长度 $L_{(B)}$ 可以变化。$N_{(B_i)}$ 为特定长度 $L_{(B)}$ 的二进制数，位置值 0 和 1 分别表示稳定和无序，其形式为

$$N_{(B_i)} = \begin{cases} 000000\cdots000 & \text{稳态(state = 1)} \\ 111100\cdots\cdots000 & \text{潜伏(state = 2)} \\ 111111\cdots\cdots111 & \text{爆发(state = 3)} \end{cases} \tag{9.1}$$

3. 演化规则

子系统 A 自身的演化遵循非常规单一突发事件演化规则。子系统 B 的元胞个体有以下三种演化方式：

（1）子系统 A 激发子系统 B 的演化。相同坐标位置的元胞 A_l（爆发）对元胞 B_l 的传递算子记为 $C_{A_lB_l}$，$C_{A_lB_l}$ 按照元胞激发模型（图 9.1）和邻域（图 9.2）产生作用。

A_l 对子系统 B 的邻域可能存在 B_l，也可能为空。若元胞 $B_l = \text{Null}$，则元胞 A_l 无法激发 B_l 的演化；若元胞 $B_l \neq \text{Null}$，则元胞 A_l 有可能激发 B_l 的演化。元胞 A_l 对 B_l 的传递算子 $C_{A_lB_l}$ 的计算公式如式（9.2）和式（9.3）所示：

$$C_{A_lB_l} = 元胞基因 N_{(B_l)} 中按 z 新增前 m_2 位的 0 变为 1 \tag{9.2}$$

$$m_2 = \begin{cases} L_{(B)} - v & L_{(A)} \geqslant L_{(B)} - v > 0 \\ L_{(A)} - v & L_{(A)} \geqslant L_{(B)} - v > 0 \\ 0 & v = L_{(B)} \end{cases} \tag{9.3}$$

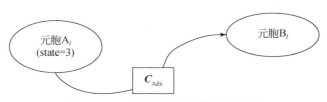

图 9.1　二次联动演化元胞激发模型

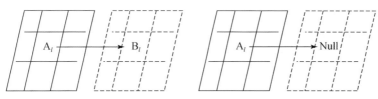

图 9.2　A 对应的 B 邻域

式中：z 为元胞 A_l 对 B_l 发生传递作用的概率，$z \in [0, 1]$；m_2 为一旦元胞 A_l 对 B_l 发生了传递作用，B_l 的基因 $N_{(B_l)}$ 被改变的位数；v 为元胞 B_l 的基因 $N_{(B_l)}$ 中已经转为 1 的个数。当 $v < L_{(B)}$ 时，$L_{(B)} - v > 0$，元胞 B_l 未爆发，此时若 $L_{(A)} \geqslant L_{(B)} - v$，则 $m_2 = L_{(B)} - v$，会引发 B_l 立刻爆发；若 $L_{(A)} < L_{(B)} - v$，则 $m_2 = L_{(A)}$，B_l 会加速演化，但不会立刻爆发。而当 $v = L_{(B)}$ 时，B_l 本已爆发，此时 $m_2 = 0$。

若元胞 $B_l \neq Null$，则元胞 A_l 的能量 $0.1 L_{(A)}$ 将按传递概率 z 传递给子系统 B；传递不成功的能量保留在系统 A。

（2）B_l 的自身演化。当个体已处于潜伏态后，自身会向爆发状态演进，即基因 $N_{(B_i)}$ 的位置值每周期多前 k_B 位由 0 转为 1。

$$C_{B_{ii}} = 元胞基因 N_{(B_i)} 增加前 k_B 位变为 1，若 state_{(B_i)} = 2 \tag{9.4}$$

（3）子系统 B 的相邻两个元胞之间发生传递作用演化。其条件为处于潜伏态或爆发状态的个体可传递作用于稳态个体，作用发生后基因 $N_{(B_j)}$ 的位置值前 m_{B_0} 位由 0 转为 1，状态由稳态转为潜伏。元胞 B_i 与 B_j 间通过某节点实现关联，节点传递算子记为 $C_{B_{ij}}$，无逆算子（即假定单次的关联是单向的）。

$$C_{B_{ij}} = \begin{cases} 元胞基因 N_{(B_j)} 中按 p_{B_0} 新增前 m_{B_0} 位的 0 变为 1 & 若 state_{(B_j)} = 1 \\ 无变化 & 若 state_{(B_j)} = 2, 3 \end{cases} \tag{9.5}$$

式中：p_{B_0} 为元胞 B_i 与 B_j 间能量传递的可能性，$p_{B_0} \in [0, 1]$。

4. 演化结果

在整个演化周期（T）某时刻 t（$t \in [0, T]$）的演化结果有：两个子系统的爆发状态的元胞总数（Q_{A_t} 和 Q_{B_t}）、系统累计总能量（G_{A_t} 和 G_{B_t}）。

子系统 A 在 t 时刻的累计总能量等于子系统 A 自身的能量减去从子系统 A 传递给子系统 B 的能量，即

$$G_{A_t} = \sum_{i=1}^{M_t} E_{(A_{it})} - 0.1 L_{(A)} R_{A_t} = 0.1 \sum_{i=1}^{M_t} \sum_{k=1}^{L_{(A_t)}} n_{A_{ik}} - 0.1 L_{(A)} R_{A_t} \quad (9.6)$$

式中：M_t 为 t 时刻子系统 A 已经演化的元胞数，$M_t \leqslant M$。$n_{A_{ik}}$ 表示 $N_{(A_i)}$ 的每一位的取值，$n_{A_{ik}} = 0$ 或者 1。$L_{(A_t)}$ 为 t 时刻元胞 A_i 基因位取 1 的长度。R_{A_t} 为 t 时刻成功实现能量传递的子系统 A 已经爆发的元胞数，$R_{A_t} \leqslant Q_{A_t}$。

子系统 B 在 t 时刻的累计总能量等于子系统 B 自身的能量加上子系统 A 成功传递给子系统 B 的能量，即

$$G_{B_t} = \sum_{i=1}^{M_{B_t}} E_{(B_{it})} + 0.1 L_{(A)} R_{A_t} = 0.1 \sum_{i=1}^{M_{B_t}} \sum_{k=1}^{L_{(B_t)}} n_{B_{ik}} + 0.1 L_{(A)} R_{A_t} \quad (9.7)$$

式中：M_{B_t} 为 t 时刻子系统 B 已经演化的元胞数，$M_{B_t} \leqslant M_2$；$n_{B_{ik}}$ 为 $N_{(B_i)}$ 的每一位的取值，$n_{B_{ik}} = 0$ 或者 1。$L_{(B_t)}$ 为 t 时刻元胞 B_i 基因位取 1 的长度。

9.1.3 二次联动演化计算实验模型构建

本计算实验模型仍然基于 swarm2.2 的多 Agent 仿真平台构建，依据前面对传递算子 $C_{A_t B_t}$ 的规定构建仿真算法，令子系统 A、B 各自内部以及相互之间发生能量传递，用以模拟非常规突发事件的二次联动演化过程。模型初始状态为子系统 A 中除某一元胞（空间坐标随机）处于潜伏态外，其余元胞均处于稳态，子系统 B 中所有元胞均处于稳态。元胞 A_l 处于爆发态时可能会传递能量，激发位于其对子系统 B 的邻域上的元胞 B_l。本计算实验流程如图 9.3 所示：

二次联动计算实验模型程序比单一事件演化模型除了多了一个对象元胞 B 外，模型对象与观测对象的具体内容也有较大更新，关键程序代码如下。

元胞 B 的部分程序代码：

```
//元胞 A 爆发后,相同位置的元胞 B 被 A 激发
 public void transed2(double m,int la)
   {
```

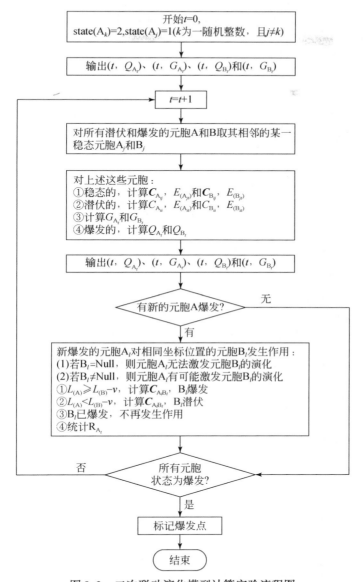

图 9.3 二次联动演化模型计算实验流程图

```
int i=0；
e=e+m；//每周期的能量可以叠加

int m2=0；
int v=0；
```

```
for(i=0;i<N;i++)
  {
  if(D[i]==0)
    break;
  }
v=i;

if(N==v)   m2=0;
else {

  if(la>=N-v)   {m2=N-v;state=3;}
  if(la<N-v)    {m2=la;state=2;}


  int k=m2+i;
  while(i<k)
  {
  D[i]=1;//System.out.println(i);
   i++;
   }
 }
     //System.out.println("m2="+m2);
}
////被传染后的情况,已经传染的不会再次被传染,抗原变异
public void transed(double probabilityoftrans,int m)
  {

  if(state==1 & m>0) //状态为1的才变异
  {

  if  ( Globals.env.uniformDblRand.getDoubleWithMin    $withMax
(0.0,1.5) <= probabilityoftrans)
    {
    int i =0;
    if(m>N) m=N;
    for(i =0;i<m;i++)
    D[i]=1;
```

```
f=1;//本周期被传染,不再执行 setD 了,本周期也不能传染其他抗原

if(m==N)//预防 N=1 的情况
state=3;
else
state=2;
    }
}
```

```
}
```
//元胞 B 能量除了自身内部的,还有 A 传递过来的,计算过程如下
```
public double getE()
    {
    E=0;
    for(int i =0;i<N;i++)
    {    if(D[ i]==1)
      E=E+0.1;
      }
      E=E+e;//e 为由元胞 A 传递过来的能量
      return E;
    }
```

模型对象 modelswarm 的关键代码如下:
　　//元胞 B 进行初始化过程
```
if   ( Globals. env. uniformDblRand. getDoubleWithMin  $withMax
    (0.0, 1.0) <= pa)
        {ag2 = new Ag2 (Globals. env. globalZone, x, y, ++num,
        N);
        agSpace2. putObject $ atX $ Y(ag2, x, y);
        agList2. addLast(ag2);}
    }
```
　　按照设定的密度产生元胞 B,即所处的网格空间部分存在元胞 B,另一部分则空着,不装有任何对象。
　　元胞 A 激发元胞 B,进行作用传递的关键代码如下:
```
public void runa2b()
    {
```

//发生 A 促发 B

```
   Ag ag;
   Ag2 ag2;
int i =0;
int x=0,y=0;
double m=0;
   for(i =0;i<agList.getCount();i++)
   {
       ag=(Ag)agList.atOffset(i);
        x =ag.xPos;
        y =ag.yPos;
     if (ag.state==3 && ag.ff==1)//当 ag 爆发的时候将能量以一定比率
        传给 ag2,自己的能量为 0
                    {

       ag2=(Ag2)agSpace2.getObjectAtX $ Y(x,y);
       if(ag2! =null && ag.getE()! =0)
         {   m= ag.getE();
if(Globals.env.uniformDblRand.getDoubleWithMin $ withMax(0.0, 1.0) <=
   zk)
           {ag2.transed2(m,ag.N);

           ag.setE();//能量不管有没有成功传递,都转为 0,表明消耗了,且状
              态不变为 3
           }
         }
       }
     }
   }
```

其他的程序代码这里不再赘述,具体计算实验结论见 9.1.4 节。

9.1.4　二次联动演化计算实验结果及其分析

假定子系统 A 的 M $= 21 \times 21 = 441$, $L_{(A)} = 15$, $m_0 = 1$, $p_0 = 1$。子系统 B 的 $m_{b_0} = 1$, $p_{b_0} = 1$。ρ、z、$L_{(B)}$ 为计算实验的三个可调节变量。

模拟结果是两个子系统的爆发状态的元胞总数（Q_{A_t} 和 Q_{B_t}）及其系统累计总能量（G_{A_t} 和 G_{B_t}）与演化时间的曲线。

1. 实验 1：二次联动的基准实验，$\rho=1$，$z=0.5$，$L_{(B)}=15$

两个子系统的演化曲线如图 9.4 所示。其中，实线描述系统 A 的演化，虚线描述系统 B 的演化。

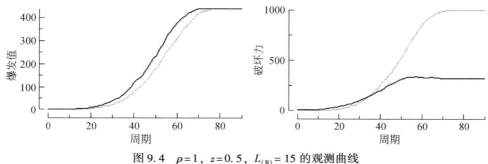

图 9.4 　$\rho=1$，$z=0.5$，$L_{(B)}=15$ 的观测曲线

模拟结果显示，子系统 A 的爆发点的时间、爆发值和破坏力分别为第 71 周期、441 和 321。与 8.1 节中非常规单一突发事件的实验 1（基准实验）比较，爆发时刻一致，而由于有部分能量传递出去使得系统破坏力降低。

子系统 B 爆发点的时间、爆发值和破坏力分别为第 80 周期、441 和 1002。由于系统 A 的部分能量（661.5−321＝340.5）传递给联动系统 B，故系统 B 爆发点的破坏力（661.5＋340.5＝1002）高于其自身能量值 661.5。从图 9.4 上看，子系统 A 和 B 的爆发值曲线极其接近，说明二次联动爆发时间间隔很短。

2. 实验 2：系列实验，$\rho \in [0, 1]$，$z=0.5$，$L_{(B)}=15$

本系列实验的目的是考察子系统 B 的空间密度（ρ）的变化对事件演化结果的影响。例如，当 $\rho=0.1$ 时的计算实验结果如图 9.5 所示。

图 9.5 的计算实验结果显示，子系统 A 爆发点的时间、爆发值和破坏力分别为 72 周期、441 和 630。子系统 B 爆发点的时间、爆发值和破坏力分别为 75 周期、29 和 75。由于子系统 B 的空间密度小（$\rho=0.1$），元胞总数少（44 个），且元胞之间有许多空格，最终导致只有 29 个元胞爆发。加上从子系统 A 传递的能量（661.5−630＝31.5），子系统 B 的总能量较小（0.1×15×29＋31.5＝75），基本上没有引发二次联动突发事件的爆发。

系列计算实验结果表明，子系统 B 的空间密度对其演化有较大影响，ρ 值越

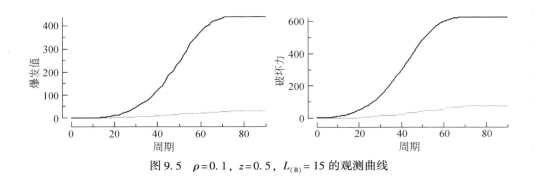

图 9.5　$\rho = 0.1$，$z = 0.5$，$L_{(B)} = 15$ 的观测曲线

大，B 的爆发值越高，破坏力也越大。当 ρ 取最大值（$\rho = 1$，参见图 9.4）时，爆发点的爆发值为 441，破坏力高达 1002；当 ρ 取较小值（如 $\rho = 0.1$，参见图 9.5）时，系统的爆发值和破坏力显著下降，分别为 29 和 75；当 ρ 最小（$\rho = 0$）时，联动事件将不会发生。

3. 实验 3：系列实验，$\rho = 1$，$z \in [0, 1]$，$L_{(B)} = 15$

本系列实验的目的是考察传递概率（z）的变化对突发事件演化结果的影响。模拟实验结果显示，z 越大，联动系统 B 的破坏力就越大。当 $z = 0.9$ 时，系统 A 爆发点的时间、爆发值和破坏力分别为第 76 周期、441 和 69，系统 B 爆发点的时间、爆发值和破坏力分别为第 79 周期、441 和 1254（图 9.6）；当 $z = 0.1$ 时，系统 A 爆发点的时间、爆发值和破坏力分别为第 76 周期、441 和 606，B 爆发点的时间、爆发值和破坏力分别为第 85 周期、441 和 717（图 9.7）；当 $z = 0$ 时，系统 A 爆发点的时间、爆发值和破坏力分别为第 76 周期、441 和 661.5，此时联动事件将不会发生（图 9.8）。

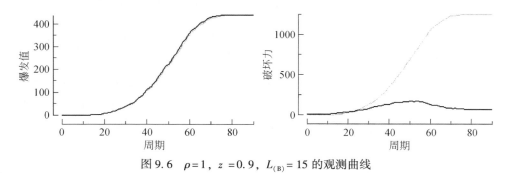

图 9.6　$\rho = 1$，$z = 0.9$，$L_{(B)} = 15$ 的观测曲线

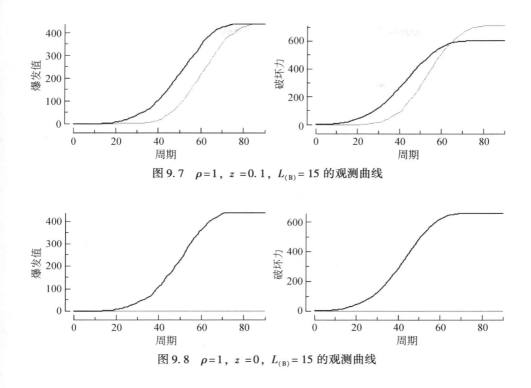

图 9.7 $\rho = 1$，$z = 0.1$，$L_{(B)} = 15$ 的观测曲线

图 9.8 $\rho = 1$，$z = 0$，$L_{(B)} = 15$ 的观测曲线

4. 实验 4：系列实验，$\rho = 1$，$z = 0.5$，$L_{(B)} \in [1, 25]$

本系列实验的目的是考察系统元胞 B_i 的基因长度（$L_{(B)}$）的变化对事件演化结果的影响。模拟实验结果显示元胞 B_i 的基因长度对事件的演化能产生较大影响。当 $L_{(B)} = 1$ 时，一旦子系统 A 对 B 发生传递作用，元胞 B_i 会快于元胞 A_i 演变为爆发状态（最后一个元胞除外）。此时，系统 A 爆发点的时间、爆发值和破坏力分别为第 79 周期、441 和 340.5；系统 B 爆发点的时间、爆发值和破坏力分别为第 81 周期、441 和 365.1（图 9.9）。当 $L_{(B)} = 25$ 时，元胞 B_i 的基因长度增加将导致系统 B 内部的能量传递时间延长，能量积聚增加，使得系统的最终破坏力高达 1443，爆发点延迟到第 90 周期。此时系统 A 爆发点的时间、爆发值和破坏力分别为第 71 周期、441 和 321（图 9.10）。

5. 基于计算实验的结论

（1）联动子系统 B 的爆发点时间与激发子系统 A 的爆发点时间间隔较短，若待系统 A 爆发后，再采取行动阻止系统 B 的演化将很难奏效。所以提前做好

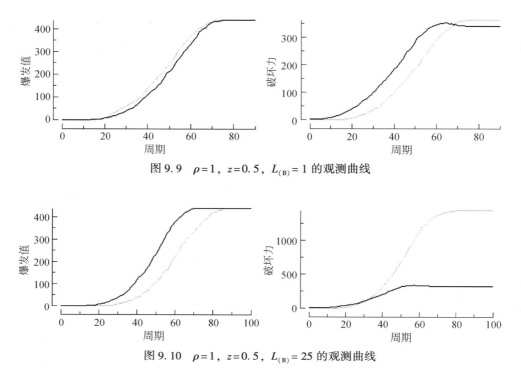

图 9.9 $\rho=1$ ，$z=0.5$ ，$L_{(B)}=1$ 的观测曲线

图 9.10 $\rho=1$ ，$z=0.5$ ，$L_{(B)}=25$ 的观测曲线

对联动子系统 B 的主动预控措施非常必要。

（2）联动系统 B 的空间密度 ρ 、元胞 A_i 对 B_i 发生传递作用的概率 z 以及元胞 B_i 的基因长度 $L_{(B)}$ 等三个因素对事件的演化都具有影响作用，其中 ρ 的敏感性最大，其值越高联动系统的破坏力就越大，反之亦然。因此比较有效的措施是降低联动系统的个体密度（比如在地震带要减少建筑物密度等），以减少对联动系统的破坏力。其次 $L_{(B)}$ 也具有较大的敏感性。而 z 的敏感性较小，对联动演化影响力有限。若 $\rho=0$ ，或 $z=0$ ，则子系统 B 不会发生任何改变，也不会联动产生突发事件。

（3）二次联动演化系统的影响因素很复杂，单一因素对系统的演化和事态发展影响力有限，如果能够采取综合多因素的防控措施，则能更有效地控制非常规突发事件联动演化结果。

9.2 基于免疫接种的非常规突发事件二次联动多 Agent 计算实验模型

9.2.1 计算实验模型设计

对于子系统 A，在特定的时间点 (t_{A_z})，对处于稳态的元胞按照一定效率 (p_{A_z}) 进行免疫接种，接种成功的元胞不受传递作用，状态参量 $N_{(A)}$ 的位置值全为 0 并保持到系统演化结束。设免疫接种的时间点为 t_{A_z}，$t_{A_z} \in [0, T]$；免疫接种的效率为 p_{A_z}，$p_{A_z} \in [0, 1]$。

对于子系统 B，在特定的时间点 (t_{B_z})，对处于稳态的元胞按照一定效率 (p_{B_z}) 进行免疫接种，接种成功的元胞不受传递作用，状态参量 $N_{(B)}$ 的位置值全为 0 并保持到系统演化结束。设免疫接种的时间点为 t_{B_z}，$t_{B_z} \in [0, T]$；免疫接种的效率为 p_{B_z}，$p_{B_z} \in [0, 1]$。

计算实验模型设计分三种情况：对系统 A 进行免疫接种，对系统 B 不进行免疫接种；对系统 A 不进行免疫接种，对系统 B 进行免疫接种；对子系统 A 和 B 都进行免疫接种。

由 8.2 节的系列计算实验可知，免疫接种时间越早预控效果越好，故设本系列所有实验中，都是一开始就进行免疫接种，即 $t_{A_z} = t_{B_z} = 0$。

9.2.2 计算实验模型实现

基于免疫接种的二次联动演化模型计算实验流程如图 9.11 所示。

二次联动的免疫接种程序如下：

```
public void runJz()    //接种算法
    {
      Ag2 ag2;
      for(int i=0;i<agList2.getCount();i++)
      {
        ag2 = (Ag2)agList2.atOffset(i);

        if(Globals.env.uniformDblRand.getDoubleWithMin $ withMax(0.0,
1.0) <= p_{Az})
```

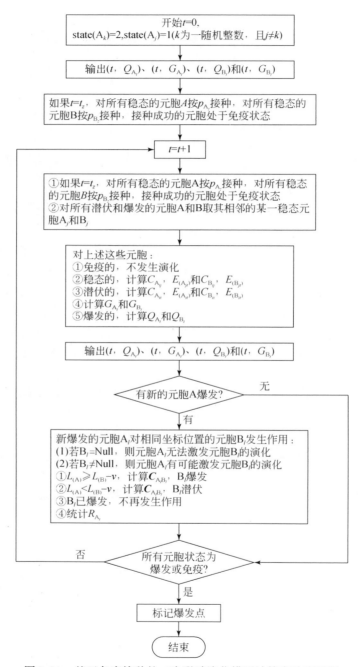

图 9.11 基于免疫接种的二次联动演化模型计算实验流程图

```
    ag2. ym=1;
}

    Ag ag;
for(int i=0;i<agList. getCount();i++)
{
    ag=(Ag)agList. atOffset(i);

    if (Globals. env. uniformDblRand. getDoubleWithMin $ withMax(0.0,
        1.0) <= p_{B_z})
    ag. ym=1;
}
}
```

9.2.3　计算实验结果分析

以二次联动的基准实验（$\rho=1$，$z=0.5$，$L_{(B)}=15$）为基础，进行免疫接种比较分析。

1. 系列实验 1：对子系统 A 进行免疫接种，对子系统 B 不进行免疫接种。$t_{A_z}=0$，$p_{A_z} \in [0,1]$，$p_{B_z}=0$

本系列实验的部分结果如图 9. 12 至图 9. 14 所示。

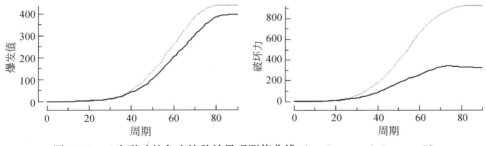

图 9. 12　二次联动的免疫接种效果观测值曲线（$t_z=0$，$p_{A_z}=0.1$，$p_{B_z}=0$）

（1）当对子系统 A 进行免疫接种的效率较低（$p_{A_z}=0.1$）时的计算实验结果如图 9. 12 所示。模拟结果显示，系统 A 爆发点的时间、爆发值和破坏力分别为第 85 周期、397 和 327；传递给子系统 B 的能量为 0. 1×15×397−327＝268. 5。与

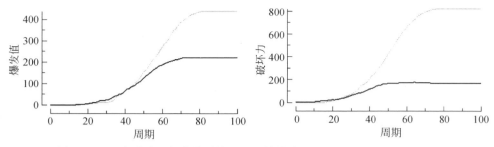

图 9.13　二次联动的免疫接种效果观测值曲线（$t_z = 0$，$p_{A_z} = 0.5$，$p_{B_z} = 0$）

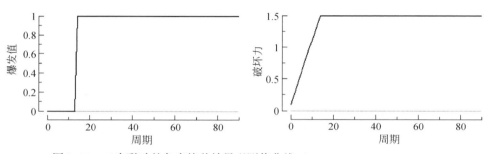

图 9.14　二次联动的免疫接种效果观测值曲线（$t_z = 0$，$p_{A_z} \geq 0.6$，$p_{B_z} = 0$）

图 9.4 的二次联动的基准实验比较，爆发时间由第 71 周期推迟到第 85 周期，破坏力由 321 略增至 327（免疫接种使得引发子系统 B 的元胞减少，能量传递效率降低，从而使得子系统 A 自身的破坏力增大）。

系统 B 爆发点的时间、爆发值和破坏力分别为第 85 周期、441 和 930，其爆发点上的破坏力为 $0.1 \times 15 \times 441 + 268.5 = 930$。与图 9.4 的二次联动的基准实验比较，爆发时间由 80 周期推迟到 85 周期，破坏力由 1002 下降到 930。

（2）当对子系统 A 进行免疫接种的效率居中（$p_{A_z} = 0.5$）时的计算实验结果如图 9.13 所示。模拟结果显示，系统 A 爆发点的时间、爆发值和破坏力分别为第 72 周期、221 和 169.5。与图 9.4 的二次联动的基准实验比较，爆发时间由第 71 周期推迟到第 72 周期，破坏力由 321 减少到 169.5（免疫接种效率提高抵消能量传递效率降低导致的能量增大，最终使得能量减小）。

系统 B 爆发点的时间、爆发值和破坏力分别为第 88 周期、441 和 823.5。与图 9.4 的二次联动的基准实验比较，爆发时间由第 80 周期推迟到第 88 周期，破坏力由 1002 下降到 823.5。

（3）当对子系统 A 进行免疫接种的效率较高（$p_{A_z} \geq 0.60$）时的计算实验结果如图 9.14 所示。模拟结果显示，系统 A 爆发点（临界点）的时间、爆发值和破坏力分别为第 14 周期、第 1 周期和第 1.5 周期。与图 9.4 的二次联动的基准实验比较，预控效果显著。

由于免疫接种有效地控制了系统 A 的爆发，所以也不会引发子系统 B 的爆发。

2. 系列实验 2：对子系统 A 不进行免疫接种，对子系统 B 进行免疫接种。$t_{B_z} = 0$，$p_{A_z} = 0$，$p_{B_z} \in [0, 1]$

当对子系统 B 进行免疫接种的效率较低（$p_{B_z} = 0.1$）时的计算实验结果如图 9.15 所示。模拟结果显示，系统 A 爆发点的时间、爆发值和破坏力分别为第 73 周期、441 和 372。与图 9.4 的二次联动的基准实验比较，破坏力略大，其原因为系统 B 有少量接种的元胞不接受系统 A 的传递作用。

系统 B 爆发点的时间、爆发值和破坏力分别为第 85 周期、第 397 周期和第 885 周期。与图 9.4 的二次联动的基准实验比较，爆发时间由第 80 周期推迟到第 85 周期，破坏力由 1002 下降到 885。由于接种效率低，系统 B 中没有接种成功的元胞全部爆发。

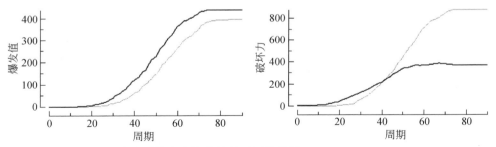

图 9.15 二次联动的免疫接种效果观测值曲线（$t_z = 0$，$p_{A_z} = 0$，$p_{B_z} = 0.1$）

随着 p_{B_z} 逐步提高，系统 B 的爆发值和破坏力会进一步减小。当 $p_{B_z} = 0.8$ 时，系统 A 爆发点的时间、爆发值和破坏力分别为第 75 周期、441 和 598.5。系统 B 爆发点的时间、爆发值和破坏力分别为第 77 周期、88 和 195。其预控效果如图 9.16 所示。

直到 $p_{B_z} = 1$ 时，系统 B 的元胞全部成功获得免疫，系统将不再被激发，其预控效果如图 9.17 所示。

3. 系列实验 3：对子系统 A 和 B 都进行免疫接种。$t_{A_z} = t_{B_z} = 0$，$p_{A_z} \in [0, 1]$，$p_{B_z} \in [0, 1]$

当对两个子系统进行免疫接种的效率均较低（$p_{A_z} = 0.1$，$p_{B_z} = 0.1$）时的计算

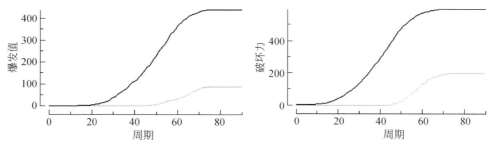

图 9.16 二次联动的免疫接种效果观测值曲线（$t_z = 0$, $p_{A_z} = 0$, $p_{B_z} = 0.8$）

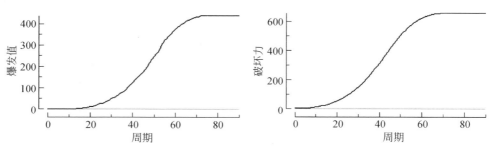

图 9.17 二次联动的免疫接种效果观测值曲线（$t_z = 0$, $p_{A_z} = 0$, $p_{B_z} = 1$）

实验结果如图 9.18 所示。模拟结果显示，系统 A 爆发点的时间、爆发值和破坏力分别为第 79 周期、397 和 336。与图 9.4 的二次联动的基准实验比较，爆发点的时间由第 71 周期延长到第 79 周期，破坏力由 321 上升到 336。

系统 B 爆发点的时间、爆发值和破坏力分别为第 87 周期、397 和 855。

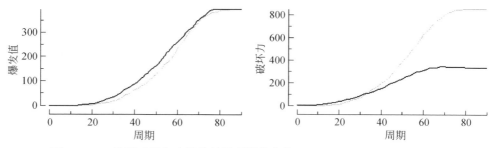

图 9.18 二次联动的免疫接种效果观测值曲线（$t_z = 0$, $p_{A_z} = 0.1$, $p_{B_z} = 0.1$）

经过反复实验，当 $p_{A_z} = 0.59$, $p_{B_z} = 0.99$ 时的预控效果如图 9.19 所示。此时，系统 A 爆发点的时间、爆发值和破坏力分别为第 85 周期、181 和 267。系统

B 爆发点的时间、爆发值和破坏力分别为第 89 周期、4 和 10.5。本组实验结果表明,虽然 $p_{A_z} = 0.59$,$p_{B_z} = 0.99$ 的情况下能够很好控制系统 B 的演化,但是其预控效果不如 $p_{A_z} \geqslant 0.60$,$p_{B_z} = 0$ 的情况。我们认为 $p_A \geqslant 0.60$,$p_{B_z} = 0$ 为最优解。

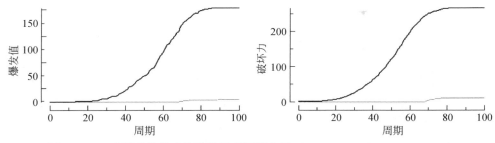

图 9.19 二次联动的免疫接种效果观测值曲线($t_z = 0$,$p_{A_z} = 0.59$,$p_{B_z} = 0.99$)

4. 基于计算实验的结论

(1) 引入免疫接种的非常规突发事件二次联动演化的预控比之单一突发事件的预控复杂。二次联动免疫接种的预控方案(包括免疫接种的时间和效率)不仅与激发子系统 A 有关,而且还要涉及联动子系统 B,因此是一个多方案组合优化问题。对某一个子系统进行免疫接种,其效果不仅会影响本系统,还会影响另一个子系统。例如,当免疫接种的效率较低($p_{A_z} = 0.1$,$p_{B_z} = 0$;$p_{A_z} = 0$,$p_{B_z} = 0.1$;$p_{A_z} = 0.1$,$p_{B_z} = 0.1$)时,能够延长 A、B 两个系统突发事件爆发的时间,降低 B 系统的破坏力,但却增加了 A 系统的破坏力。

(2) 对激发子系统 A 的免疫接种要比对联动子系统 B 的更为重要。对于非常规联动突发事件,促发子系统 A 是矛盾的主要方面。因此,加强对促发子系统 A 的免疫接种,就是抓住了牛鼻子。计算实验的结果表明,当 $p_A \geqslant 0.60$,$p_{B_z} = 0$ 时,不仅有效地控制了子系统 A 的爆发,而且也没有引发子系统 B 的爆发,是免疫接种的最优解。

(3) 免疫接种是一种十分有效的应急管理主动防御模式。事前进行免疫接种,只要效率足够高,就可以有效地控制突发事件的发生。如果免疫接种的效率较低,也不要放弃免疫接种,因为它可以有效地延长突发事件爆发的时间,以争取更多时间来采取其他的应急管理措施。

9.3　基于隔离的非常规突发事件
二次联动多 Agent 计算实验模型

9.3.1　计算实验模型设计

对于子系统 A，在特定的时间点（t_{A_g}）开始对所有潜伏或爆发的元胞按照一定效率（p_{A_g}）进行隔离，隔离成功的元胞处于隔离状态，所有演化都将停止。设隔离的时间点为 t_{A_g}，$t_{A_g} \in [1, T]$；隔离的效率为 p_{A_g}，$p_{A_g} \in [0, 1]$。

对于子系统 B，在特定的时间点（t_{B_g}）开始对所有潜伏或爆发的元胞按照一定效率（p_{B_g}）进行隔离，隔离成功的元胞处于隔离状态，所有演化都将停止。设隔离的时间点为 t_{B_g}，$t_{B_g} \in [1, T]$；隔离的效率为 p_{B_g}，$p_{B_g} \in [0, 1]$。

计算实验模型设计分三种情况：对子系统 A 进行隔离，对子系统 B 不进行隔离；对子系统 A 不进行隔离，对子系统 B 进行隔离；对子系统 A 和 B 都进行隔离。

由 8.3 节的系列计算实验可知，隔离的时间越早越好。故对子系统 A 分别选定在临界点之前进行隔离（$t_{A_g}=10$）、在临界点与爆发点之间的较早时点进行隔离（$t_{A_g}=20$）。对子系统 B 设定隔离开始时刻比 A 晚 10 个周期，即分别为 $t_{B_g}=20$ 和 $t_{B_g}=30$。

9.3.2　计算实验模型实现

基于隔离的非常规突发事件二次联动演化模型计算实验流程如图 9.20 所示。二次联动的隔离程序如下：

```
//隔离算法
   public void runGL()
   {

        if(Globals.env.getCurrentTime()>=Tg1)   //在特定的时间点进行隔离
措施
        {
        for(int i=0;i<agList.getCount();i++)
          {
```

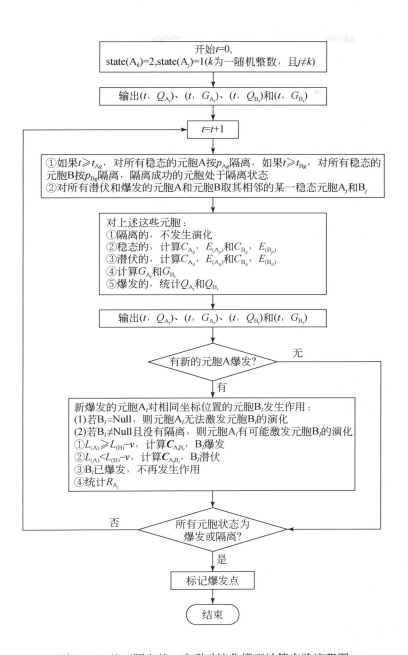

图 9.20 基于隔离的二次联动演化模型计算实验流程图

```
        Ag ag=(Ag)agList.atOffset(i);
        if(ag.state>1)
        {
          if(Globals.env.uniformDblRand.getDoubleWithMin $withMax
(0.0, 1.0) <= pg1)
            ag.state=0;
        }
      }


      }

      if(Globals.env.getCurrentTime()>=Tg2)   //在特定的时间点进行隔离
措施
      {
      for(int i=0;i<agList2.getCount();i++)
        {
          Ag2 ag2=(Ag2)agList2.atOffset(i);
          if(ag2.state>1)
          {
            if(Globals.env.uniformDblRand.getDoubleWithMin $withMax
(0.0, 1.0) <= pg2)
              ag2.state=0;
          }
        }
      }
    }
```

9.3.3 计算实验结果分析

以二次联动的基准实验（$\rho=1$，$z=0.5$，$L_{(B)}=15$）为基础，进行隔离效果比较分析。

1. 系列实验1：对系统 A 选在临界点之前进行隔离，对系统 B 不进行隔离，即 $t_{A_g}=10$，$p_{A_g} \in [0, 1]$，$p_{B_g}=0$

本系列实验的部分结果如图 9.21 至图 9.23 所示。

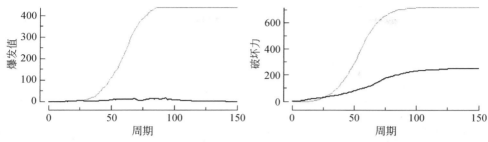

图 9.21 二次联动的隔离效果观测值曲线（$t_{A_g}=10$，$p_{A_g}=0.1$，$p_{B_g}=0$）

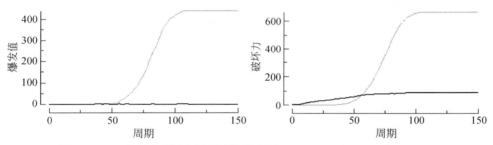

图 9.22 二次联动的隔离效果观测值曲线（$t_{A_g}=10$，$p_{A_g}=0.2$，$p_{B_g}=0$）

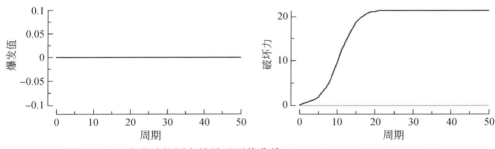

图 9.23 二次联动的隔离效果观测值曲线（$t_{A_g}=10$，$p_{A_g}\geqslant 0.3$，$p_{B_g}=0$）

（1）当对子系统 A 进行隔离的效率较低（$p_{A_g}=0.1$）时的计算实验结果如图 9.21 所示。模拟结果显示，子系统 A 的爆发点落在第 92 周期，其爆发值为 16，破坏力为 220。当系统演化到第 140 周期时爆发值为 0，此时系统总能量为 250。与图 9.4 的二次联动的基准实验比较，爆发时间由第 71 周期推迟到第 92 周期；爆发值由 441 下降到 16，下降了 96.4%；破坏力由 321 下降为 220（爆发点）或 250（最大能量值），分别下降了 31.5% 和 22.1%。

子系统 B 爆发点的时间、爆发值和破坏力分别为第 135 周期、441 和 723。与图 9.4 的二次联动的基准实验比较，爆发时间由第 80 周期推迟到第 135 周期，破坏力由 1002 下降到 723，下降了 27.8%。

（2）当对子系统 A 进行隔离的效率提高到 0.2 时，A 的爆发值和破坏力进一步下降。如图 9.22 所示：子系统 A 的爆发点落在第 38 周期，其爆发值为 2，破坏力 46.4；演化到第 110 周期时爆发值降为 0，此时系统总能量为 89.5。子系统 B 爆发点的时间、爆发值和破坏力分别为第 108 周期、441 和 669。

（3）当对子系统 A 进行隔离的效率提高到 0.3 以上（$p_{A_g} \geqslant 0.3$）时，系统 A 的演化结果与单一突发事件中引入隔离的演化结果一致（图 8.28）。而因系统 A 没有爆发，故系统 B 一直处于稳定状态。其演化结果如图 9.23 所示。

2. 系列实验 2：对系统 A 在临界点与爆发点之间的较早时点进行隔离，对系统 B 不进行隔离，即 $t_{A_g} = 20$，$p_{A_g} \in [0, 1]$，$p_{B_g} = 0$

（1）当对子系统 A 进行隔离的效率较低（$p_{A_g} = 0.1$）时的计算实验结果如图 9.24 所示。模拟结果显示，子系统 A 的爆发点落在第 30 周期，其爆发值为 18，破坏力为 104.2；最终在第 135 周期时爆发值降为 0，此时系统总能量为 274.9。与图 9.4 的二次联动的基准实验比较，爆发时间由第 71 周期提前到第 30 周期；爆发值由 441 下降到 18，下降了 95.9%；破坏力由 321 下降为 104.2（爆发点）或 274.9（最大能量值），分别下降了 67.5% 和 14.4%。

子系统 B 在第 115 周期爆发值达到最高（441），破坏力达到最大（771）。与图 9.4 的二次联动的基准实验比较，爆发时间由第 80 周期推迟到第 115 周期，破坏力由 1002 下降到 771，下降了 23.1%。

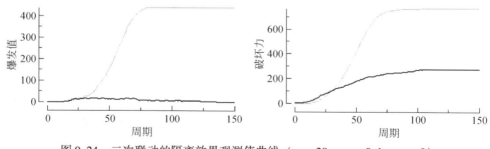

图 9.24　二次联动的隔离效果观测值曲线（$t_{A_g} = 20$，$p_{A_g} = 0.1$，$p_{B_g} = 0$）

（2）当对子系统 A 进行隔离的效率提高到 0.2 时，两个子系统的破坏力进一步下降，如图 9.25 所示。系统 A 的爆发点落在第 19 周期，其爆发值为 10，破坏力为 52.1；最终在第 40 周期爆发值降为 0，此时系统总能量为 102.9。系统 B

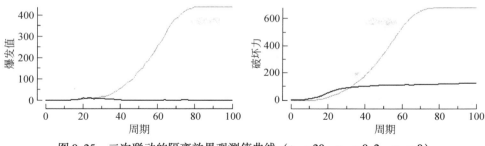

图9.25　二次联动的隔离效果观测值曲线（$t_{A_g}=20$，$p_{A_g}=0.2$，$p_{B_g}=0$）

则在第84周期爆发值达到最高（441），破坏力达到最大（684）。

（3）当对子系统 A 进行隔离的效率提高到0.8时，两个子系统的破坏力进一步降低，如图9.26所示。系统 A 的爆发点落在第19周期，其爆发值为10，破坏力为52.1；最终在第22周期爆发值降为0，此时系统总能量为61.1。系统 B 在第87周期爆发值达到最高（441），破坏力达到最大（672）。

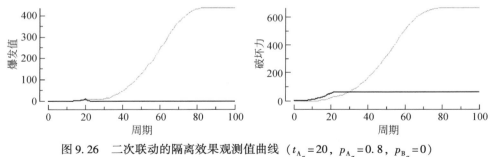

图9.26　二次联动的隔离效果观测值曲线（$t_{A_g}=20$，$p_{A_g}=0.8$，$p_{B_g}=0$）

（4）当对子系统 A 进行隔离的效率提高到1时，两个子系统的破坏力进一步下降，但下降幅度较小，如图9.27所示。系统 A 的爆发点落在第19周期，其

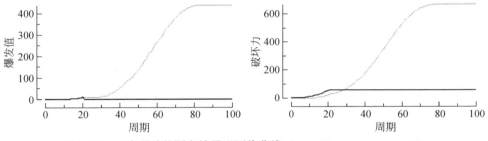

图9.27　二次联动的隔离效果观测值曲线（$t_{A_g}=20$，$p_{A_g}=1$，$p_{B_g}=0$）

爆发值为 10，破坏力为 52.1；最终在第 20 周期爆发值降为 0，此时系统总能量为 58.6。系统 B 在第 82 周期爆发值达到最高（441），破坏力达到最大（672）。

3. 系列实验 3：对子系统 A 不进行隔离，对子系统 B 进行隔离，即 $t_{B_g}=20$，$p_{A_g}=0$，$p_{B_g} \in [0,1]$

当对子系统 B 进行隔离的效率较低（$p_{B_g}=0.1$）时的计算实验结果如图 9.28 所示。模拟结果显示，系统 A 爆发点的时间、爆发值和破坏力分别为第 70 周期、441 和 439.5。与图 9.4 的二次联动的基准实验比较，破坏力略大，其原因为系统 B 有少量隔离的元胞不接受系统 A 的传递作用。

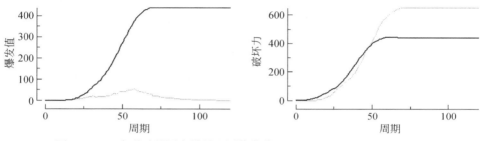

图 9.28　二次联动的隔离效果观测值曲线（$t_{B_g}=20$，$p_{A_g}=0$，$p_{B_g}=0.1$）

子系统 B 在第 55 周期时爆发值达到最高（48），在第 78 周期时破坏力达到最大（653.8），最终在第 111 周期时爆发值降为 0。与图 9.4 的二次联动的基准实验比较，爆发时间由第 80 周期提前到第 55 周期，但爆发值由 441 下降到 48，下降了 89.1%，破坏力由 1002 下降到 653.8，下降了 34.8%。

随着对子系统 B 进行隔离的效率逐步提高，系统 B 的爆发值和破坏力将会减小。当 $p_{B_g}=0.3$ 时，系统 A 爆发点的时间、爆发值和破坏力分别为第 73 周期、441 和 505.5。子系统 B 在第 23 周期爆发值达到最高（6），在第 73 周期破坏力达到最大（424.5），最终在第 80 周期爆发值降为 0，如图 9.29 所示。

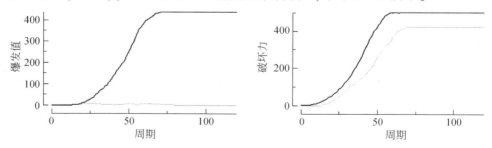

图 9.29　二次联动的隔离效果观测值曲线（$t_{B_g}=20$，$p_{A_g}=0$，$p_{B_g}=0.3$）

当子系统 B 的隔离效率 $p_{B_g} > 0.3$ 时，系统 B 的最大爆发值和最大破坏力进一步减少，但减少幅度较低，如图 9.30 和图 9.31 所示。

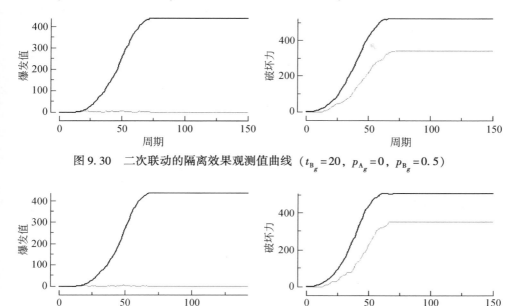

图 9.30 二次联动的隔离效果观测值曲线（$t_{B_g} = 20$，$p_{A_g} = 0$，$p_{B_g} = 0.5$）

图 9.31 二次联动的隔离效果观测值曲线（$t_{B_g} = 20$，$p_{A_g} = 0$，$p_{B_g} = 0.8$）

4. 系列实验 4：对子系统 A 不进行隔离，对子系统 B 进行隔离，即 $t_{B_g} = 30$，$p_{A_g} = 0$，$p_{B_g} \in [0, 1]$

当子系统 B 的隔离开始时点由第 20 周期推后到第 30 周期、隔离效率为 0.3 时的计算实验结果如图 9.32 所示。模拟结果显示，系统 A 在第 69 周期爆发，其爆发值为 441，此时系统总能量为 439.5。与图 9.4 的二次联动的基准实验比较，破坏力略大，其原因为系统 B 有少量隔离的元胞不接受系统 A 的传递作用。

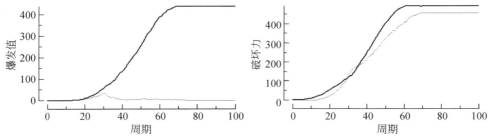

图 9.32 二次联动的隔离效果观测值曲线（$t_{B_g} = 30$，$p_{A_g} = 0$，$p_{B_g} = 0.3$）

　　子系统 B 在第 29 周期爆发值达到最大值 35（此时破坏力 122.2），在第 68 周期破坏力达到最大值 458，在第 74 周期爆发值降为 0。与图 9.4 的二次联动的基准实验比较，爆发时间由第 80 周期提前到第 29 周期，但爆发值由 441 下降到 35，破坏力由 1002 下降到 458。

　　当 $p_{B_g}>0.3$ 时，系统 B 的最大爆发值和最大破坏力进一步减少，但减少幅度较低，如图 9.33 和图 9.34 所示。

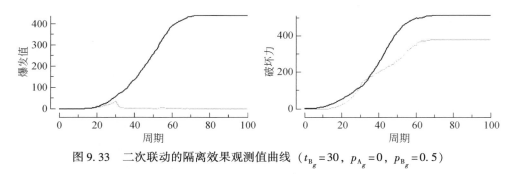

图 9.33　二次联动的隔离效果观测值曲线（$t_{B_g}=30$，$p_{A_g}=0$，$p_{B_g}=0.5$）

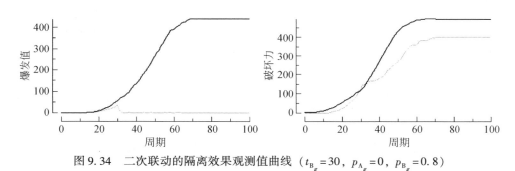

图 9.34　二次联动的隔离效果观测值曲线（$t_{B_g}=30$，$p_{A_g}=0$，$p_{B_g}=0.8$）

　　5. 系列实验 5：对子系统 A 和 B 都进行隔离，其中对 A 选定在临界点之前进行隔离，即 $t_{A_g}=10$，$p_{A_g}\in[0,1]$；$t_{B_g}=20$，$p_{B_g}\in[0,1]$

　　（1）当对两个子系统进行隔离的效率都较低（$p_{A_g}=0.1$，$p_{B_g}=0.1$）时的计算实验结果如图 9.35 所示。子系统 A 在第 98 周期爆发值达到最高（21），在第 129 周期破坏力达到最大（315.2），最终在第 136 周期爆发值降为 0。与图 9.4 的二次联动的基准实验比较，爆发时间由第 71 周期推迟到第 98 周期，破坏力由 321 略微下降到 315.2。

　　子系统 B 在第 71 周期爆发值达到最最高（23），在第 85 周期破坏力达到最大（363），最终在第 110 周期爆发值降为 0。与图 9.4 的二次联动的基准实验比

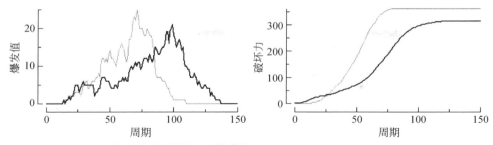

图 9.35 二次联动的隔离效果观测值曲线（$t_{A_g}=10$，$p_{A_g}=0.1$，$t_{B_g}=20$，$p_{B_g}=0.1$）

较，爆发时间由第 80 周期提前到第 71 周期，但爆发值由 441 大幅下降为 23，破坏力则由 1002 下降到 363。

（2）当对子系统 A 进行隔离的效率较低（$p_{A_g}=0.2$）而对 B 进行隔离的效率较高（$p_{B_g} \geqslant 0.8$）时的计算实验结果如图 9.36 所示。子系统 A 在第 36 周期爆发值达到最高（3），在第 48 周期破坏力达到最大（52.2），最终在第 51 周期爆发值降为 0。

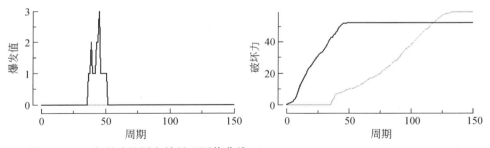

图 9.36 二次联动的隔离效果观测值曲线（$t_{A_g}=10$，$p_{A_g}=0.2$，$t_{B_g}=20$，$p_{B_g} \geqslant 0.8$）

子系统 B 没有爆发，但由于受到 A 的传递作用而具有一定的破坏力，其破坏力在第 148 周期达到最大（59.5）。

（3）当 $p_{A_g} \geqslant 0.3$，$p_B \geqslant 0$ 时的计算实验结果如图 9.23 所示。

6. 系列实验 6：对子系统 A 和 B 都进行隔离。其中对 A 选定在临界点与爆发点之间的较早时点进行隔离，即 $t_{A_g}=20$，$p_{A_g} \in [0,1]$；$t_{B_g}=30$，$p_{B_g} \in [0,1]$

（1）当对子系统 A 进行隔离的效率较低（$p_{A_g}=0.2$）而对 B 进行隔离的效率较高（$p_{B_g}=0.8$）时的计算实验结果如图 9.37 所示。子系统 A 在第 19 周期爆发值达到最高（10），在第 43 周期破坏力达到最大（91.1），最终在第 45 周期爆发值降为 0。

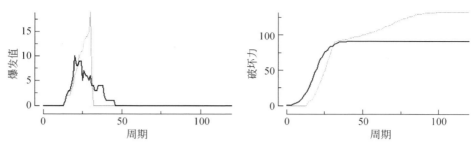

图 9.37　二次联动的隔离效果观测值曲线（$t_{A_g}=20$，$p_{A_g}=0.2$，$t_{B_g}=30$，$p_{B_g}=0.8$）

子系统 B 在第 29 周期爆发值达到最高（19），在第 32 周期爆发值降为 0，而在第 109 周期破坏力达到最大（132.7）。

（2）当对子系统 A 进行隔离的效率较低（$p_{A_g}=0.3$）且对 B 进行隔离的效率也较低（$p_{B_g}=0.4$）时的计算实验结果如图 9.38 所示。子系统 A 在第 19 周期爆发值达到最高（10），在第 32 周期爆发值降为 0，而在第 44 周期破坏力达到最大（81）。

子系统 B 在第 29 周期爆发值达到最高（18），在第 41 周期爆发值降为 0，而在第 81 周期破坏力达到最大（181.9）。

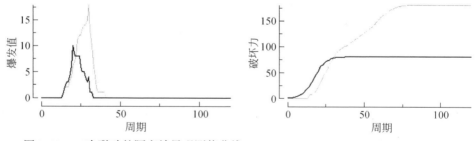

图 9.38　二次联动的隔离效果观测值曲线（$t_{A_g}=20$，$p_{A_g}=0.3$，$t_{B_g}=30$，$p_{B_g}=0.4$）

（3）当两个子系统的隔离效率都较高（$p_{A_g}=0.9$，$p_{B_g}=0.9$）时的计算实验结果如图 9.39 所示。子系统 A 在第 16 周期爆发值达到最高（8），在第 22 周期破坏力达到最大（59.9），同时爆发值降为 0。

子系统 B 在第 29 周期爆发值达到最高（12），在第 35 周期爆发值降为 0，而在第 109 周期破坏力达到最大（112.7）。

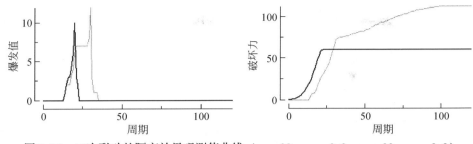

图9.39 二次联动的隔离效果观测值曲线（$t_{A_g}=20$，$p_{A_g}=0.9$，$t_{B_g}=30$，$p_{B_g}=0.9$）

7. 基于本系列计算实验的结论

（1）引入隔离的非常规突发事件二次联动演化的预控比之单一突发事件的预控复杂。二次联动隔离的预控方案（包括隔离的时间和效率）不仅与促发子系统 A 有关，而且还会涉及联动子系统 B，因此是一个多方案组合优化问题。

（2）二次联动演化隔离预控方案的隔离时间比隔离效率重要，隔离时间越早，控制效果越好。

（3）对激发子系统 A 的隔离要比对联动子系统 B 的隔离更为重要。对于非常规联动突发事件，激发子系统 A 是矛盾的主要方面。因此，要重点加强对激发子系统 A 的隔离。计算实验的结果表明，当 $t_{A_g}=10$，$p_{A_g} \geqslant 0.3$，$p_{B_g}=0$ 时，不仅有效地控制了子系统 A 的爆发，而且也没有引发子系统 B 的爆发，是隔离的最优解之一。

（4）如果对子系统 A 进行隔离，对子系统 B 不进行隔离，由系列实验 1 和 2 可知：隔离效率越高，子系统 A 的爆发值越少，破坏力越小；子系统 B 的爆发值不变（441），破坏力越小。隔离时间越早，控制效果越好。

（5）如果对子系统 A 不进行隔离，对子系统 B 进行隔离，由系列实验 3 和 4 可知：隔离效率越高，子系统 B 的爆发值越少，破坏力越小；隔离时间越早，对子系统 B 的控制效果越好；子系统 B 的隔离效率不会影响子系统 A 爆发点的爆发值（441），由于系统 B 有隔离的元胞不接受系统 A 的传递作用，从而会使得系统 A 的破坏力增大。

（6）如果对对子系统 A 和 B 都进行隔离，由系列实验 5 和 6 可知：隔离时间越早，隔离效率越高，控制效果越好。

参 考 文 献

[1] 贾培宏，钱国锋，邓民宪，等. 基于 GIS 的油罐地震次生灾害预评估系统. 自然灾害学报，2008，17（5）：147-151

［2］陈素文，李国强．地震次生火灾的研究进展．自然灾害学报，2008，17（5）：120-126

［3］余世舟，赵振东，钟江荣．基于 GIS 的地震次生灾害数值模拟．自然灾害学报，2003，12（4）：100-105

［4］Scawthorn C，Yamada Y，Iemura H．A model for urban post-earthquake fire hazard．Disasters，1981，5（2）：125-132

［5］Davis P A．A guild to the evaluation of condensed phase explosions．Journal of Hazardous Materials，1993，33（1）：1-33

［6］Maearthur R C，Schamber D R．Mathematical model of modeling muddy flow．USA：The Third River Sediment International Sym，1986：362-374

［7］Takahashi T．Mechanism and existence criteria of various type flows during massive sediment transport．International Workshop on Flurial Hydralics of Mountain Regions，Japan，1993：465-486

［8］谢自莉，马祖军．城市地震次生灾害演化机理分析及仿真研究．自然灾害学报，2012，21（3）：155-162

［9］马祖军，谢自莉．基于贝叶斯网络的城市地震次生灾害演化机理分析．灾害学，2012，27（4）：1-5

［10］周愉峰，马祖军．基于情景推演的地震灾害演化动态 GERT 网络模型．自然灾害学报，2013，22（3）：68-75

［11］方志耕，杨保华，陆志鹏，等．基于 Bayes 推理的灾害演化 GERT 网络模型研究．中国管理科学，2009，17（2）：102-107

［12］荣莉莉，张继永．突发事件的不同演化模式研究．自然灾害学报，2012，21（3）：1-6

［13］邱晓刚，樊宗臣，陈彬，等．非常规突发事件应急管理仿真的需求与挑战．系统仿真技术，2011，7（3）：169-176

［14］Herman K，Wiener A J．The year 2000：a framework for speculation on the next thirty-three years．New York：Macmillan，1967

［15］赵思健，黄崇福，郭树军．情景驱动的区域自然灾害风险分析．自然灾害学报，2012，21（1）：9-17

［16］庞西磊，黄崇福，赵思健．自然灾害风险分析方法与相关技术的研究进展跟踪．风险学会．"中国视角的风险分析和危机反应"——中国灾害防御协会风险分析专业委员会第四届年会论文集．法国：亚特兰蒂斯出版社，2010.8.16

［17］刘彬．突发性事件、社会风险和公共危机的逻辑演进研究．晋阳学刊，2009，30（5）：37-40

［18］范春梅，贾建民，李华强．重大灾害情境下感知风险对消费者信心的影响研究．管理学报，2012，9（6）：900-907

［19］潘红艳，张冠文．重大灾害事件的媒体传播分析——以四川震灾为例［J］．东南传播，2008，5（6）：13-14

［20］魏玖长，周磊，周鑫．公共危机状态下群体抢购行为的演化机理研究——基于日本核危机中我国食盐抢购事件的案例分析．管理案例研究与评论，2011，4（6）：478-486

第 10 章　案例仿真及其情景推演

10.1　非常规突发传染病事件的 SEIR-II 模型及其仿真和推演

10.1.1　国内外研究综述和研究思路

SARS、甲型 H1N1 流感、埃博拉病毒等非常规突发传染病事件给人类社会带来了巨大危害，引起世界各国和整个国际社会的高度重视。如何进行这类突发事件的应急管理，是非常具有挑战性的重大课题[1-4]。

突发传染病事件的演化过程大致可分为潜伏期、爆发期、发展期、衰退和消亡期四个阶段，其演化主要是在人或动物等种群中进行。突发传染病的经典理论主要有 SIR（susceptible-infected-recovered）模型和 SEIR（susceptible-exposed-infected-recovered）模型等[5-12]，其中，S 表示易感人群，他们不会感染他人，但是有可能被传染；E 表示感染而未发病的潜伏人群，是病毒携带者，虽然不表现出病状，但具有传染性；I 表示染病人群，他们已经患病，具有传染性；R 表示移除人群，他们是被治愈并获得了免疫能力，或者已经死亡的人群，这一人群不具有传染性，也不会再次被感染（可以看做已经从系统中移除）。传统的 SIR 模型和 SEIR 模型使用微分方程对传染病在时间维上的传播特征进行建模，这些微分方程模型假定个体之间的交互是等概率的，忽略了个体本身的差异及其所处的空间环境的差异。另外，这些模型是一维的，只能描述各类个体数量随时间而变化的过程，无法描述传染病流行的空间变化特征。

元胞自动机（cellular automata，CA）[13-15]模型可以克服上述不足，它具有直观、交互和动态性的优点。运用复杂系统 CA 原理和多 Agent 技术来研究突发事件演化机理是一种新的研究思路，人工社会和计算实验是研究的发展趋势[3,4,16]。CA 是定义在一个具有离散、有限状态的元胞组成的元胞空间上，并按照一定局部规则，在离散的时间维上演化的动力学系统。它最基本的组成部分包括元胞（cell）、元胞空间（lattice）、邻居（neighbor）及演变规则（rule）。

CA 不同于一般的动力学模型,不需要通过严格的物理方程确定系统变化,而是通过构造一系列模型的演化规则来实现状态转换,这恰恰增强了其表达复杂关系的能力,为其在复杂性领域的应用奠定了基础。20 世纪 90 年代以来,国外学者开始运用 CA 模型研究突发传染病的演化机理。如 Fuentes 和 Kuperman 分别就痊愈后产生免疫性和不产生免疫性的两类传染病建立了 SIR 和 SIRS 的 CA 模型,研究两者的传播过程[17]。Sirakoulis 等建立了基于 SIR 的 CA 模型,研究人群移动及免疫群体的存在对疾病传播的影响[18]。Ahmed 和 Agiza 的模型在 SIRS 的基础上,将疾病发展过程作了进一步细分,在 S–I 以及 I–R 间分别细化出有传染性但未发病的潜伏期人群和有病症但已无传染的危险期人群,并且考虑到个体差异将易感人群分为低易感人群和普通易感人群[19]。Ahmed 等定义了一类基于元胞自动机的传染病模型,讨论了传播强度的影响及传播结果的分类[20]。近年来,我国学者也开始运用 CA 模型研究突发传染病的演化机理[21-24]。

我们以 SEIR 的理论模型为基础,加入免疫接种和隔离(immunization and isolation)等预控措施,构建了 SEIR-II 模型。运用复杂系统 CA 原理和多 Agent 理论,充分发挥元胞个体的自组织性和智能性的优点,通过综合分析元胞邻域、传染概率、模型空间等多因素,凝练出元胞传递概率关键变量,使模型能较为真实的模拟现实突发传染病事件的演化过程。通过对甲型 H1N1 事件的模拟仿真和计算实验来验证 SEIR-II 模型的科学性和实用性。

10.1.2 非常规突发传染病事件的 SEIR-II 模型构建

1. 非常规突发传染病事件特征与模型要素分析

通过对非常规突发传染病事件的实证研究,发现其均表现出某些共有特征:突然发生,在较短时间内就形成较大规模,总时长可达几个月或几十个月,传播个体表现出潜伏期短,而发作期较长等。基于此,这里提取了该类事件的关键要素,并将其作为模型的重要参数,突发事件特征与模型要素的类比模型如表 10.1 所示。

表 10.1 非常规突发传染病事件特征与模型要素的类比模型

现实系统	模拟系统
人口规模	系统空间 M
传播个体(传播者或被传播者,可以是人或物)	元胞 A
个体状态(易感染,潜伏,感染,恢复)	元胞 A 状态 state

续表

现实系统	模拟系统
个体潜伏天数	元胞 A 潜伏期 q
个体爆发总时长（潜伏期+发作时长）	元胞 A 基因 $N_{(A)}$ 序列长度 $L_{(A)}$
个体恶化的程度	元胞 A 基因 $N_{(A)}$ 位置值的变化
个体接触传染概率	元胞 A 的传递概率 P_{ij}
个体的传播能力	元胞 A 的传递算子 C_{ij}
发病个体总数	发病元胞总数 Q_t
免疫接种	元胞 A 状态改变为已接种
隔离	元胞 A 状态改变为已隔离

另外，单个个体的演化会涌现出系统的总体状态的改变，模拟系统演进中可能产生的状态与现实事件经历的几个状态相仿，具体说明如表 10.2 所示。

表 10.2　非常规突发事件状态分析

突发事件状态	说明
临界点	开始出现第 1 个爆发个体的时点
爆发点	爆发个体数达到峰值的时点
临界状态	从临界点到第 1 个爆发点的阶段
二次爆发点	爆发数再次形成峰值的时点
发展期	第一个爆发点后到衰退前的阶段
衰退期	个体消亡或好转，系统从爆发态转为稳态
消亡期	系统恢复稳定状态

2. Agent 设计

本模型的计算机实现基于 swarm2.2 的多 Agent 平台，Agent 的形式化定义为：Agent＝$\{S_m, Ag_i\}$，其中 S_m 表示 Agent 的内部状态，Ag_i 表示其功能或其与外部交互的行为[25]。

本模型中构建的 Agent 如表 10.3 所示。

表 10.3　非常规突发传染病事件系统与模型系统的 Agent 映射表

突发传染病事件系统	主动防御系统
事件种群所在区域	系统环境（Environment Agent）
种群个体	演化元胞（Agent）
医疗机构	监测（Observer Agent）
事件演化	系统演化规则（Model Agent）

然后，按照模型中的传递演化算子构建仿真算法，使元胞 A 自身以及内部之间发生能量传递，并模拟突发事件的爆发过程。

3. SEIR-II 元胞模型

假定每个元胞既是传播者也是被传播者，在发生传递的过程中相邻元胞的能量被逐步激活，系统的总能量也随之逐步积累并处于临界状态。大量元胞在某一点集中爆发时，由临界状态转为无序状态，产生突发事件。模型的元胞 A 代表传染病事件中的个体，具体说明如表 10.4 所示：

表 10.4　非常规突发传染病事件个体与模型元胞 A 对照表

类别	状态	潜伏周期	发病周期	传染或交互情况	个体病程
元胞 A	元胞状态	潜伏期	基因长度	潜伏或感染都具有传递性，$N_{(A)}$ 中 1 越多的传递作用越大	$N_{(A)}$ 中 0 表示稳定，1 表示无序，1 越多，潜伏或发病时间越长
易受感染个体	易感染、潜伏、感染、恢复、已接种、已隔离	从感染到发病前的天数	从潜伏到治愈或死亡的天数	潜伏和发病个体都具有传染性，发病的比潜伏的传染性大	潜伏、感染、轻度患病、重度患病

1）系统组成

系统设定为二维网格空间。任意元胞 A_i 的坐标为 (x_α, y_β)，$\alpha = 1, 2, \cdots, m$；$\beta = 1, 2, \cdots, n$；$i = 1, 2, \cdots, M$，$M = m \times n$，为元胞总数。每个网格空间单元有且只有一个元胞，初始状态（$t = 0$）为某一随机点处于潜伏态而其他元胞均处于易感染状态。

2）状态参量

某元胞 A_i 是具有一定能量的动力学子系统，其状态参量有元胞基因 $N_{(A_i)}$ 以及当前状态 $state_{(A_i)}$。$N_{(A_i)}$ 为特定长度 $L_{(A)}$ 的二进制数，位置值 0 和 1 分别表示稳定和无序，其形式为

$$N_{(A_i)} \begin{cases} 00000\cdots000 & \text{易感染 S}(state = 1) \\ 11100\cdots000 & \text{潜伏 E}(state = 2) \\ 11111\cdots000（前 q 位为 1） & \text{感染 I}(state = 3) \\ 11111\cdots111 & \text{恢复 R}(state = 4) \end{cases} \tag{10.1}$$

式中：位置值的改变表明元胞在当前周期演化中所采取的演化策略。与第 8 章不同的是，感染状态的元胞会继续自我演化，直到恢复状态。

对于 SEIR-II 模型，元胞还有免疫接种和隔离两种状态。元胞处于易感染状态时接受免疫接种，状态转变为已免疫接种（I）；而元胞处于感染状态时接受隔离，状态转为已隔离（I）。处于免疫接种或隔离状态的元胞不继续演化，其 $N_{(A_i)}$ 的位置值不变。

3）模型规则

在没有免疫接种和隔离的条件下，元胞个体有两种演化方式，一种为自身演化，当个体已处于潜伏态后，自身会向感染状态演进，即基因 $N_{(A)}$ 的位置值每周期多 k 位由 0 转为 1；另一种为相邻两个元胞之间发生传递作用，其条件为处于潜伏态或感染态的个体可传递作用于易感染个体，作用发生后基因 $N_{(A)}$ 的位置值前 m_0 位由 0 转为 1，状态由易感染转为潜伏，其演化结构描述如图 10.1，图 10.1 中元胞 A_1 和 A_6 的状态为潜伏或感染状态，其余为易感染状态，C_{ij} 为传递算子。

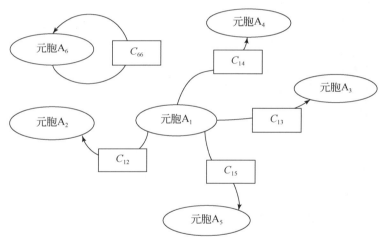

图 10.1　元胞自动机演化结构

模型中除了元胞 A 外，还有其他 Agent。表 10.5 列出了主要的 Agent 参数及其交互情况。

表 10.5　模型系统的 Agent 交互规则说明

Agent	参数说明	交互情况
元胞 A_i	演化状态 $\text{state}_{(A_i)}$、演化策略 $N_{(A_i)}$、个体能量 $E_{(A_i)}$、潜伏期 q、爆发总时长、$N_{(A_i)}$ 序列长度 $L_{(A)}$	邻域内元胞发生传递作用 C_{ij} 和自我演化 C_{ii}

续表

Agent	参数说明	交互情况
Model Agent	传递效率 p_0、演化周期、系统爆发值，系统总能量	元胞 A 交互的模型、能量积累模型，爆发值观测模型
Observer Agent	系统爆发值曲线图，系统总能量曲线图，控制面板	显示观测值，控制系统进程
Environment Agent	系统空间、系统初始状态、元胞邻域	提供元胞 A 进行交互的空间范围

4）传递作用

元胞 A_i 与 A_j 间通过某节点实现关联，节点传递算子记为 C_{ij}，无逆算子（即假定单次的关联是单向的）。

$$C_{ij} = \begin{cases} \text{元胞基因 } N_{(A_j)} \text{ 中按 } p_0 \text{ 新增前 } m_0 \text{ 位的 0 变为 1} & \text{state}_{(A_j)} = 1 \\ \text{无变化} & \text{state}_{(A_j)} = 2, 3, 4 \end{cases}$$

(10.2)

式中：p_0 为元胞间传递作用的传递效率（传染性），$p_0 \in [0, 1]$。

另外，元胞自身的演化可表示为

$$C_{ii} = \text{元胞基因 } N_{(A_i)} \text{ 增加前 } k \text{ 位变为 1，若 state}_{(A_i)} = 2 \text{ 或 3} \quad (10.3)$$

5）传递概率

模型中元胞 A_i 是否对 A_j 发生传递作用，由传递概率 P_{ij} 决定。考虑到现实中多数情况下只有接触才能传染的事实，对模型中的传递概率作出以下两个假设：一是每个元胞每一周期只对邻域元胞发生传递作用；二是只有当元胞处于潜伏或感染状态时才对邻域元胞发生作用，且传递的可能性由传染性 p_0、传递元胞的能量 $E_{(A_i)}$、传递与被传递元胞之间的距离、传递元胞的状态 $\text{state}_{(A_i)}$ 决定。其中 p_0 是范围在 $[0, 1]$ 之间的一个输入值，表示传染病的传染性大小，可作为模型实现模拟时的一个调节参数；能量 $E_{(A_i)}$ 与元胞个体受感染程度相关，值越大感染程度越高，对领域元胞产生的影响也就越大；元胞间的距离也对传递概率有影响，距离越远，影响几率越小；传递元胞的状态 $\text{state}_{(A_i)}$ 直接影响传递概率，故设处于潜伏或感染状态的元胞状态影响值 λ 为 1，其余的影响值为 0。记元胞 $A_i(x_\alpha, y_\beta)$ 和 $A_j(x_\chi, y_\delta)$ 之间的距离为

$$D_{ij} = \sqrt{(x_\alpha - x_\chi)^2 + (y_\beta - y_\delta)^2}, \quad j = 1, \cdots, 8 \quad (10.4)$$

其中与元胞 $A_i(x_\alpha, y_\beta)$ 相邻的 8 个元胞如表 10.6 所示。

表 10.6　邻域表

A_4	A_3	A_2
A_5	$A_i (x_\alpha, y_\beta)$	A_1
A_6	A_7	A_8

距离影响因子为

$$\delta_{ij} = \frac{D_{ij}}{\sum\limits_{j=1}^{8} D_{ij}} \tag{10.5}$$

元胞 A_i 传递给 A_j 的概率为

$$P_{ij} = (1 - \delta_{ij}) \frac{E_{(A_i)}}{0.1 L_{(A)}} \lambda p_0 \tag{10.6}$$

6）免疫接种与隔离算子

免疫接种和隔离是应对突发传染病事件的有效方法。模型中的免疫接种，是使得易感元胞不再受传递作用，元胞将处于免疫状态，状态参量 $N_{(A)}$ 的位置值全为 0 并保持到系统演化结束。模型中的隔离，是对已经感染的元胞进行隔离，使其不对邻域发生传递作用，并保持到系统演化结束。免疫接种和隔离的相关参数包括：接种时间 t_z，接种效率 p_z，隔离开始时间 t_g，隔离效率 p_g。根据这些参数，在模型的仿真过程中，选择特定的时间点，按照一定效率进行免疫接种或隔离，使得可接种和隔离的元胞状态发生改变或传递作用发生改变。

7）演化结果

在整个演化周期（T）某时刻 t（$t \in [0, T]$）的演化结果有：感染状态的元胞总数（Q_t＝state 为 3 的元胞总数）以及系统累计总能量（G_t）。

对于潜伏和感染的每个元胞，其能量值 $E_{(A_i)}$ 由属性 $N_{(A_i)}$ 中 1 的个数决定，假设每一位的能量值为 0.1，在整个演化周期（T）某时刻 t（$t \in [0, T]$）的能量值 $E_{(A_{it})}$ 为

$$E_{(A_{it})} = 0.1 \sum_{k=1}^{L_{(A_t)}} n_{ik} \qquad n_{ik} = 0 \text{ 或者 } 1 \tag{10.7}$$

式中：n_{ik} 为 $N_{(A_i)}$ 的每一位的取值；$L_{(A_t)}$ 为 t 时刻元胞 A_i 基因位取 1 的长度，$L_{(A_t)} \leqslant L_{(A)}$。

t 时刻系统总能量（G_t）为

$$G_t = \sum_{i=1}^{M_t} E_{(A_{it})} = 0.1 \sum_{i=1}^{M_t} \sum_{k=1}^{L_{(A_t)}} n_{ik} \tag{10.8}$$

式中：M_t 为 t 时刻潜伏和感染的元胞数，$M_t \leqslant M$。

4. 计算实验流程

计算实验流程如图 10.2 所示。

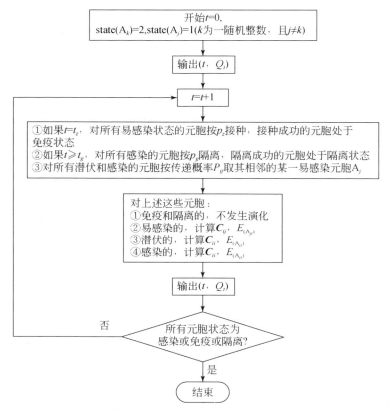

图 10.2 非常规突发传染病事件的 SEIR-II 计算实验流程

10.1.3 仿真分析与情景模拟推演

1. 甲型 H1N1 流感事件的模拟仿真

1）广东省第一次爆发甲型 H1N1 流感的仿真

此处以广东地区第一次爆发的甲型 H1N1 流感事件为原型进行仿真。甲型 H1N1 流感发病的潜伏期一般为 1~7 天，发病时长为 7 天，发病总数以卫生厅公布的数据为准。图 10.3 显示从开始、爆发到结束的每月发病数。从发病的每月数据可知，2009 年 5 月开始事件进入临界状态，在 2009 年 9 月出现第一次爆发，之后进入发展期，到 2009 年 12 月出现第二次爆发，然后进入衰退期，到 2010 年 2 月基本消亡。

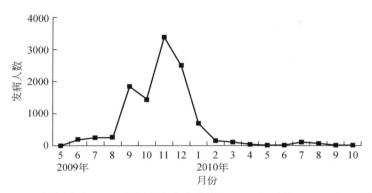

图 10.3　广东甲型 H1N1 每月发病人数统计（2009 年 5 月至 2010 年 10 月）

此处模型假定没有进行免疫接种和隔离，并参照实际进行基本参数设置，其系统空间网格数、元胞潜伏期、爆发期、传递效率分别为：$M = 100 \times 100 = 10000$（约为广东人口的 1/10000），$q = 5$（取实际情形的平均值），$L_{(A)} = q + 7 = 12$，$p_0 = 1$。系统模拟得到的观测值为感染值（$Q_t$），即当前周期 $state_{(A)} = 3$ 时的元胞 A 的总数。模拟结果如图 10.4 所示。横坐标为时间轴，表示实际的天数，纵坐标为感染值。

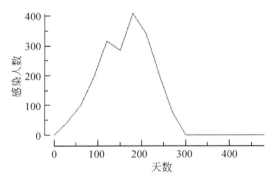

图 10.4　广东甲型 H1N1 感染人数模拟结果（$M = 10000$，$q = 5$，$L_{(A)} = 12$，$p_0 = 1$）

模型与实际比较，模型的感染值经历了 300 天就基本结束，与实际的甲型 H1N1 事件经历 10 个月（2009 年 5 月至 2010 年 2 月，共 300 天）一致；模型的各个阶段与实际基本一致，模型的感染值出现了两次峰值，与实际的发病人数出现峰值的时间吻合，但峰值数有差异，这与模型的边界、内部结构以及人口密度等与实际有差异有关。实际的空间规模是模型的10000倍，内部结构为不均衡状态，而模型为结构均衡的，密度为1的正方形网格。

    2）广东省第二次爆发甲型H1N1流感的仿真

    甲型H1N1流感在第一次爆发后，紧接着又出现第二轮的爆发。但由于第二轮爆发过程中对一定比例的易感人群进行了免疫接种，所以演化情况有所不同。这里选取的时间段是2010年11月至2011年10月，如图10.5所示。其总体发病数远低于第一次的情况。而仿真模型中则是保持之前设定的参数，增加免疫接种和隔离算子并设置参数为：接种时间为事件发生的初期，$t_z = 15$ 天；考虑实际免疫接种人数比例较小，接种效率 $p_z = 0.1$。隔离开始时间为事件发生中期，$t_g = 100$ 天；考虑实际隔离人数比例较小，隔离效率 $p_g = 0.1$。模拟结果如图10.6所示。

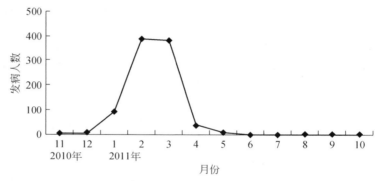

图 10.5　广东甲型 H1N1 每月发病人数统计
（第二轮爆发，2010 年 11 月至 2011 年 10 月）

    对比实际结果和仿真结果可知，有防御措施后实际的演化周期变短，峰值大幅度下降。从2010年11月发现病情到2011年2月达到发病高峰，共持续3个月，从发现病情到基本结束共持续8个月；模拟结果图显示，高峰时间持续不到100天，与实际3个月吻合，且从峰值下降到0所经历的时间较短，总体用时240天（相当于8个月），也与实际一致。

    总之，两次模拟得到的结果与实际的事态发展、经历时长以及峰值时点等都非常吻合，模型对现实的模拟效果很理想。

    3）上海和香港地区爆发甲型H1N1流感的仿真

    图10.7至图10.10分别为上海和香港地区甲型H1N1流感事件的实际统计数据和模拟仿真结果。模拟得到的演化趋势与实际情形类似。

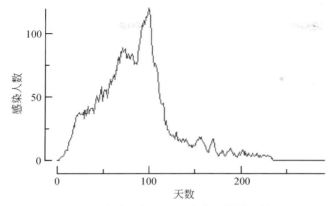

图 10.6　广东甲型 H1N1 感染人数模拟结果

（$M = 10000$，$q = 5$，$L_{(A)} = 12$，$p_0 = 1$，$t_z = 15$，$p_z = 0.1$，$t_g = 100$，$p_g = 0.1$）

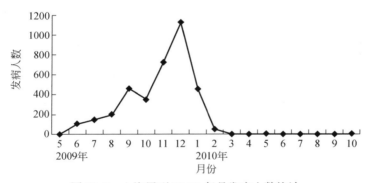

图 10.7　上海甲型 H1N1 每月发病人数统计

　　模拟仿真的结果表明模型对该事件有较高的拟合程度，能在一定条件下对实际的非常规突发传染病事件进行还原。

2. 情景模拟推演

　　实例分析可揭示现实情况的发生机理，情景推演则对事件的多种可能演化趋势作出推测。可调节的输入参数包括：元胞潜伏期 q，元胞基因长度 $L_{(A)}$，传递效率 p_0，以及实施防御措施的力度。观测值仍然为感染值 Q_t。前三个情景依据广东省的第一次模拟实验调整参数，第四个情景依据广东省的第二次模拟实验调整。

　　1）情景 1：改变传递效率 p_0，$p_0 \in （0, 1]$

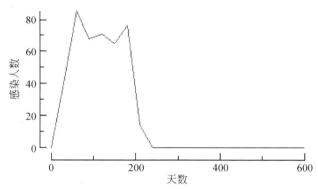

图 10.8　上海甲型 H1N1 感染人数模拟结果

（$M = 23 \times 100 = 2300$，$q = 5$，$L_{(A)} = 12$，$p_0 = 1$）

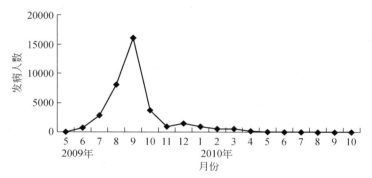

图 10.9　香港甲型 H1N1 每月发病人数统计

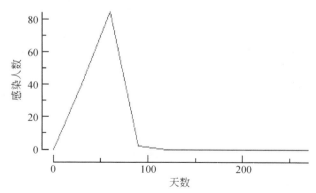

图 10.10　香港甲型 H1N1 感染人数模拟结果

（$M = 20 \times 35 = 700$，$q = 5$，$L_{(A)} = 12$，$p_0 = 1$）

实例的模拟中, 传递效率 $p_0 = 1$, 情景 1 模拟 p_0 取 0.1, 0.5 和 0.8, 因为实际个体传递能力有差异, 所以分别模拟较低、中等和较高的情形, 模拟结果如图 10.11 所示。

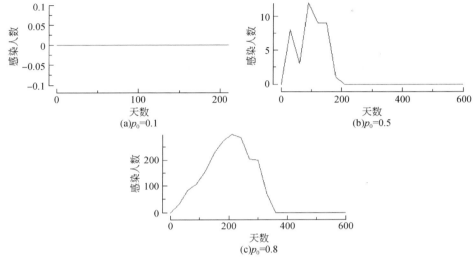

图 10.11　感染人数观测值曲线 ($p_0 = 0.1$, 0.5, 0.8; $q = 5$; $L_{(A)} = 12$)

传递效率对事件演化的过程有较大影响, 传递效率低 ($p_0 = 0.1$), 不会引发突发事件。对比图 10.3, 当传递效率居中 ($p_0 = 0.5$), 会导致爆发时点提前, 但爆发数量明显减少。

2) 情景 2: 改变潜伏期 q, $q \in [1, 7]$

实际事件中潜伏期的长短会由于具体的事件而发生改变, 例如 SARS 的潜伏期为 2~10 天, 而甲型 H1N1 为 1~7 天, 潜伏期的不同会导致事件的整体演化发生改变, 情景 2 假定个体每周期传递的能量值恒定时 ($m_0 = 1$), 模拟 q 取 2, 4 和 7, 模拟结果如图 10.12 所示。

潜伏期较短 ($q = 2$) 时, 不会引发突发事件, 其内在原因是在每个元胞每周期传递的能量值一定的情况下, 模拟系统内部的能量积聚不够所致。当潜伏期达到一定长度时, 系统内部得以积聚足够的能量, 从而引发突发事件, 且可能出现多次峰值。如 $q = 4$ 时将出现多个峰值; 而如果潜伏期进一步延长, 会使系统内部积聚的能量更多, 累积所致的爆发值增大, 多次爆发的情形将不再出现。

3) 情景 3: 改变元胞基因长度 $L_{(A)}$, $L_{(A)} = q + q' = 5 + q'$

改变元胞基因长度是在不改变潜伏期的前提下进行, 即改变发作时长 q', 与潜伏期类似, 不同事件个体的发作时间长度不一, 同样也会对事件整体情况产生影响。情景 3 模拟 q' 取 5，10，14，代表爆发时间短，中等和较长三种情形，模拟结果如图 10.13 所示。

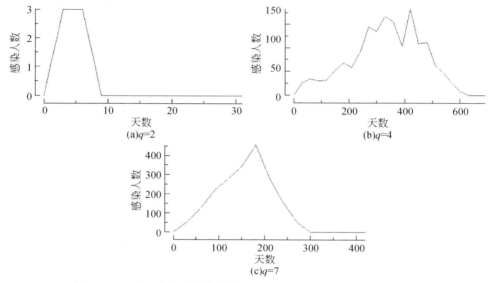

图 10.12　感染人数观测值曲线（$q = 2$，4，7；$p_0 = 1$；$L_{(A)} = q + 7$）

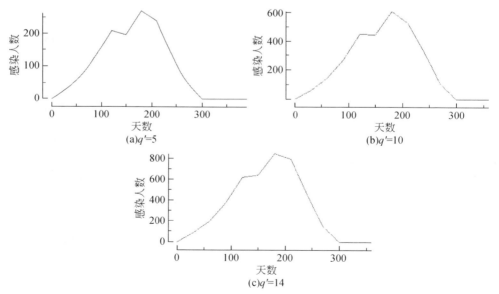

图 10.13　感染人数观测值曲线（$L_{(A)} = 10$，15，19；$p_0 = 1$；$q = 5$）

由图 10.13 容易看出，爆发经历时长越短，则个体的演化时长越短，但系统的演化时间却没有明显缩短，只是总体爆发数量降低。推演结果表明，爆发时长的改变只对爆发值产生影响。

4）情景 4：提高免疫接种和隔离的效率

强化对甲型 H1N1 的预控力度将会取得良好的效果。模型中加入免疫接种和隔离防御措施后，会对演化产生重要影响，在实际的应用中也是如此。情景 4 将针对提高免疫接种和隔离的效率进行计算实验，免疫接种的效率由原来的 0.1 提高到 0.6 的预控效果如图 10.14 所示；隔离效率由原来的 0.1 提高到 0.4 的预控效果如图 10.15 所示。

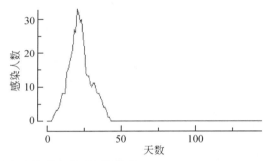

图 10.14　提高免疫接种率的观测值曲线（$t_z = 15$，$p_z = 0.6$，$t_g = 100$，$p_g = 0.1$）

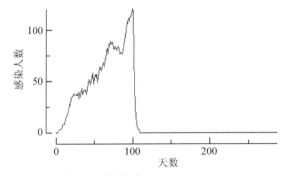

图 10.15　提高隔离效率的观测值曲线（$t_z = 15$，$p_z = 0.1$，$t_g = 100$，$p_g = 0.4$）

图 10.14 的结果表明，接种效率提高后，感染个体明显减少，事件得到了有效控制，故免疫接种可作为一种主动防御手段，在事件的整个演化过程中均可实施；图 10.15 显示隔离效率提高后，对隔离前的情形无影响，对隔离后的演化态势发生积极作用，促使事件提早结束，所以越早实施隔离措施预控效果就越好。

3. 基于情景模拟推演的对策建议

突发传染病事件的传递演化模拟仿真和计算实验表明，突发事件的演化过程是能量的传递、积累直至突然大规模释放的过程。内部的传递效率、潜伏期以及基因长度都会对演化产生影响，其中传递效率最敏感。传递效率越高，突发事件爆发点越晚，爆发的个体数越多，破坏力越大。可采用隔离、免疫接种等手段阻止作用传递的可能性和传递的范围，有效地阻止突发传染病事件的发生。

根据上面的情景推演结果，提出以下对策建议：

（1）传递效率为系统的最敏感参数。传递效率越高，突发事件爆发的时间点越晚，爆发的个体数越多，破坏力越大。对于传染病而言，如果传染性较高，可采取隔离的方式，或减少聚集性活动等降低传染可能性，实现对事件的演化控制。

（2）传染病的潜伏期是导致事件爆发的重要因素之一。由于传染病的潜伏期无法控制，只能尽可能对个体实现早期发现，早期治疗，避免潜伏期过长而产生更广范围的传染。

（3）传染病的爆发所历时长对事件演化影响不大。这个环节只能依靠医学手段对个体进行积极治疗，降低对个体的危害。

（4）免疫接种对突发传染病事件防控的意义重大。即使接种效率较低，对事件的控制也具有积极的意义，而接种效率越高，控制效果越好，可通过免疫接种对突发传染病事件进行完全的防御。隔离措施的控制效果则主要体现在隔离后，应做到发现一个，隔离一个，才可实现有效防御。

10.2 基于能量随机分布的特大森林火灾演化与能量释放预控模型及其仿真和推演

10.2.1 国内外研究综述和研究思路

森林火灾系统是一个关系到自然、社会和经济发展的复杂系统。Drossel 和 Scwhabl 提出了经典的森林火灾模型（forest-fire mode），该模型借助元胞自动机（cellular automation，简称 CA）进行设计，通过一定的规则模拟树木的生长、火灾发生及火灾蔓延等过程[26]。

国内外学者在此基础上提出了其他 CA 模型[27-31]，大多是通过改变森林火灾模型系统条件，得到其他更为具体的模型，如免疫森林火灾模型[27]，森林火灾有限尺度效应模型[29]、整数型森林火灾模型[30]和异质森林火灾模型[31]等。

　　Encinas 等使用六角边的 CA 模型构建了森林火灾系统，探讨了这种六边结构对森林火灾蔓延的影响[32]。Yassemia 等设计并实现了基于地理信息系统的森林火灾 CA 模型，综合考虑了地质特征和火灾的致灾因素[33]。

　　宋卫国等重点研究了中国森林火灾系统的宏观规律——"自组织临界性"，主要包括：①对中国 1950 年至 1989 年的真实森林火灾数据进行了分析，发现了自组织临界性；②综合真实森林火灾系统所受到的外界因素（包括人为、环境、树种等），对经典森林火灾模型进行了修正，并构建了新模型；③模拟了森林火灾模型的有限尺度效应，分析了它的实际意义[34]。刘月文等利用 CA 模拟复杂现象的特点，根据林火燃烧过程中影响因素是否可变，将影响林火燃烧因素分为温度、风速、风向等可变因素以及坡度、可燃物类型、障碍物等不可变因素两大类，设计并实现了林火蔓延模型[35]。朱辉等提出多态概率元胞自动机森林火灾模型。分析了既不能生长又不能燃烧的空地存在或森林砍伐形成的多态邻居条件下，森林中树木占有率的变化。通过对概率元胞自动机模型的改进，模拟了森林火灾的发生机制，得出了在森林中适当留一些空格位和适度砍伐可以防止火灾蔓延和有利于森林生长的结论[36]。张广骏和李耀东为研究森林火灾系统的整体发展态势及演化规律，引入面向模式的基于 Agent 的建模方法，进行了融合自然、社会微观作用机理的计算机仿真研究。提出基于 Agent 的森林火灾系统建模仿真[37]。Zhang 等提出一个简单的森林火灾模型，认为森林火灾模型的幂律分布，很好地揭示了森林火灾系统自组织临界性。通过数值模拟得到了"频率–尺度"分布，模型很好地满足有限尺度效应。引入异质性和风向因素，来讨论与原初模型的"频率–尺度"分布差别，给出了平均过火面积和控制参数的变化关系。模型的结果对如何控制森林火灾提供了很好的建议[38]。

　　综上所述，现有的研究大多是建立在对经典模型进行改进的基础上，归纳起来有如下几个研究思路：①改进模型的空间结构或加入地质的异构性等参数，进而影响经典模型中的概率；②将模型空间的有限尺度效应问题考虑进来；③加入更多的影响因素，如风速等。这些改进虽然对森林火灾的演化做出了相对深入的分析，但是缺乏对特大森林火灾内在演化机理的充分探究，没有从能量积聚这一内因出发，而仅仅凭借外在表象建立模型，因而无法更深入地分析特大森林火灾的演化机理和演化过程。

　　本书在借鉴上述理论和模型的基础上，提出基于能量随机分布的特大森林火灾演化与能量释放预控模型。本模型为二维网格空间，其中每个单元格代表森林的一个单位空间，生长有各种树木，森林内能量呈随机分布态势，且随时间推移不断积累。不同于单一考虑空地种树的设定，我们将能量积累理解为树木成长、枯叶累积、持续干旱等因素共同作用的结果。另外，本模型并非用于森林火灾预测，而是研究其演化及对其的控制，故这里假定着火点已知，树木被点燃的概率由周围树木能量和燃烧程度共同决定，通过改变灭火效率（p_m）和火灾蔓延速度（m）等参数以及嵌入能量释放预控策略算法，来实现特大森林火灾的情景推演。

10.2.2 基于能量随机分布的特大森林火灾演化与能量释放预控模型构建

1. 森林火灾特征与模型要素分析

通过对特大森林火灾的深入调查研究，发现其共有的特征均表现为由于高温持续和过大的风速导致起火点在较短时间没有得到较好的控制，最终引发大规模火灾，受灾面积大，火势蔓延迅速，总时长可为几个星期或一个多月。受灾单元表现出潜伏期长，加上温度影响使得内部积聚能量大（干枯程度大），而着火后蔓延快等特点。本模型基于此，对特大森林火灾事件的关键要素进行提取，并将其作为模型的重要参数，特大森林火灾事件特征与模型要素的类比如表 10.7 所示。

表 10.7 森林火灾事件特征与模型要素

现实系统	模拟系统
森林面积	系统空间 M
起火点	初始燃烧的个体数 w
环境因素：干旱程度和风速	能量积累速度和传递效率
单位树木（受灾单元）	元胞 Agent
受灾单元状态（潜伏，燃烧，扑灭，烧毁）	元胞状态 state
受灾单元连续日照天数（日照带来能量积累）	元胞基因 $N_{(A)}$ 序列长度 $L_{(A)}$
受灾单元已日照天数	元胞已潜伏 q 周期
受灾单元从着火到火灭的持续时间	元胞可燃烧时长 q 周期
受灾单元的自身蔓延速度	元胞基因 $N_{(A)}$ 位置值的变化
受灾单元的扩散蔓延速度	燃烧元胞的扩散蔓延速度 m
受灾面积	燃烧元胞总数 R_t
火灾预控措施	能量释放预控算法
灭火效率	灭火效率 p_m

另外，单个个体的演化会涌现出系统的总体状态的改变，模拟系统演进中可能产生的状态与现实事件经历的几个状态相仿，具体说明如表 10.8 所示。

表 10.8 森林火灾状态分析

森林火灾状态	说明
起火点	出现着火个体的时点（$t=0$）
爆发点	着火数达到峰值的时点
蔓延期	从起火点到第 1 个爆发点的阶段
衰退期	系统从爆发态转为稳态
消亡期	系统恢复稳定状态

2. Agent 设计

本模型中构建的 Agent 如表 10.9 所示。

表 10.9 森林火灾系统与模型系统的 Agent 映射表

森林火灾事件系统	火灾预控系统	参数说明	交互情况
火灾发生所在环境	系统环境	系统空间 M、系统初始状态、元胞邻域	提供元胞 A 进行交互的空间范围
单位可燃树木	演化元胞	演化状态 $state_{(A)}$、演化策略 $N_{(A)}$、个体能量 $E_{(A)}$、潜伏期 q、爆发总时长、$N_{(A)}$ 序列长度 $L_{(A)}$	元胞点燃传递作用 m 和灭火作用 p_m
监督机构	监测	系统燃烧值曲线图，系统总能量曲线图，控制面板	显示观测值，控制系统进程
火灾演化	系统演化规则	潜伏元胞 A_i 和燃烧元胞 A_j 自身演化规则（C_{ii}，C_{jj}）、演化周期、系统爆发值、系统总能量	元胞 A 交互的模型、能量积累模型、爆发值观测模型

假定每个元胞既是传递者也是被传递者，在传递的过程中相邻元胞的能量被逐步激活，系统的总能量也随之逐步积聚。模型中的元胞 A 代表森林单位面积上的树木，具体如表 10.10 所示。

表 10.10 森林火灾单元与模型元胞 A 对照表

比较项目	状态	演化周期	交互情况	单元周期
元胞 A	元胞状态	基因长度	燃烧元胞都具有传递性，$N_{(A)}$ 中 1 越多的传递作用越大；潜伏元胞每周期自动积累能量	$N_{(A)}$ 中 0 表示稳定，1 表示无序，1 越多，单位面积积累能量越多

比较项目	状态	演化周期	交互情况	单元周期
森林单元树木	潜伏、燃、扑灭、烧毁	能量积累的最大时长，最大潜伏时长	燃烧的火灾单元具有传播性，引发四周潜伏的森林单元起火	潜伏期、燃烧期

3. 系统组成

本系统为二维网格空间。其中任意元胞 A_i 的坐标为 (x_α, y_β)，$\alpha = 1, 2, \cdots, m$；$\beta = 1, 2, \cdots, n$；$i = 1, 2, \cdots, M$，$M = m \times n$，为元胞总数。每个网格空间单元有且只有一个元胞 A。初始状态（$t = 0$）设定为存在若干随机分布的起火点（或根据实际情况选取若干特定起火点），其他元胞均处于潜伏状态。处于潜伏状态的元胞能量随机分布，或根据实际情况令其服从某种分布。

4. 状态参量

某元胞 A_i 是具有一定能量的动力学子系统，其状态参量有元胞基因 $N_{(A_i)}$ 以及当前状态 $state_{(A_i)}$。$N_{(A_i)}$ 为特定长度 $L_{(A)}$ 的二进制数，位置值 0 和 1 分别表示稳定和无序，其形式为

$$N_{(A_i)} = \begin{cases} 11100\cdots000 (\text{前} q \text{位为} 1) & \text{潜伏或燃烧或扑灭} (state = 1 \text{ or } 2 \text{ or } 3) \\ 11111\cdots111 (q = L_{(A)}) & \text{最大潜伏} (state = 1) \\ 00000\cdots000 & \text{烧毁} (state = 4) \end{cases}$$

$$(10.9)$$

式中：元胞的潜伏状态表示树木燃烧前的能量积累状态；处于扑灭或烧毁状态的元胞不继续演化；位置值的改变表明元胞在当前周期演化中所采取的演化策略。

5. 演化规则

（1）能量积累演化规则。所有潜伏的元胞 A_i 自身演化规则为：$N_{(A_i)}$ 中 1 的个数向右增加 k 位，直至 $N_{(A_i)}$ 的值全为 1。即

$C_{ii} = $ 元胞基因 $N_{(A_i)}$ 向右增加 k 位的 0 变为 1，若 $state_{(A_i)} = 1$，但不为最大潜伏

$$(10.10)$$

（2）点燃规则。对所有燃烧的元胞按照邻域表（表 10.6）取 m 个相邻和相近的潜伏元胞 A_j 被点燃，其状态由潜伏转为燃烧。其中，m 根据实际的火势蔓延速度取值，火势蔓延速度越快，m 越大。

（3）燃烧演化规则。处于燃烧状态的元胞 A_j 自身演化规则为：$N_{(A_j)}$ 中 1 的个数向左减少 k_2 位，直至 $N_{(A_j)}$ 的值全为 0，其状态由燃烧转为烧毁，处于烧毁的元胞不再发生演化。即

$$C_{jj} = 元胞基因\ N_{(A_j)}\ 向左减少\ k_2\ 位的\ 1\ 变为\ 0，若\ \text{state}_{(A_j)} = 2 \qquad (10.11)$$

6. 灭火模型

演化过程中按火灾控制算法实现灭火。在第 t 演化周期对所有燃烧的元胞按灭火效率 p_m 进行扑灭，其状态由燃烧转为扑灭，处于扑灭的元胞不再发生演化。

7. 能量释放模型

森林系统内部积聚了大量的能量（干燥的枯叶、树枝、杂草等），如果能主动有计划地进行多次砍伐、修剪、清理、放火（并控制这种火势的规模），则森林系统内部的能量将得到有效的释放，就有可能不会产生重大森林火灾。

在特大森林火灾模型基础之上，嵌入能量释放预控策略算法，可用于分析对特大森林火灾的预控效果。设时刻 t 积聚的总能量为 G_t，若 G_t 占森林最大能量容量的比例达到或超过预定限制比率 p_s，则自动释放部分能量。居于潜伏态或扑灭态的元胞以概率 p_{s2} 释放能量，得以成功释放能量的元胞转变为烧毁态，被烧毁的元胞将不再发生演化。

8. 演化结果

在整个演化周期（T）某时刻 t（$t \in [0, T]$）的演化结果有：燃烧状态的元胞总数（$R_t =$ state 为 2 的元胞总数）、以及系统累计总能量（G_t）。

单个元胞的能量值 $E_{(A_i)}$ 由属性 $N_{(A_i)}$ 中 1 的个数决定，假设每一位的能量值为 0.1，在整个演化周期（T）某时刻 t（$t \in [0, T]$）的能量值 $E_{(A_{it})}$ 为

$$E_{(A_{it})} = 0.1 \sum_{k=1}^{L_{(A_t)}} n_{ik} \qquad n_{ik} = 0\ 或者\ 1 \qquad (10.12)$$

式中：n_{ik} 表示 $N_{(A_i)}$ 的每一位的取值；$L_{(A_t)}$ 为 t 时刻元胞 A_i 基因位取 1 的长度，$L_{(A_t)} \leqslant L_{(A)}$。当元胞 A_i 为烧毁时，$L_{(A_t)} = 0$，能量值最小，为零；当元胞 A_i 为最大潜伏时，$L_{(A_t)} = L_{(A)}$，能量值最大，为 $0.1 L_{(A)}$。

t 时刻系统总能量（G_t）为

$$G_t = \sum_{i=1}^{M_t} E_{(A_{it})} = 0.1 \sum_{i=1}^{M_t} \sum_{k=1}^{L_{(A_t)}} n_{ik} \qquad (10.13)$$

式中：M_t 为 t 时刻有能量的元胞数，$M_t \leqslant M$。

9. 计算实验流程

计算实验流程如图 10.16 所示。

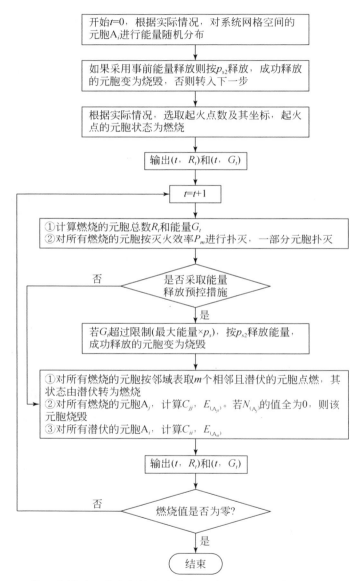

图 10.16　基于能量随机分布的特大森林火灾演化与能量释放预控计算实验流程

10.2.3　仿真分析与情景模拟推演

1. 仿真分析

案例仿真以 2009 年澳大利亚特大森林火灾为原型，此次森林大火从 2009 年 2 月 7 日开始直到 2009 年 3 月 14 日结束，持续时间达 35 天，过火面积 41 万 hm^2，2 月 7 日的起火点共 3 处，起火前经历了近一个月的高温干燥天气，火灾发生后当地风速达到 96～115 km/h。

仿真模型参照实际情况设置基本参数。假定模型的一个运行周期为实际时间的一天，模型的网格空间容量为 $M=100×100$。由于经历了近一个月的高温干燥天气，能量积聚值较大，设为 $q=26$，$L_{(A)}=40$，最大能量容量设定为 $0.1×40×10000=40000$。起火点数取实际值 $w=3$，考虑到实际的火势蔓延速度很快，故设扩散蔓延速度 $m=24$。经过反复试验，设置模型中的灭火效率为 $p_m∈(0, 0.5]$，变化率 v 为灭火效率每周期增加+0.0125。

系统模拟的观测值为燃烧值 R_t 和系统总能量 G_t。模拟结果如图 10.17 所示。

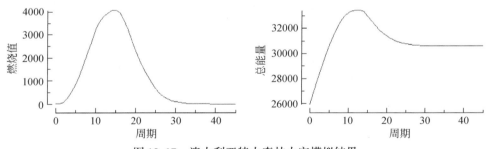

图 10.17　澳大利亚特大森林火灾模拟结果

仿真结果显示，爆发点的燃烧值 4094，若单位网格代表 $100hm^2$，则换算成过火面积为 $4094×100=40.94$ 万 hm^2，与实际的 41 万 hm^2 接近。从演化周期上看，从 39 天后燃烧值等于零，与实际的火灾持续时间 35 天相近，模型较好的还原了这次火灾的演化过程。

从系统的能量分析，一开始的能量就高达 26000，占最大能量的 65%（26000/40000），演化的最大能量高达 32986，火扑灭后剩余能量 30614。能量过大是最终导致特大森林火灾爆发的根本原因。由于剩余能量高于初始能量，之后可能仍会引发特大森林火灾。

模拟仿真的结果表明本模型对澳大利亚特大森林火灾的实际演化过程拟合较

好，能较好地还原实际情形。

2. 提高灭火效率变化率 v 的情景推演

当灭火效率较低时，过快的蔓延速度使得火势得不到有效的控制。此处提高灭火效率变化率，对 $v>0.0125$ 的情况进行系列实验。$v=0.02$ 和 $v=0.1$ 时的推演结果如图 10.18 和图 10.19 所示。

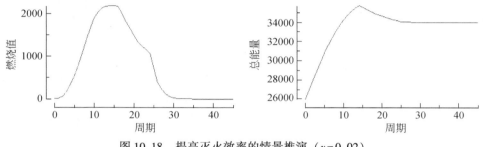

图 10.18　提高灭火效率的情景推演（$v=0.02$）

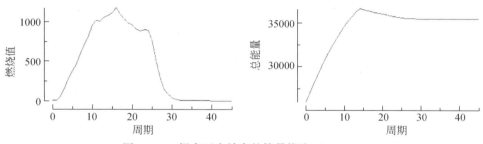

图 10.19　提高灭火效率的情景推演（$v=0.1$）

计算实验的结果显示，当灭火效率的变化率提高到 $v=0.02$ 时，爆发点的燃烧值从 4094 下降到 2194，减少了 46.41%；火灾持续时间由 39 天缩短到 35 天，减少了 10.26%。演化的最大能量略有上升达到 35754，剩余能量上升到 33988.1，后续火灾风险加大。

当大幅度提高灭火效率达到 $v=0.1$ 时，爆发点的燃烧值继续下降到 1185，下降了 71.06%；火灾持续时间增加到 40 天。演化的最大能量值继续上升到 36651.6，剩余能量进一步增大到 35464.3。

由此可见，提高灭火效率可大大减少爆发点的燃烧值（过火面积），但对火灾持续时间的作用不明显，提高过多反而延长。提高灭火效率会增加最大能量和剩余能量，有可能导致后续火灾风险变大。

3. 降低火势蔓延速度 m 的情景推演

降低火势扩散蔓延速度，对 $m<24$ 进行系列实验。影响火灾规模的另外一个非常重要的因素是火势蔓延扩散速度。特大火灾常常伴有大风天气，导致灭火效率降低，火势得不到有效控制。如果能够降低火势扩散蔓延速度，其演化结果如图 10.20 至图 10.22 所示。

影响森林火灾规模的另外一个非常重要的因素是火势蔓延速度。此处降低火势扩散蔓延速度，对 $m<24$ 的情况进行系列实验。其推演结果如图 10.20 至图 10.22 所示。

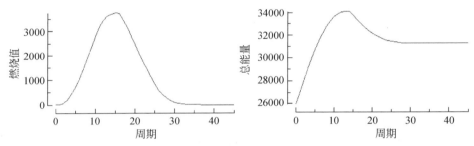

图 10.20　降低火灾扩散蔓延速度的情景推演（$m=20$）

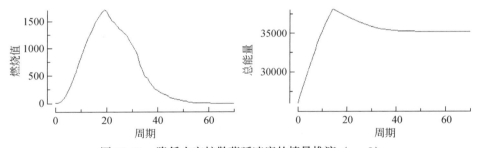

图 10.21　降低火灾扩散蔓延速度的情景推演（$m=8$）

由图 10.20 可知，火灾扩散蔓延速度由 24 稍微下降到 20 时，其结果与图 10.17 相比爆发点的燃烧值有所下降，演化的最大能量值略有增大，整体差异不大。而图 10.21 和 10.22 的演化结果表明，在灭火效率不变的情况下，大幅度降低火灾扩散蔓延速度，能够有效地减少爆发点的燃烧值（过火面积），但火灾持续时间延长，演化的最大能量和剩余能量均有所增加。

总之，如果森林火灾已经发生，则环境风速越大，火灾蔓延速度就越高，要有效控制火势所需的灭火效率也要越高。另外根据能量守恒定律，如果提前释放

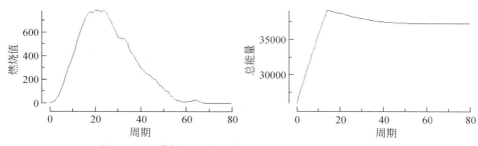

图 10.22   降低火灾扩散蔓延速度的情景推演（$m=4$）

部分森林内部所积聚的能量，或采取隔离带等方式进行能量控制，将其控制在一定规模内，则有可能规避由于能量积聚过高而导致的特大森林火灾。

4. 采取能量释放预控措施的情景推演

为了更好地防灾减灾，可以在森林火灾发生之前实施能量释放的措施，如砍伐和修剪部分生长过密的树木，清除枯枝败叶等。该措施也适用于火灾发生后火势蔓延过程中，如对火灾区域周边尚未燃烧的林区进行砍伐以设置隔离带等。如果灾前和灾中都进行了能量释放，则预期防控效果会更好。

（1）事前释放能量

如果事前小规模释放能量，释放比例为 10%。由图 10.17 可知初始能量为 26000，则释放后的初始能量为 23400［26000×（100%－10%）］，占最大能量的 58.5%（23400/40000）。当其他条件不变的演化效果如图 10.23 所示。

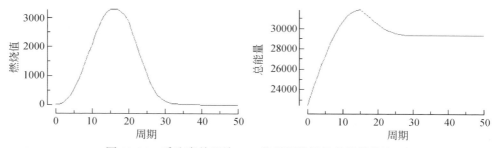

图 10.23   采取事前释放 10% 能量预控措施的情景推演

计算实验结果表明，如果采取事前释放 10% 能量预控措施，则爆发点的燃烧值从 4094 下降到 3288，减少了 19.69%；火灾持续时间由 39 天稍微延长到 40 天。

如果事前大规模释放能量，释放比例为 40%，则释放后的初始能量为 15600

［26000×（1−40%）］，占最大能量的 39%（156000/40000）。当其他条件不变的
演化效果如图 10.24 所示。

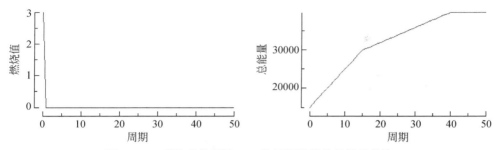

图 10.24 采取事前释放 40% 能量预控措施的情景推演

从图 10.24 的计算实验结果可知，火灾没有爆发，燃烧值在第一周期从设定
的起火点数 3 很快演化为零。并且经过系列计算实验，事前能量释放比例小于
40% 都会发生火灾。其中事前能量释放比例为 39% 的演化效果如图 10.25 所示。

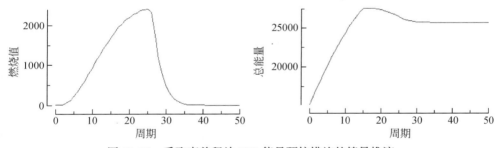

图 10.25 采取事前释放 39% 能量预控措施的情景推演

当采取事前释放 39% 能量预控措施时，爆发点的燃烧值从 4094 下降到
2429，减少了 40.67%；火灾持续时间由 39 天稍微延长到 41 天。

以上计算实验结果表明，灾前能量释放比例较高时预控效果较明显。

（2）事中释放能量

本案例一开始的能量就高达 26000，占最大能量的 65%（26000/40000）。所
以为了有效控制火势，一开始就必须释放能量。从实际情况分析，参数 p_s 只能决
定终止释放和再次释放的能量标准，所以 p_s 不可能太小；而参数 p_{s_2} 是每次释放
的能量比率，它不可能太大。故选取 $p_s \in [0.4, 0.65]$，$p_{s_2} \in [0.1, 0.5]$ 进
行系列实验。部分实验结果如图 10.26 至图 10.31 所示，火灾控制效果如
表 10.11 所示。

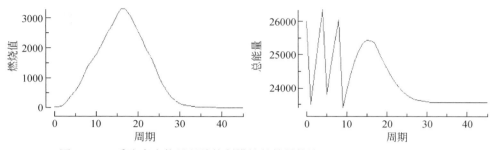

图 10.26 采取事中能量释放控制措施的情景推演（$p_s=0.65$，$p_{s2}=0.1$）

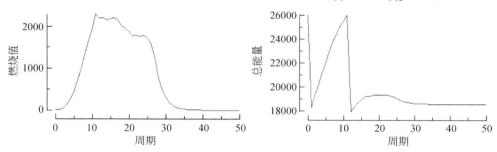

图 10.27 采取事中能量释放控制措施的情景推演（$p_s=0.65$，$p_{s_2}=0.31$）

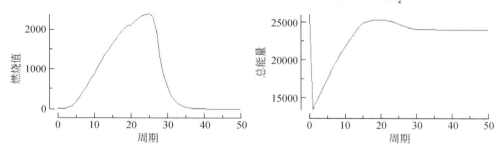

图 10.28 采取事中能量释放控制措施的情景推演（$p_s=0.65$，$p_{s_2}=0.5$）

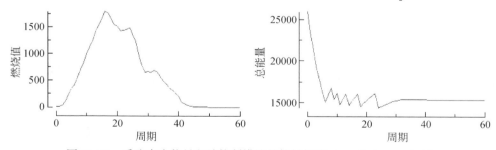

图 10.29 采取事中能量释放控制措施的情景推演（$p_s=0.4$，$p_{s_2}=0.1$）

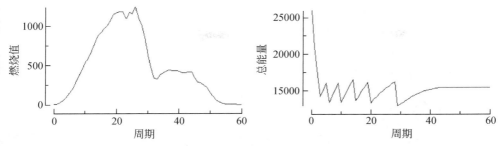

图 10.30　采取事中能量释放控制措施的情景推演（$p_s = 0.4$, $p_{s_2} = 0.2$）

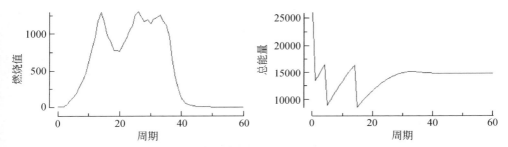

图 10.31　采取事中能量释放预控措施的情景推演（$p_s = 0.4$, $p_{s_2} = 0.5$）

表 10.11　采取事中能量释放预控措施的效果比较

预控措施和效果	能量限制比率(p_s)	能量释放概率(p_{s_2})	爆发点燃烧值及其下降比率	火灾持续时间
1	0.65	0.1	3298，19.44%	39
2	0.65	0.2	2890，29.41%	44
3	0.65	0.3	2312，43.53%	41
4	0.65	0.31（最佳）	2303，43.75%	40
5	0.65	0.4	2949，27.97%	39
6	0.65	0.5	2398，41.43%	41
7	0.4	0.1	1804，55.94%	50
8	0.4	0.2（最佳）	1177，71.25%	59
9	0.4	0.3	1209（943），70.47%	70
10	0.4	0.4	1439（776），64.85%	78
11	0.4	0.5	1291（1304，1258），68.15%	50

以上系列计算实验结果表明，当能量限制比率较高（$p_s = 0.65$）时，能量释放概率的最佳值 $p_{s_2} = 0.31$，火灾爆发值从 4094 下降到 2303，减少了 43.75%；当能量

限制比率较低（$p_s = 0.4$）时，能量释放概率的最佳值 $p_{s_2} = 0.2$，火灾爆发值从 4094 下降到 1177，减少了 71.25%。可见能量限制比率较低时的控制效果较好。

（3）事前和事中都释放能量

先实施事前能量释放措施。本案例一开始的能量高达 26000，占最大能量的 65%。如果事前释放能量，使能量从 26000 下降到 20000（释放了 23.08% 的能量），占最大能量的 50%。

然后实施事中能量释放措施。选取 $p_s = 0.4$，$p_{s_2} \in [0.1, 0.5]$ 进行系列实验。部分实验结果如图 10.32 至图 10.34 所示，火灾预控效果如表 10.12 所示。

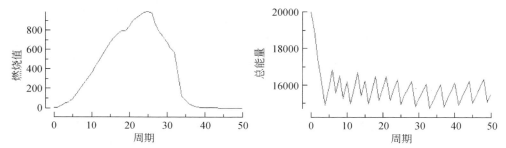

图 10.32　采取事前和事中能量释放预控措施的情景推演（$p_s = 0.4$，$p_{s_2} = 0.1$）

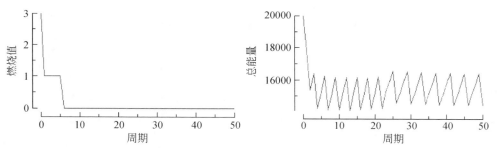

图 10.33　采取事前和事中能量释放预控措施的情景推演（$p_s = 0.4$，$p_{s_2} = 0.16$）

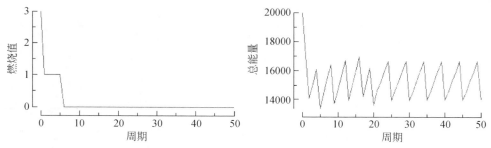

图 10.34　采取事前和事中能量释放预控措施的情景推演（$p_s = 0.4$，$p_{s_2} = 0.2$）

表 10.12　事前和事中能量释放措施的预控效果比较（事前释放 23.08%）

预控措施和效果	能量限制比率（p_s）	能量释放比率（p_{s_2}）	爆发点燃烧值	火灾持续时间
1	0.4	0.1	999	44
2	0.4	0.16	3	6
3	0.4	0.2	3	6
4	0.4	0.3	3	6
5	0.4	0.4	3	6
6	0.4	0.5	3	6

以上系列计算实验结果表明，当能量限制比率较低（$p_s = 0.4$）时，能量释放概率的最佳值 p_{s_2} 为 0.16，火灾爆发值由初始设定的起火点数 3 经过 6 个周期迅速下降为零，灾情得以完全控制。显然，事前和事中都进行能量释放的预控效果非常显著。

5. 基于情景推演结果的对策建议

特大森林火灾演化模拟仿真和计算实验表明，特大森林火灾的爆发是能量积累的必然结果，要从根本上控制火灾，就必须科学地释放能量。另外，提高灭火效率和降低火势扩散蔓延速度也是较好的控制方法。根据以上的情景模拟，提出以下对策建议：

（1）能量释放是预控特大森林火灾的最有效的方法。科学地确定能量释放的时间、能量限制值比率 p_s、能量释放概率 p_{s_2} 至关重要，要努力寻求最佳可行解。采用灾前和灾中小规模释放能量的方法科学可行，可以完全控制不爆发森林火灾。灾前能量释放的方法预控效果取决于能量释放的比例，释放的比例越大效果越好，当比例较高时可以完全控制不爆发森林火灾。灾中能量释放的方法也能够大幅度降低爆发点燃烧值（过火面积），其控制效果取决于能量限制值比率 p_s 和能量释放概率 p_{s_2}，需要通过计算实验寻找最佳组合解。

（2）提高灭火效率是控制森林火灾的最直接的有效方法。但是如果已经爆发了大规模的森林火灾，灭火效率很难提高，也就很难取得成效。另外，灭火效率是一把双刃剑，效率越高，过火面积越小，但剩余能量越大，有可能会加剧后续发生火灾的风险。

（3）降低火势蔓延速度是控制森林火灾另一较有效的方法。大幅度降低火灾扩散蔓延速度，能够有效地减少爆发点的燃烧值（过火面积）。但是火势扩散蔓延速度主要取决于风速、风向、温度、可燃物类型、障碍物等因素，一般较难控制。

参 考 文 献

[1] 韩智勇，翁文国，张维，等. 重大研究计划"非常规突发事件应急管理研究"的科学背景、目标与组织管理. 中国科学基金，2009，23（4）：215-220

[2] 马庆国，王小毅. 非常规突发事件中影响当事人状态的要素分析与数理描述. 管理工程学报，2009，23（3）：126-130

[3] 范维澄. 国家突发公共事件应急管理中科学问题的思考和建议. 中国科学基金，2007，21（2）：71-76

[4] 汪寿阳，杨晓光，曹立. 国家突发公共事件应急管理中的重要科学问题. 国家自然科学基金委员会. 国家自然科学基金委员会双清论坛会议文集，2006，北京：科学出版社，1-16

[5] Diekmann O, Heersterbeek J A P. Mathematical epidemiology of infectious diseases. New York：Jhon Wiley & Sons Inc, 2000

[6] Wang W D. Global behavior of an SEIRS epidemic model with time delays. Applied Mathematics Letters, 2002, 15（3/4）：423-428

[7] Satsuma J, Willox R, Ramani A, et al. Extending the SIR epidemic model. Physica A, 2004, 336（3）：369-375

[8] Fraser C, Donnelly C A, Cauchemez S, et al. Pandemic potential of a strain of influenza A（H1N1）：early findings. Science, 2009, 324（5934）：1557-1561

[9] 周涛，汪秉宏，韩筱璞，等. 社会网络分析及其在舆情和疫情防控中的应用. 系统工程学报，2010，25（6）：742-754.

[10] 王亚奇，蒋国平. 考虑交通流量的复杂网络病毒传播行为研究. 系统工程学报，2010，25（6）：773-778

[11] 夏承遗，马军海，陈增强. 复杂网络上考虑感染媒介的 SIR 传播模型研究. 系统工程学报，2010，25（6）：818-823

[12] 常超一，曹春香，王桥，等. H1N1 甲型流感全球航空传播与早期预警研究. 科学通报，2010，55（12）：1128-1133

[13] Von Neumann J. The general and logical theory of automata. Jiffries L A ed. Cerebral Mechanism in Behavior-the Hixon Sym-posium. New York：Jhon Wiley & Sons Inc, 1951

[14] Gardner M. On cellular automata, self-reproduction, the garden of eden and the game "life". Scientific American, 1971, 224（2）：112-117

[15] Wolfram S. Cellular automata as models of complexity. Nature, 1984, 311（8）：419-424

[16] 盛昭瀚，张维. 管理科学研究中的计算实验方法. 管理科学学报，2011，14（5）：1-10

[17] Fuentes M A, Kuperman M N. Cellular automata and epidemiological models with spatial dependence. Physica A, 1999, 267（3～4）：471-486

[18] Sirakoulis G C, Karafylidis I, Thanailakis A. A cellular automaton model for the effects of population movement and vaccination on epidemic propagation. Ecological Modelling, 2000, 133（3）：209-223

［19］Ahmed E, Agiza H N. On modeling epidemics including latency, incubation and variable sus-ceptibility. Physica A, 1998, 253（1～4）: 347-352

［20］Ahmed E, Agiza H N, Hassan S Z. On modeling hepatitis B transmission using cellular automata. Journal of Statistical Physics, 1998, 92,（3～4）: 430-445

［21］高宝俊, 张廷, 宣慧玉, 等. 基于异质元胞自动机的 SARS 传播. 系统工程理论方法应用, 2006, 15（3）: 205-209

［22］王路帮, 钱省三. 基于元胞自动机的组织内 H1N1 传播仿真研究. 系统仿真学报, 2010, 22（12）: 2998-3003

［23］关超, 彭云, 袁文燕. 基于元胞自动机带干预机制的传染病模型. 北京化工大学学报（自然科学版）, 2011, 38（6）: 109-113

［24］Yang Q, Yang F. Multi-agents simulation on unconventional emergencies evolution mechanism in public health. Advances in Intelligent and Soft Computing, 2011, 129（2）: 509-514

［25］Marvin L. Minsky. The society of mind. New York: Touchstone Press, 1988

［26］Drossel B, Scwhabl F. Self-organized critical forest-fire model. Phys Rev Lett, 1992, 69（11）: 1629-1632

［27］Drossel B, Schwabl F. Forest fire model with immune trees. Physica A, 1993, 199（2）: 183-197

［28］Bak P, Chen K, Tang C. A forest-fire model and some thoughts on turbulence. Phys Let A, 1992, 147（5～6）: 297-300

［29］宋卫国, 范维澄, 汪秉宏. 有限尺度效应对森林火灾模型自组织临界性的影响. 科学通报, 2001, 46（21）: 1841-1845

［30］宋卫国, 范维澄, 汪秉宏. 整数型森林火灾模型及其自组织临界性. 火灾科学, 2001, 10（1）: 53-56

［31］刘广义, 宋卫国, 于彦飞. 异质森林火灾模型及火灾扑救对森林生态系统的影响. 火灾科学, 2004, 13（2）: 69-73

［32］Encinas L H, White S H, del Rey A M, et al. Modeling forest fire spread using hexagonal cellular automata. Applied Mathematical Modelling, 2007, 31（6）: 1213 - 1227

［33］Yassemia S, Dragic'evic'S, Schmidt M. Design and implementation of an integrated GIS-based cellular automata model to characterize forest fire behaviour. Ecological Modelling, 2008, 210（1）: 71-84

［34］宋卫国, 汪秉宏, 舒立福, 等. 自组织临界性与森林火灾系统的宏观规律性. 中国科学院研究生院学报, 2003, 20（2）: 205-211

［35］刘月文, 杨宏业, 王硕, 等. 一种基于 CA 的林火蔓延模型的设计与实现. 灾害学, 2009, 24（3）: 98-102

［36］朱辉, 吴韬, 王戴木. 多态概率元胞自动机森林火灾模型及应用. 阜阳师范学院学报（自然科学版）, 2010, 27（1）: 23-26

［37］张广骏, 李耀东. 基于 Agent 的森林火灾系统建模仿真. 计算机工程设计, 2010,

31 (20)：4451-4454

[38] Zhang G Q, Yu Z, Wang L, et al. Self organized criticality in a simple forest fire model. 南开大学学报（自然科学版），2011，44（5）：76-81